老年康复
Geriatric Rehabilitation

主编

DAVID X. CIFU HENRY L. LEW MOOYEON OH-PARK

主译·郑洁皎 高文 主审·吴韬

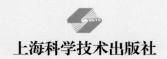

上海科学技术出版社

图书在版编目（CIP）数据

老年康复 / （美）大卫·X.西富（David X. Cifu），
（美）亨利·L.卢（Henry L. Lew），（美）穆延·帕克
（Mooyeon Oh-Park）主编；郑洁皎，高文主译. -- 上海：
上海科学技术出版社，2022.1
　书名原文：Geriatric Rehabilitation
　ISBN 978-7-5478-5390-0

　Ⅰ．①老… Ⅱ．①大… ②亨… ③穆… ④郑… ⑤高
… Ⅲ．①老年病－康复医学 Ⅳ．①R592.09

　中国版本图书馆CIP数据核字(2021)第119365号

感谢以下项目对本书出版提供支持：
1. 国家重点研发计划——主动健康和老龄化科技应对（NO. 2020YFC2008700）
2. 国家重点研发计划——科技养老照护服务标准与评价体（NO. 2020YFC2008702）
3. 上海康复医学临床医学研究中心（NO. 21MC1930200）
4. 国家康复住院医师规范化培训重点专业基地
5. 华东医院培育学科（NO. H1160）
6. 上海市卫健委政策研究课题（课题编号：2021HP19）

老年康复

主编　DAVID X. CIFU　HENRY L. LEW　MOOYEON OH-PARK

主译　郑洁皎　高　文

主审　吴　韬

上海世纪出版（集团）有限公司
上海科学技术出版社　出版、发行
（上海钦州南路 71 号　邮政编码 200235　www.sstp.cn）
浙江新华印刷技术有限公司印刷

开本 787×1092　1/16　印张 15.25
字数：300 千字
2022 年 1 月第 1 版　2022 年 1 月第 1 次印刷
ISBN 978 - 7 - 5478 - 5390 - 0/R·2323
定价：138.00 元

Elsevier (Singapore) Pte Ltd.

3 Killiney Road,

#08 - 01 Winsland House I,

Singapore 239519

Tel: (65) 6349 - 0200; Fax: (65) 6733 - 1817

Geriatric Rehabilitation, 1st Edition

Copyright © 2018 by Elsevier, Inc. All rights reserved.

ISBN - 13: 9780323544542

This translation of Geriatric Rehabilitation, 1st Edition by David X. Cifu, Henry L. Lew, Mooyeon Oh-Park was undertaken by Shanghai Scientific & Technical Publishers and is published by arrangement with Elsevier (Singapore) Pte Ltd.

Geriatric Rehabilitation, 1st Edition by David X. Cifu, Henry L. Lew, Mooyeon Oh-Park 由上海科学技术出版社有限公司进行翻译,并根据上海科学技术出版社有限公司与爱思唯尔(新加坡)私人有限公司的协议约定出版。

《老年康复》(郑洁皎 高 文 主译)

ISBN: 978 - 7 - 5478 - 5390 - 0

内容提要

　　本书由美国老年康复专家 David X. Cifu 等教授编写,是老年康复领域的权威专著。书中介绍了老年人常见疾病与功能障碍的康复指导,包括骨质疏松症、跌倒、听力障碍、关节炎和关节置换、多重用药、吞咽功能障碍、营养障碍、精神和认知障碍等,并阐述了具体的预防与干预方法、康复措施与辅助技术等,同时概括了相关的生理变化和流行病学。

　　本书内容贴近临床,实用性、可操作性强,可为老年康复的临床从业人员提供指导。

译者名单

主　译　郑洁皎　高　文

副 主 译　陈　真　王玉龙　周明成　范永前　金　立

主　审　吴　韬

参译人员　（以姓氏笔画为序）

王玉龙　深圳大学第一附属医院

王亚平　复旦大学附属华东医院

王牙绮　上海市第一康复医院

曲　冰　复旦大学附属华东医院

朱　婷　复旦大学附属华东医院

吴雪娇　上海市第一康复医院

陈　真　上海市第一康复医院

范永前　复旦大学附属华东医院

金　立　上海市市北医院

周　哲　上海市第一康复医院

周明成　上海市第一康复医院

郑洁皎　复旦大学附属华东医院、上海市康复治疗质控中心

段林茹　复旦大学附属华东医院

高　文　复旦大学附属华东医院

学术秘书

张　杰　复旦大学附属华东医院

主译简介

复旦大学附属华东医院康复医学科主任，主任医师，教授，博士生导师，上海康复医学临床医学研究中心执行主任，世界卫生组织（WHO）"十年千人计划"中国首批康复专科医师。担任国家康复住院医师规范化培训重点专业基地主任、中国康复医学会老年康复专业委员会主任委员、长三角康复发展联盟主席、上海市康复医学会常务副会长兼秘书长、上海市标准化协会康复专业委员会主任委员、上海市康复治疗质量控制中心主任等。

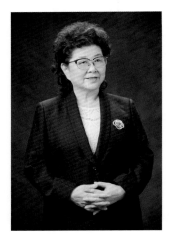

郑洁皎

负责国家级和省部级以上课题 30 余项；主编专著 17 部；主持国际循证医学项目 4 项、世界卫生组织临床试验 3 项；以第一或通讯作者发表论文 300 余篇，其中 SCI 收录 17 篇；注册专利 13 项；发布康复医学行业国家标准及团体标准共 7 项；获得国家康复科学技术进步奖以及上海市康复科学技术进步奖一等奖、国家和地方先进个人奖及康复团体奖等共 30 余项。荣获国务院"全国第四次助残先进个人"、上海市人民政府残疾人工作委员会"上海市助残先进个人"、"上海医务工匠"、中国康复医学会"最美科技工作者"等荣誉称号。

主译简介

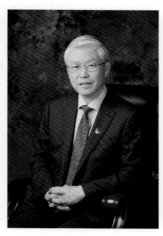

高　文

复旦大学附属华东医院院长，党委副书记，主任医师，教授，博士生导师，上海康复医学临床医学研究中心项目负责人，享受国务院特殊津贴。担任上海市康复医学会会长、上海市医院协会副会长、上海市医师协会胸外科医师分会会长、《中华胸部外科电子杂志》主编。

研究方向和成果：肺部良恶性疾病尤其是肺部小结节、肺癌的临床和基础研究。承担多项上海市科学技术委员会和上海市卫生健康委员会的重大科研项目；完成上海市地方标准《临床细胞治疗技术平台设置基本要求》标准制定工作。获上海市科学技术进步奖二等奖和教育部高等学校科学研究优秀成果奖（科学技术）二等奖各一项。主编专著4部，主译专著1部。发表学术论文100余篇。

主审简介

上海健康医学院院长，研究员，博士生导师，上海市医学领军人才。中国医院协会大学附属医院分会常务委员，中国医工转化与健康产业融合专业委员会副主任委员，上海市医药卫生青年联合会主席，上海市"5G＋"智慧医疗创新实验室主任，上海交通大学中国医院发展研究院医学智能发展研究所所长，先后在美国波士顿麻省总医院、约翰·霍普金斯医学院、哈佛医学院和英国剑桥大学丘吉尔学院等进修学习。

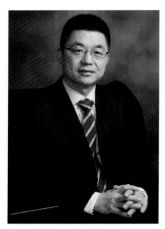

吴 韬

International Journal of Intelligent Systems Technologies and Applications 主编、《智慧医学》英文版副主编、*Knowledge based Systems* 编委、*Journal of Organizational and End User Computing* 编委。科技部国家重点研发计划项目首席科学家、国家自然科学基金重大研究计划项目首席科学家，负责国家级和省部级课题 20 余项；主编专著 7 部；以第一或通讯作者发表论文 60 余篇。曾荣获"上海市五一劳动奖章"及"光荣与力量-感动上海"年度人物。主要致力于智能医疗、"互联网＋"老年健康照护等多方面研究。

编者名单

主编

David X. Cifu, MD
Associate Dean of Innovation and System Integration
Virginia Commonwealth University School of Medicine
Richmond, VA, United States
Herman J. Flax, MD Professor and Chair
Department of PM & R
Virginia Commonwealth University School of Medicine
Richmond, VA, United States
Senior TBI Specialist
Principal Investigator, Chronic Effects of Neurotrauma
  Consortium
U. S. Department of Veterans Affairs
Richmond, VA, United States
Director, Sports Sciences
NHL Florida Panthers
Richmond, VA, United States

Henry L. Lew, MD
Tenured Professor and Chair
University of Hawai'i School of Medicine
Department of Communication Sciences and Disorders
Honolulu, HI, United States
Adjunct Professor
Virginia Commonwealth University School of Medicine
Department of Physical Medicine and Rehabilitation
Richmond, VA, United States

Mooyeon Oh-Park, MD
Director of Geriatric Rehabilitation
Kessler Institute for Rehabilitation
Research Scientist
Kessler Foundation
West Orange, NJ, United States
Professor
Vice Chair of Education
Department of Physical Medicine and Rehabilitation
Rutgers New Jersey Medical School
Newark, NJ, United States

编者

Blessen C. Eapen, MD
Section Chief, Polytrauma Rehabilitation Center
TBI/Polytrauma Fellowship Program Director
Site Director, Defense and Veterans Brain Injury
  Center (DVBIC)
South Texas Veterans Health Care System
San Antonio, TX, United States
Associate Professor
Department of Rehabilitation Medicine
UT Health San Antonio
San Antonio, TX, United States

Venu Akuthota, MD
Professor and Chair
Department of Physical Medicine and Rehabilitation
School of Medicine, University of Colorado
Aurora, CO, United States

Matthew N. Bartels, MD, MPH
Professor and Chairman of the Physical Medicine
  and Rehabilitation
Albert Einstein College of Medicine
Bronx, NY, United States

Chairman
Department of Rehabilitation Medicine
Montefiore Medical Center
Bronx, NY, United States

Christina L. Bell, MD, PhD
Hawaii Permanente Medical Group
Clinical Associate Professor
Department of Geriatric Medicine
University of Hawaii John A. Burns School of
    Medicine
Honolulu, HI, United States

Jaewon Beom, MD, PhD
Assistant Professor
Department of Physical Medicine and Rehabilitation
Chung-Ang University Hospital
Seoul, Republic of Korea

Shih-Ching Chen, MD, PhD
Professor
Dean
College of Medicine
Taipei Medical University
Taipei, Taiwan, China

Michelle Didesch, MD
Traumatic Brain Injury Service
Department of Physical Medicine and Rehabilitation
University of Pittsburgh Medical Center
Pittsburgh, PA, United States

Walter R. Frontera, MD, PhD
Professor
Department of Physical Medicine, Rehabilitation,
    and Sports Medicine
Department of Physiology
University of Puerto Rico School of Medicine
San Juan, PR, United States

Shari Goo-Yoshino, MS, CCC-SLP
Department of Communication Sciences and Disorders
John A. Burns School of Medicine University of
    Hawai'i at Mānoa

Honolulu, HI, United States
Kaiser Permanente Moanalua Medical Center
Honolulu, HI, United States

Der-Sheng Han, MD, PhD
Medical Director
Taiwan University Hospital Beihu Branch,
Taipei, Taiwan, China
Assistant Professor
College of Medicine
Taiwan University
Taipei, Taiwan, China

Eric K. Holder, MD
Hospital for Special Surgery
Department of Physiatry
New York, NY, United States

Carlos A. Jaramillo, MD, PhD
Staff Physician/Clinical Investigator
Polytrauma Rehabilitation Center
South Texas Veterans Health Care System
San Antonio, TX, United States
Assistant Professor
UT Health San Antonio
San Antonio, TX, United States

Dennis D. J. Kim, MD
Associate Professor,
Department of Rehabilitation Medicine
Montefiore Medical Center
Albert Einstein College of Medicine
Bronx, NY, United States

Jongmin Lee, MD, PhD
Professor
Chair
Department of Rehabilitation of Medicine
Konkuk University School of Medicine and Konkuk
    University Medical Center
Seoul, Republic of Korea

Sang Y. Lee, MD, PhD
Assistant Professor

Department of Rehabilitation Medicine
Seoul National University Boramae Medical Center
Seoul, Republic of Korea

Sewon Lee, MD
Associate Professor
Department of Rehabilitation Medicine
Montefiore Medical Center
Albert Einstein College of Medicine
Bronx, NY, United States

Carol Li, MD
Department of Rehabilitation Medicine
University of Texas Health Science Center San Antonio
San Antonio, TX, United States

Jae-Young Lim, MD, PhD
Professor and Chair
Department of Rehabilitation Medicine
Seoul National University College of Medicine
Seoul National University Bundang Hospital
Seongnam-si, Republic of Korea

Adele Meron, MD
Physical Medicine and Rehabilitation
University of Colorado
Aurora, CO, United States

William Micheo, MD
Professor and Chair
Sports Medicine Fellowship Director
Physical Medicine, Rehabilitation and Sports Medicine
  Department
University of Puerto Rico, School of Medicine
San Juan, PR, United States

Peter J. Moley, MD
Assistant Attending Physiatrist,
Hospital for Special Surgery
Assistant Professor of Clinical Rehabilitation Medicine
Weill Cornell Medical College
New York, NY, United States

Yeonsil Moon, MD, PhD
Clinical Assistant Professor
Department of Neurology
Konkuk University Medical Center
Seoul, Republic of Korea

Jean Oh, PhD
Systems Scientist
Robotics Institute
Carnegie Mellon University
Pittsburgh, PA, United States

Manisha S. Parulekar, MD, FACP, CMD
Program Director
Geriatrics fellowship
Assistant Professor
Rutgers New Jersey Medical School
West Orange, NJ, United States
Associate Professor
St. George's Medical School, St. George's, Grenada
Interim Chief
Division of Geriatrics
Hackensack University Medical Center
Hackensack Meridian Health
Hackensack, NJ, United States

Kanakadurga R. Poduri, MD, FAAPMR
Professor and Chair of PM & R and Professor of
  Neurology
Department of Physical Medicine and Rehabilitation
University of Rochester School of Medicine and
  Dentistry and Medical Center
Rochester, NY, United States

David Z. Prince, MD
Assistant Professor
Albert Einstein College of Medicine
Bronx, NY, United States
Director
Cardiopulmonary Rehabilitation
Montefiore Medical Center
Bronx, NY, United States

Christopher K. Rogers, MPH
Research Associate
Division of Geriatrics
Hackensack University Medical Center
Hackensack Meridian Health
Hackensack, NJ, United States

Luis A. Sánchez, MD
Sports Medicine Fellow
Physical Medicine, Rehabilitation and Sports Medicine
    Department
University of Puerto Rico, School of Medicine
San Juan, PR, United States

Chiemi Tanaka, PhD, CCC-A
Adjunct Assistant Professor
Department of Communication Sciences and Disorders
John A. Burns School of Medicine

University of Hawai'i at Mānoa
Honolulu, HI, United States
Audiology Specialist Audmet KK (Oticon Japan,
    Diatec Company) Kawasaki-shi, Kanagawa, Japan

Lisa D. Taniguchi, AuD, CCC-A
Assistant Professor and Clinic Coordinator
Department of Communication Sciences and Disorders
John A. Burns School of Medicine
University of Hawai'i at Mānoa
Honolulu, HI, United States

Maria Vanushkina, MD
Department of Physical Medicine and Rehabilitation
University of Rochester School of Medicine and
    Dentistry and Medical Center
Rochester, NY, United States

中文版序

据 2000 年统计,全球总人口数约为 60 亿,而老年人口数已达 6 亿,约占人口总数的 10%,全球进入老龄化社会。截至 2018 年年底,全球 65 岁以上人口数约为 7.05 亿,而 0~4 岁人口数约为 6.8 亿,人类 65 岁以上人口数量有史以来第一次超过 5 岁以下人口数量。联合国报告预测,到 2050 年,全球人口数量将达到 98 亿,全球平均老龄化程度将达到 25%,欧洲将上升到 35%,日本将超过 40%,中国将超过 30%,全球老龄化进程达到顶峰。尤其是深度老龄化的国家或地区的形势将更加严峻,绝大多数发达国家将面对的不仅是老年人,还要面临全面老龄化带来的经济滞胀或衰退。老龄化社会带来的效应还有劳动力的锐减、养老金以及医疗保险费用的指数增长、储蓄投资比的下降导致的世界经济增长乏力,甚至带来全球政治力量的改变等。解决老龄化问题是摆在全球人类命运共同体面前的重大议题。

随着我国社会进步、经济发展和医学诊疗技术水平的提升,国民平均寿命普遍延长,人口深度老龄化将成为一种常态。国家统计局发布的《中华人民共和国 2019 年国民经济和社会发展统计公报》显示,截至 2019 年年底,中国 60 岁以上的老人达到了 2.54 亿,占总人口数的 18.1%。中国老龄化进程快,老龄人口绝对数大,并呈高龄老化发展趋势。在中国"未富先老""未备先老"的情况下,失能、失智和患病老年人的医疗、康复和护理照料问题十分严峻。因增龄、衰老、失能,导致各类疾病发生率和致残率上升,目前,全国有超过 4 000 万名失能和部分失能老人亟待康复医疗服务。显然老年人口已成为医疗保健服务需求量最大的人群,解决老年人的功能康复问题迫在眉睫。

"没有全民健康,就没有全面小康",拥有健康的人民意味着拥有更强大的综合国力和可持续发展能力。《"健康中国 2030"规划纲要》彰显了人类健康是立身之本,也是立国之基,是人类社会发展福祉的永续追求。中国政府已经把人民健康放在优先发展的重要地位,从民生健康着手,是利当前、惠长远的战略国策。同时,应该树立大卫生、大健康的观念,努力提升维护人民群众健康的能力和水平。

当今,应对老龄化面临的重要挑战是老年康复人才匮乏。发展健康老龄化急需提高对老年疾病的康复诊疗服务能力,将老年康复从医疗机构延续到社区、家庭;开展康复医养多元化医疗服务，使患者得到全方位、个性化的康复治疗，为实现分级诊疗、急慢分治创造条件，为慢性病"空巢老人"找到"出口"；基层医疗卫生机构积极开展老年人医疗、康复、护理，与家庭成员共同承担责任，让老年人病有所医、老有所养，尽可能拥有更多的活力和功能，积极参与社会活动，提高老年人生命质量。

为此，科技部启动了重点研发计划"主动健康和老龄化应对"重点专项，承担科技部项目（2020YFC2008700）"基于区块链的老年主动健康智能照护平台研究与应用示范"的专家团队翻译了 *Geriatric Rehabilitation* 一书，同时在上海市康复医学会的支持下，该著作的中文版《老年康复》现在面世了。本书翻译出版旨在学习国外老年康复的策略，分享老年康复相关知识和经验，多维度培养我国老年康复专科人才。

健康老龄化是社会文明进步的基础，目前已上升为国家战略。"健康中国，康复强国"，让我们共同为实现健康老龄化、成功老龄化，将康复融入生命健康全周期而努力。

中国康复医学会会长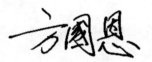

2021 年 3 月

中文版前言

当前，我国正处于人口老龄化的快速发展阶段。人口深度老龄化将成为一种常态。增龄、老化及身体功能衰退，导致老年人多系统疾病发生；多病共存、多重功能障碍严重影响了老年人的躯体功能、心理功能和生命质量，给家庭和社会带来了沉重负担。

在实施"健康中国"战略的今天，康复已融入生命全周期。老年康复是康复医学的重要组成部分，并得到了全社会的高度重视。公众越来越关注的康复干预综合手段，可减轻老化、伤病以及躯体或精神功能障碍造成的不利影响，提高老年人日常生活活动能力，提升老年人的生命质量，使老年人得到更好的功能恢复和心理平衡，重返社会。面对日益上升的老年康复医疗服务需求，急需积极开展老年康复的研究和教育工作，提升医疗卫生从业人员的素养和康复医疗服务能力。

老龄化不仅是我国面临的问题，也是全世界面临的重大问题之一，老年康复的研究和教育也是全世界重视的康复主题之一。*Geriatric Rehabilitation* 是由美国著名的老年康复学专家 David X. Cifu、Henry L. Lew、Mooyeon Oh-Park 主编，集结了众多老年康复专家共同编写的图书。本书提供了实施实用性老年康复计划所需的基础知识，为老年人提供多元化的康复服务。同时也讨论了老年人最常见的问题，如营养问题和吞咽问题、听力障碍、骨质疏松症、肌肉衰减症、多重用药、认知功能。

在国家重点研发计划"主动健康和老龄化应对"重点专项"基于区块链的老年主动健康智能照护平台研究与应用示范"的科技部项目（2020YFC2008700）的专家团队的努力下，在上海市康复医学会、上海科学技术出版社的支持下，本著作的中文版得以面世。希望本书的出版，可以为我国康复专业人才提供国外老年康复相关知识与经验，为建设"健康中国，康复强国"、健康老龄化、成功老龄化做出应有的贡献。

郑洁皎　高　文

2021 年 3 月

英文版序

　　目前,全球 60 岁及以上人口总数已达 9 亿,到 2050 年,预计将超过 20 亿。随着公共卫生和医疗保健的改善,人们的寿命不断延长,但并不意味着老年人可自主保持高质量的生活。医务人员共同努力实现这一目标至关重要。虽然老年康复是一个重要的主题,但目前尚缺乏一本简单易懂的临床手册来指导医务人员更好地照顾老年患者。*Geriatric Rehabilitation* 这本书提供了实施实用性老年康复计划所需的基础知识,为老年人提供多元化的康复服务,讨论了老年人最常见的问题,如营养问题和吞咽问题、听力障碍、骨质疏松症、肌肉衰减症、多重用药、认知功能障碍和精神障碍。我们希望本书能成为康复专家、老年病学医生和其他护理老年人的专业人士的实用资源。我们感谢主编(Dr. David Cifu, Dr. Henry Lew 和 Dr. Mooyeon Oh-Park)和编者为出版这本书做的努力。

Jerris Hedges, MD, MS
*Professor and Dean, John A. Burns School
of Medicine, University of Hawaii at Manoa*
Kamal Masaki, MD
*Professor and Chair, Department
of Geriatric Medicine
John A. Burns School of Medicine,
University of Hawaii at Manoa*

英文版前言

　　世界老年人口数以前所未有的速度持续增长。纵向研究表明，伤残存在多种危险因素，包括个体行为学特征（如低体力活动、饮酒、年龄增长、社会交往减少）和慢性病（如心血管疾病、骨关节炎、癌症、糖尿病）。虽然这并不令人惊讶，但与本书特别相关的是，相当比例的残疾人在随后评估中报告的情况有所改善。实际上，残疾是疾病、久坐不动的生活方式的产物，是正常衰老或病理过程导致的生理衰退，这些都不是特定的疾病，而是由炎症或内分泌变化等因素造成的。随着这些诱发条件的改变，它们对残疾的产生和残疾状态的改变产生影响。相关研究对老年康复的工作具有特别重要的意义，优化残疾和失能后生理、认知和行为功能可以有效地"逆转时间的影响"。残疾和衰老并没有必然的联系。虽然退行性病变和炎症对人体系统的影响常常表现为生理和认知的受损，但更广泛地来说，物理治疗与康复干预既可用于加强老年人的身体功能，也可逆转许多急性甚至慢性残疾。《老年康复》一书涵盖了与老年康复有关的各种疾病和功能问题，为读者提供了常见老年病的科学管理策略，以及评估方法和干预措施。作者选择了关键的功能障碍问题，以通俗易懂的方式表达，强调了残疾老年人的重要康复原则。在快节奏的 21 世纪，高科技和精准医疗快速发展，康复医学的核心原则提供了经过验证的治疗方法，其疗效是得到普遍认可的，可以提供持久和有价值的结果。我们希望阅读了本书的读者会发现它是一个实用的参考资料，从而提高他们诊断和治疗的能力。非常感谢所有参与和支持本书出版的人。

David X. Cifu，MD

Henry L. Lew，MD，PhD

Mooyeon Oh-Park，MD

目　录

第 1 章

老龄化、残疾、衰弱的流行病学和物理医学与康复医学的整体作用

CHAPTER 1　Epidemiology of Aging, Disability, Frailty and Overall Role of Physiatry

KANAKADURGA R. PODURI, MD, FAAPMR · MARIA VANUSHKINA, MD

前言

目前,在如何定义个体真正意义"衰老"的问题上,文献、实践或政策制定方面均没有达成一致。虽然年龄不具有临床相关性,但是它仍是最普遍被接受的人群分类标准,大多数西方国家选择 65 岁作为老年人群的临界值。经常又将这类人群分为年轻老年人(60 岁以上)、老年人(75 岁以上)和长寿老年人(85 岁以上)。人口统计学家提到的"老龄化",是指老年人群所占总人群比例的增加。生命科学专家提到的"老龄化",是指细胞和组织水平功能特性的渐进变化,导致老年人对压力源的适应性降低,以及发病率和死亡率的整体升高。这些变化不是线性的或一致的,有时候是可逆的,并且只与年龄相关。有一些衰老机制是随机的,而其他机制则与个体固有的生物、社会、环境和行为因素密切相关。

随着年龄的增长,人们的健康状况是影响参与有意义活动的机会和能力的主要因素。在晚年有良好健康状况的个体很少受到限制。然而,如果晚年受到身体和心理功能退化的影响,对社会和老年人的影响会更加不利。尽管人们认为长寿人群增加的趋势伴随着健康和功能的保持,但对于美国人来说,当代的老年人与他们的父母一辈相比,"更健

康"的证据并不充分。人口统计学和生物学"老龄化"都对地方和全球的卫生保健、公共政策和经济产生了巨大的影响。与未来 50 年可能发生的大多数社会层面变化不同,与衰老相关的趋势在很大程度上是可预测和干预的。未来的全球行动框架应侧重于加强和帮助老年人适应动荡和不断变化的环境。本章概述了人口统计学和生理学"老龄化",回顾了老年医学实践中的新兴概念和术语,并讨论了当前旨在降低这一复杂人群的发病率和死亡率的实践模型。

老龄化流行病学:人口统计学和什么是"正常"

人口统计学

这是有史以来第一次,大多数人的预计寿命超过 60 岁。因此,目前所有的研究预测,未来 40 年内人口老龄化将急剧增加。在一些国家,如巴西或缅甸,2015 年出生的婴儿预计比 50 年前出生的婴儿寿命延长 20 年。全球逐年降低的出生率趋势与预期寿命的延长将对全球人口结构产生巨大影响。预计从 2010 年到 2050 年,全球范围内 65 岁以上人口数量将从 5.24 亿增长到 15 亿。在美国,预计超过 65 岁的成年人口在 2012 年至

2050 年会增加 1 倍,达到预计最高值 8 370 万。到 2030 年,预计超过 20.3% 的美国居民年龄将超过 65 岁,而 2010 年为 13.7%,1970 年为 9.8%。在此期间,人口种族和民族将更多样化,性别分布更加均衡。这种加速增长归因于过去一个世纪预期寿命的延长。在美国,65 岁时的预期寿命,在 1972 年为 15.2 年,2010 年增加到 19.1 年。85 岁老人的平均预期寿命在 1972 年为 5.5 年,2010 年增加到 6.5 年。到 2050 年,长寿老年人口预计将增长 351%。几乎所有发达国家都观察到了类似的趋势。

与"正常"老龄化相关的变化

老龄化影响多器官系统的生理功能,如表 1.1 所示。

表 1.1 衰老的生理变化		
身体系统	**变化**	**结果**
神经	↓神经元数量 ↓动作电位速度 ↓轴突/树突分支	↓肌肉神经支配 ↓细微运动控制
肌肉	肌纤维减少 ↓Ⅱ型肌纤维(快肌) ↑脂褐素和脂肪沉积	组织萎缩 ↓张力和收缩性 ↓肌力
皮肤	↓厚度 ↑胶原蛋白交叉连接	弹性降低
骨骼	↓骨密度 关节僵硬,柔韧性降低	动作迟缓和运动受限
心血管		
心脏	↑左心室壁厚度 ↑脂褐素和脂肪沉积	心脏应激反应能力较差
脉管	↑硬度 ↓对介质的反应能力	
肺	↓弹性蛋白纤维 ↑胶原蛋白交叉连接 ↓肺的弹性反冲 ↑残气量 ↓肺活量、用力呼气量和用力肺活量	↓用力呼吸和安静状态下呼吸 ↓运动耐量和肺储备
眼	↑脂质浸润/沉积 ↑晶状体厚度 ↓瞳孔直径	↓角膜透明度 聚焦近距离物体困难 ↓调节功能和黑暗适应性
耳	↑鼓膜厚度 ↓听骨关节的弹性和效率 ↑器官萎缩 ↓耳蜗神经元	↑传导性失聪(低频范围) ↑感觉神经性听力丧失(高频声音)

（续表）

身体系统	变化	结果
	↓椭圆囊、球囊和壶腹神经元数量 ↓耳石大小和数量	↓重力、速度变化和旋转检测
消化	↑吞咽困难 ↑胃酸缺乏症 ↑肠道吸收改变 ↑胰腺脂褐素和脂肪沉积 ↑黏膜细胞萎缩	↓铁的吸收 ↓维生素 B_{12} 和钙吸收 ↑憩室、转运时间和便秘的发生率
泌尿	↓肾大小、重量和功能性肾小球数量 ↓功能性肾小管的数量和长度 ↓肾小球滤过率 ↓肾血流量	↓重吸收葡萄糖的能力 ↓肾的浓缩能力
免疫	↓一级和二级响应 ↑自身免疫抗体 ↓T 淋巴细胞功能，幼稚细胞减少，记忆 T 淋巴细胞增加 胸腺萎缩	↓免疫功能 ↓对新病原体的反应 ↓T 淋巴细胞、自然杀伤细胞、生长和成熟所需的细胞因子
内分泌	↑部分腺体萎缩（如垂体、甲状腺、胸腺） ↓生长激素、脱氢表雄酮睾丸激素、雌激素 ↓甲状旁腺激素、心房钠肽、去甲肾上腺素、基线皮质醇、促红细胞生成素	靶器官反应、器官系统稳态、对压力的反应以及功能状态的改变

注：引自 Fedarko NS, Mc Nabney MK. Biology. In：Medina-Walpole A, Pacala JT Potter JF, eds. Geriatrics Review Syllabus：A Core Curriculum in Geriatric Medicine. 9th ed. New York：American Geriatrics Society；2016。

老年人的慢性病

慢性病概述

前文讨论的预期寿命的提高是 20 世纪多种公共卫生工作的结果，例如，生活条件的改善，卫生和疫苗接种方案的引入。事实上，全球发病率和死亡率的负担已从感染性疾病转变为慢性非感染性疾病，如心脏病、脑卒中、糖尿病、癌症、关节炎、肥胖和呼吸系统疾病。2008 年，慢性病支出约占发达国家疾病总支出的 86%。未来几十年，慢性病的患病率将持续增加。在美国，预计到 2020 年，将近一半的普通人口至少会有 1 种慢性病。据估计，20% 的医疗保险受益者有 5 种或更多的慢性病。重要的是，慢性病会影响所有年龄团体且大多数慢性病患者没有残疾或归属于"老年人"群体。

只有大约 1/4 的慢性病患者有 1 种或多种日常活动受限。这些人通常需要家属或者专业护理人员居家照护。在美国，目前平均 5 个家庭中只有 1 个家庭有护理人员。美国的大部分日常照护都是非正式的，由女性（通常是妻子或女儿）每天提供平均 4～8 小时的护理，持续数周至数十年。这种非正式护理类型约占美国老年人口护理的 75%。能否获得社会支持以及获得的数量与老年人群的幸福感、生活满意度、身体健康、低死亡率和入院率呈正相关。然而，并非每个人都能获得社会支持。与同龄男性相比，独居女性的社会依赖性更强。因为年龄较大的成年男性更有可能得到配偶的支持，而配偶通常更年轻，身体也更健康。在护理过程中，护理者的健康和幸福感也受到了巨大的影响，同时也给家庭、雇主和社会带来了沉重的经济负担。

慢性病是所有健康问题中最常见和经济花费最高的疾病之一，但也是最可预防的疾病。最有效的慢性病预防需要多个部门的协作，并贯穿于患者整个寿命周期。预防应涵盖在健康活动之中，以促进健康生活。目前的研究将许多成人的健康问题和迟发残疾与早期的生活习惯，甚至子宫发育时期、社会经济条件以及相关的健康并发症紧密联系起来。确保适当的生活条件、医疗保健服务和儿童健康认知能力将减少老年人群未来的健康负担。研究多次证明，与最富裕的人群相比，生活在贫困地区的人群多种疾病及其相关并发症的发生提前了 10～15 年，落后的社会经济特征与多种疾病的高发病率相关。值得注意的是，美国慢性病问题的范围和严重程度引起了公众的注意。超过 2/3 的成年人认为医疗保健系统应更加重视慢性病的预防性治疗。另外，超过 80% 的美国人认为公共资金应用于此类预防计划。

老年人残疾

共病

术语"共病"是由 Feinstein 在 1970 年提出的，指的是可能会影响正在研究的某一疾病预后指标状态的其他疾病的组合。目前许多住院和门诊临床实践模型持续关注指标状况，将共病状况作为修正指标问题风险因素的一部分。共病也是医疗保险和医疗补助服务中心于 2002 年实施的康复预期医疗系统公式中的一个重要决定因素。它进一步定义和描述了护理负担。

多重病症

Bastra 等于 2002 年引入了"多重病症"这一术语，表示个体多种病症之间复杂的相互作用。这一概念正在逐渐地改变临床护理实践模型（详见复杂护理团队部分）。多重病症通常是指在 1 年内至少有 3 种慢性病共存。65 岁以下年龄段的多重病症患者的绝对数量较多，而随着年龄的增长，多重病症的患病率仍会显著增加。多种慢性病共存正成为老年患者的"常态"而非个例。据报道，老年人多重病症的患病率在 55%～98%。慢性神经精神疾病（如精神障碍或痴呆）以及较低的社会经济地位与身体疾病的增加和长期护理依赖密切相关。慢性病会加重抑郁症的症状，而抑郁症本身也会导致慢性病。在文献中，多重病症与死亡率之间的关系仍是一个有争议的话题。强有力的证据表明，多重病症患者死亡较早，且因护理需求入院的可能性高 99 倍，有较高的功能衰退率和残疾率，更有可能在较年轻的时候依赖于长期护理，生活质量较差，且医疗费用较高。慢性病患者在任何年龄都有更大的健康需求，因此，他们的花费不呈比例地增高也就不足为奇了。据估计，患有 1 种以上慢性病的美国成年人的直接医疗费用占年度医疗总开支的 3/4 以上，1990 年的年度医疗费用超过 6590 亿美元。患有多种慢性病患者的人均医疗保健费用支出是"健康"人群的 66 倍以上。

老年综合征

老年人群的传统临床护理和研究模式面临的主要挑战之一是存在跨器官系统和跨学科的多种慢性病和老年综合征。"老年综合征"一词是用来描述一种影响老年人群的临床症状，它不属于单一的疾病类别。"老年综合征"是一个有价值的临床理论框架，同时也是患者和医疗从业人员的教育工具。"综合征"一词可能用词不准确。综合征通常是指

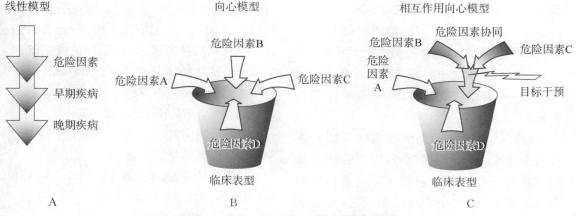

图 1.1　老年综合征病理生理的理念模型

A. 传统的线性模型不能恰当表述老年医学综合征多因素的本质。B. 向心模型也并不适合老年综合征，因为干预仅仅针对一个危险因素，而这个危险因素只是整个危险因素中的一小部分。然而，多成分的药物干预没有针对性，同时也可能产生典型的老年相关性的不良反应。C. 相互作用向心模型顾及了多因素复杂的机制性研究需要，通过关注与危险因素协同作用的路径，提供了一种以目标为导向的干预方案的核心［引自 Inouye SK, Studenski S, Tinetti ME, et al. Geriatric syndromes: clinical, research, and policy implications of a core geriatric concept. J Am Geriatr Soc. 2007;55(5):780－791］

"与所有病态过程相关的症状和体征的集合，构成了疾病的模型"。老年综合征则被准确地概括为"多系统健康状况，当多个系统中的损伤累积效应使老年人健康状况受到挑战时发生的这种情况"。这一定义强调了多种病因因素的非线性作用及其对可观察到的病情特征的不同程度的协同作用(图 1.1)。在所有护理环境中，许多老年患者最常见的疾病状况都被归类为老年综合征，包括谵妄、头晕、晕厥、尿失禁、压疮、跌倒和衰弱。在所有老年综合征中，有 4 个共同的危险因素，它们存在共同的病理生理学机制：老龄、功能受损、认知障碍和行动障碍。排除年龄较大的因素，其余的危险因素(功能障碍、认知障碍和行动障碍)都是可以进行干预的，通过认知障碍训练、运动、平衡训练和关节松动等干预和预防策略进行重新调整。

目前在阐明一些常见的老年综合征(如谵妄和跌倒)的危险因素和干预策略方面已取得重大进展。但是，这些进展未能广泛应用于临床。对于住院的老年患者，谵妄是一种非常常见的危及生命的老年综合征，发生率为 14%～56%，并且住院死亡率为 22%～76%。然而，谵妄在 66%～77% 的患者中未被识别，并且临床中仅有 3% 的患者有记录。这些因素阻碍了干预措施的有效实施。多达 30%～40% 的谵妄可以通过适当的干预策略预防，如医院老年生活计划(hospital elder life program，HELP)，这可能会减少谵妄发生的持续时间，防止功能下降和跌倒，并提高出院率。

意外伤害是老年人死亡的第六大常见原因。跌倒是意外伤害的主要原因，在老年人群中的发生率很高(30%～40%)。步态不稳在老年人跌倒原因中约占 20%。虽然有些医师可能担心力量和平衡训练过程中跌倒，但步态不稳本身就是需要开始锻炼计划的一个因素，并且力量和平衡训练能显著改善步态稳定性。跌倒与功能衰退、住院治疗、制度化和医疗成本增加有关。然而，只有 37% 的初级保健师记录了老年患者的跌倒情况。根据 2008 年的数据，已经进行了 60 多次降低跌倒的介入治疗，干预后的跌倒相对风险降低了约 30%。美国康涅狄格州预防跌倒协作计划（connecticut collaboration for fall prevention，CCFP）是当地努力将研究转化为实践的例子，为急诊科、初级保健机构、家庭护理机构和康复中心提供有针对性的初级保健师，并进行跌倒风险评估、资源管理和教育。

HELP、CCFP 和类似项目的成功实施和可持续性面临着许多挑战，需要临床医师的指导和一定的资金支持。CCFP 项目的部分数据显示了传播的多重障碍，包括保健师和患者缺乏关于跌倒的重要性及可预防性的知识，错误的观念有跌倒风险评估和管理不在医疗保险范围内，与跌倒相关的医疗保险报销相关服务差，医疗保健的重点是疾病而不是多因素老年综合征以及对频繁就诊的竞争需求。与大多数干预措施一样，为获得老年人口保健最佳结果，需要国家层面的医疗保健机构重点关注预防。

衰弱

衰弱的概念

"衰弱"是老年综合征的另一个表现，它与残疾、多重病症和"正常"衰老重叠但不相同（图 1.2）。衰弱是由 Walston 等定义或描述的。衰弱是神经肌肉、代谢和免疫系统的生理储备随年龄增长而下降，从而导致应对应激源的能力不断下降的一种状态。这是一种临床症状，表现出以下症状：

- 自我感觉疲惫。
- 低强度的身体活动。
- 不明原因的体重减轻[约 4.5 kg（10 磅）或超过过去一年体重的 5%]。
- 无力（握力<20%）。
- 步行速度下降[约 4.57 m（15 英尺），<20%]。

多重病症是残疾的病因风险，并且是衰弱的一种潜在结果。虽然文献中对衰弱的定义不明确，广泛认同的临床表现包括神经肌肉、代谢、认知和免疫系统的多维度损伤的积累。有时候被称为"功能稳态丧失"。衰弱与衰老相关，并且老年人群的患病率增加，确切的患病率因所研究的人群而异。例如，在加拿大社区成年人中，65～102 岁群体中有22.7%的人表现出身体衰弱，85 岁及以上的亚组中有 40%的人表现出身体衰弱。其他

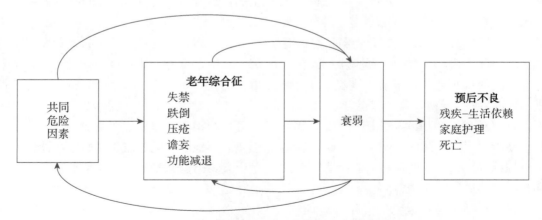

图 1.2 导致老年综合征的共同危险因素概念模型

概念模型展示了危险因素、老年综合征、衰弱和不良结果的多重反馈机制的内在联系。这些自我维持的通路对于阐明该患者群体的病理生理机制以及设计有效的干预策略具有重要意义[引自 Inouye SK, Studenski S, Tinetti ME, et al. Geriatric syndromes: clinical, research, and policy implications of a core geriatric concept. J Am Geriatr Soc. 2007;55(5): 780 - 791]

研究提到了在美国社区老年人群中,这一比率低至 6.9％。独立于年龄,衰弱可预测死亡率、住院率、机构化、跌倒和健康状况恶化。衰弱也是双向的,可以通过适当的干预来逆转。

相关高发病率和"可逆转"衰弱模式的可用性使其成为老年人群筛查的有效临床结构。有许多可使用的定义和筛选工具,这些工具往往基于一组预定义的规则、损伤总和,或者依赖于临床判断。每项评估方法在临床实施中都有不足之处,例如,需要考虑不少于70 种可能损伤模型的疾病列表。用于确定衰弱程度的有效评估工具包括心血管健康研究衰弱表型(cardiovascular health study frailty phenotype, CHSFP)、衰弱指数(frailty index)和临床衰弱水平量表(clinical frailty score, CFS)。CHSFP 是基于规则的一种方法,诊断为衰弱症需要至少符合下列标准中的 3 项:

- 在一年的时间内因不明原因减轻 10 磅或更多。
- 自我感觉疲惫。
- 握力减弱。
- 步行速度下降。
- 低强度体力活动。

CFS 包含 7 个点,在临床实践中可能比其他工具更容易使用。它混合了一些项目,如共病、认知障碍和残疾,其他一些小组通过关注衰弱的表现来区分这些项目。分数范围从 1(患者健康状况良好)到 7(患者功能完全依赖他人)。该评估工具是许多可用工具中的一种,所有医疗护理者都可以用于临床实践。

关于多重用药和处方精简的简要说明

虽然不是真正的"老年综合征",但多重用药是老年人普遍存在的问题。优化药物治疗是老年保健的一个重要方面,因为这类人群有很高的药物不良事件(adverse drug events, ADE)风险。多重用药定义为患者使用多种药物,通常接受 5～10 种药物。在美国,大约 50％的医疗保险受益人同时服用 5 种或更多种药物。虽然有多种标准确定了在该患者群体中应该避免或谨慎使用的药物,但是这些药物标准并不是最理想的。其中一个例子就是美国的比尔斯(Beers)标准,该标准于 2015 年修订。ADE 与老年人住院率高有关。药物循环(当医护人员将药物不良反应与新的疾病过程混淆时)、药物-药物相互作用和不适当的药物剂量是这一人群中药物不良反应可预防的一些最常见原因。有证据表明,临床医师一直在避免过度使用不适当的药物,但也有可能对指定的药物治疗(如他汀类药物)开处方不足。

老年残疾

将残疾和衰弱区分开来很重要,因为患者可能有其中一个或同时都有。在老年残疾患者中,只有 28％的人有衰弱,近 75％的老年衰弱患者可以完成日常生活活动(activities of daily living, ADL),40％的患者在工具性日常生活活动(instrumental activities of daily living, IADL)中没有困难。残疾可能是身体、情感、社交或与疾病有关的变化。然而,残疾不同于衰弱的是,它通常不会发生在多个器官系统中。残疾通常是指身体活动受限,ADL 和(或)IADL 表现能力下降或独立移动困难。

残疾通常作为衡量老龄人口健康和功能的指标。整体寿命的增加引发人们思考:一个人是希望更健康、更长寿,还是希望健康状况不佳和(或)在长期残疾中度过的额外年数?目前,围绕增加的预期寿命与总体健康状况之间的关系存在重大争议,部分原因是该主题难以研究。一些研究人员认为,随着预期寿命的增长,残疾患病率将会下降,这被称为"发病率下降",而其他人则认为随着预期寿命的增长,"发病率增加"。一些关于美国人口的研究已经注意到了寿命增长趋势,这些趋势表明医疗体系不仅会影响老年人的寿命,还会影响他们的生活质量。1982—2001 年,65 岁以上老年人严重残疾减少约25%,而且预期寿命增加。不幸的是,这一积极的趋势可能不会持续,因为儿童、成人和老年人群的肥胖率都在惊人地增长。从 2000年开始的一些基于人口学的研究发现,美国的非西班牙裔白种人老年人与英格兰和其他10 个欧洲国家的成年人之间存在明显的健康差异。据报道,年龄在 50～75 岁的美国成年人与欧洲对应人群相比,慢性病和残疾发生率明显较高。这些健康状况的差异与财富水平、教育水平和行为风险因素有关。

身体活动的重要性

身体活动有很多好处。慢性病的发展和恶化常被认为是正常衰老的一部分。如前所述,这不是一个合理的结论。规律的身体活动可以减少慢性病的发展和恶化。此外,即使老年人身体活动的绝对获益减少,与年龄相关的生理变化不应妨碍个人参加锻炼。

除极少数情况外,老年人都应进行身体活动,并应由医疗服务人员推广。患者往往解释,保持久坐不动生活方式的原因是缺乏运动建议。仅存在的几个运动的明确禁忌证往往是短暂的,如不稳定的心血管疾病。久坐行为的风险远大于温和锻炼计划的风险。许多医师对给患有心血管疾病的老年人开运动处方犹豫不决,可能会要求其进行初始运动负荷测试。在这种情况下,有几种关于运动负荷测试的指南。值得注意的是,超过70% 的 70 岁以上的患者将进行无症状缺血性的异常负荷试验测试。美国运动医学会建议,久坐或很少运动的老年人应在高强度运动计划开始之前进行运动负荷测试。然而,大多数老年人可以安全地进行适度的有氧和抗阻训练,如果缓慢地开始并逐渐增加活动水平,则可以不进行运动负荷测试。患有冠状动脉疾病、不稳定型心绞痛、未控制的高血压或心律失常以及近期有充血性心力衰竭病史的老年人,必须在开始任何锻炼计划前进行运动负荷测试。幸运的是,有证据表明,这种人群中复发性冠状动脉事件和相关残疾的风险实际上随着运动而减少。间歇性跛行的患者经常避免运动,并且他们的医师常常因疼痛症状而不愿推荐他们参与身体活动。间歇性跛行不是运动的禁忌证,应鼓励这些患者进行有规律的锻炼,通过逐渐提高锻炼的持续时间和强度来逐渐提高疼痛阈值。

利与弊

尽管有充分的证据支持身体活动在降低所有年龄段的发病率和死亡率方面起到关键作用,但许多美国人仍不愿进行体育锻炼。根据 2015 年的数据,多达 15% 的青少年每周至少有 5 天没有参加至少 60 分钟的体育活动,这些中等强度活动会引起心率加快或呼吸困难。高达 65.3% 的青少年学生没有达到建议的每周体育活动水平。对于成年人,超过 1/3 的人不符合有氧运动的要求,23% 的人有几个月没有业余时间进行体育活动。根据美国疾病控制与预防中心的报道,只有 51.7% 的 18 岁及以上的成年人符合有氧运动身体活动指南(https://www.cdc.gov/nchs/fastats/exercise.htm)。对于老年人群而言,65～74 岁组中有 45%、75 岁以上组中有 51% 没有任何常规休闲活动。但运动能有效改善久坐不动人群的功能状态,使他们变得活跃起来。

有规律的体育锻炼已经被证明可以逆转一些与年龄相关的生理过程的下降,这些生理过程是随着正常的衰老而发生的(如改善身体构成),可以减少或扭转衰弱,预防残疾的发生,恢复行动能力,预防或减轻身体依赖,减少机构安置情况,并改善生活质量。尤其重要的是,减少老年人跌倒和跌倒受伤的风险。研究和临床实践指南提倡促进体力活动作为许多常见慢性病的有效方案,如高血压、冠状动脉疾病、充血性心力衰竭、高脂血症、外周血管疾病、2 型糖尿病、肥胖、骨质疏松症、骨性关节炎、结肠癌、乳腺癌、前列腺癌和抑郁症等。认知功能与身体活动密切相关,增加身体活动参与可以预防或延缓认知能力下降和痴呆。运动能改善骨骼健康,降低发生跌倒的风险。

老年运动处方

对老年患者的"最佳"运动方式或频率没有达成共识。诸如运动游戏之类的创新计划并未被证明优于标准化或自我规律的运动计划。大多数证据表明,包括有氧、抗阻、平衡和柔韧性训练在内的多成分训练是首选。任何体力活动计划成功的关键在于要让患者参与计划,并获得医师的认可。应该建议参加训练的患者把他们的训练看作一项长期项目,因为身体衰弱的成年人一旦停止锻炼就会很快失去他们在运动中所获得的益处。患者应该直接参与制订运动计划,可以优化安全性和增加依从性。帮助患者设定 SMART 目标:具体的(S)、可度量的(M)、可达到的(A)、相关的(R)和时间导向的(T)目标。例如,"多活动,尽你所能"不是 SMART 目标。可增加一些细节,如"从每天步行 5 分钟开始,每天增加 1 分钟来达到每天 30 分钟的步行",这是一种更有用的支持和鼓励的方式。

一般来说,所有的计划都应该首先关注患者目前的功能限制,然后随着功能的改善逐步实施更全面的健身计划。多成分训练的最低频率建议为每周 2～3 次,中等强度(运动自觉用力程度 RPE 为 12～14 分或 Borg CR10 量表 3～4 分),衰弱患者运动时间为 30～45 分钟,未衰弱成人为 45～60 分钟。

对于临床的严重衰弱患者,建议他们将训练时间的一半花在有氧运动上。临床医师应积极研究进展性运动处方,使其达到推荐强度和频率范围的上限,以促进长期运动的坚持和进展。抗阻训练应包括各种各样的躯干及上、下肢的练习,模拟功能性任务。我们应重视下肢的肌肉练习,因为这些肌肉有助于全身的活动(如膝关节的屈肌、伸肌,臀肌),这些肌肉对保持身体的独立性有重要作用,并且与上半身相比,下肢的力量会因年龄的增长而不呈比例地丧失。运动强度开始是以 1RM(最大重复次数)基础上,从 50%～60% 开始,逐渐增加到更重的负荷。抗阻运动有助于延缓与年龄有关的神经衰弱变化。随着训练的进行,主动肌和拮抗肌的共同激活增加。这些变化与老年人整体力量的增强有关。有证据表明,高强度渐进式抗阻力量训练是安全的,可以比低强度训练更有效地提高下肢力量,但并不提高功能表现。与抗阻训练一样,平衡训练的重点是提高日常生活功能。双足站立、直线行走和单腿站立应在完成抗阻训练后进行,作为放松整理的一部分。患者在开始训练前应接受正确的技术指导,并仔细监测以减少跌倒风险。

团体治疗与家庭治疗相结合已被证明对该人群有效,可以在日常锻炼的初始学习阶段进行同伴互动和安全性监督。一些集体治疗课程侧重于其他干预措施,如营养宣教和心理社会计划。与单独训练相比,这些课程在老年人群中取得了更大的成功,改善了他们的功能状态并减少了衰弱。然而,身体活动是一个至关重要的组成部分,仅靠健康宣教并不足以显示对改善身体功能的好处。

关节炎

关节炎是美国最常见的致残原因,每 5 个成年人中就有 1 个受到影响。到 60 岁时,100% 的个体将出现与关节退化一致的组织学变化。21世纪初的数据显示,40%的美国成年人报道60岁时患有关节炎,而且10%的患者存在与关节炎症状相关的活动障碍。随着美国人口老龄化,预计到2030年,患有关节炎的成年人数量将从4 600万增加到6 700万,其中2 500万人最终将活动受限。关节炎的致残作用在各种族和少数民族人群中不呈比例地存在。例如,与白种人相比,更高比例的非洲裔美国人有严重的疼痛以及由关节炎引起的活动和工作受限。降低功能依赖是关节炎治疗的主要重点。文献表明,适当的运动可以预防和治疗一些关节炎性残疾,并且不会加剧疼痛或加速疾病的进展(这与人们通常的观点相反)。已证明,与单一范围的运动锻炼相比,有氧运动,如游泳或步行可以提高有氧能力和步行速度,同时可改善骨关节炎和类风湿关节炎患者的抑郁和焦虑症状。除了有氧运动和股四头肌抗阻训练,已证明各种非药物干预在治疗老年骨关节炎方面有效,包括教育、社会支持、良好的缓冲定制鞋(例如,增加深度,均衡分配足底压力的鞋垫,脚趾调整器)、手杖、辅助设备、冰敷和加热垫。合适的鞋子和皮肤护理对糖尿病患者尤其重要。肥胖是引起膝关节炎的主要危险因素之一,仅次于年龄增长。体重减轻4.5 kg可使患有症状性骨关节炎的风险降低约50%。当专门针对老年人群减重时,在减少髋部和股骨颈骨矿物质密度的损失方面,控制卡路里摄入结合抗阻训练方案可能优于有氧训练方案。

多学科护理团队

目前存在问题

人口老龄化的增长具有特殊的意义,它对残疾及为其提供预防性或恢复护理的人员产生了影响。老年患者可能会出现一系列复杂的问题和相关的残疾。他们可能有健康、经济和社会心理问题,而这些问题都是由一种或多种残疾状况造成的。公众对老龄化、多重病症和老年综合征的持续关注,帮助总结了几种与年龄相关疾病的风险因素和建立了有效的干预策略。不幸的是,到目前为止,这些策略还没有在临床实践中普及。这可归因于:

(1)缺乏对老年综合征的识别、诊断和编码的普遍接受的定义。

(2)缺乏对某些老年综合征的简单、可实施的干预措施。

(3)需要花费医护人员大量的时间和纵向随访来干预和评估有效性。

(4)事实上,现有的干预措施往往需要患者和医师改变行为或态度。例如,作为跨学科团队的一部分工作,常常需要多医疗系统更改,并在多个学科之间进行协调。

(5)缺乏对这些干预措施的维护,特别是在面临相互竞争的临床需求和任务时。

老年综合征的多因素的性质决定了它需要一个可协调的、多层面的方法,而不是传统的疾病驱动大多数医疗实践的模型。更详细的评估是最有益处的,例如,由一个物理治疗小组进行的评估或老年综合医学评估(comprehensive geriatric assessment, CGA)。

康复医师的角色

康复医师在照顾老年人方面起着重要的作用。他们将"生物—心理—社会"干预模式与目标导向的方法相结合。老年康复是一个重要的新兴领域,其重点是评估、诊断和治疗,以恢复老年患者功能或增强残障老年人的残余能力,提高生活质量。衰弱等老年综合征以及多重病症使老年护理的医疗管理和康复变得非常复杂。康复医师需要接受有针对性的培训和教育,以满足照顾这一患者群体的许多复杂需求,为其提供更好的护理,解决年龄特异性差异,并在残疾背景下管理多重病症。康复医师应能管理多种医疗机构的患者,包括急性住院康复中心的患者;专业护理机构,这些都由医疗保险和医疗补助服务中心严格管理;并在门诊持续性照顾年龄不断增长的老年人群。康复医师可以作为初级保健医师,直接管理复杂的医疗情况及其并发症、协调护理、功能最大化、领导跨学科团队或作为健康顾问。在上述作用下,康复医师能够通过尽量减少功能下降、减少住院和再住院时间以及减少功能依赖,为医疗保健系统节省成本。

如前所述,康复医学采纳了美国老年医学会提出的"改善老年患者护理"的原则。康复实践的原则强调对患者进行全面评估,包括对医疗状况、功能障碍、社会制约因素和适应性设备实用性的评估。已证明这一综合方法能改善老年患者的预后,而且一些实践模型,如 CGA,已被调整并纳入这一整体方法。跨学科团队合作是康复医学的基石。许多医疗机构聘用了各种各样的专业人员;然而,很少有人能够开发出一个能比传统多学科方法提供更好结果的真正的跨学科团队。例如,跨学科治疗可以提高患者的功能,减少护理费用。跨学科方法不同于多学科方法,它关注的是共同的患者和团队目标,而不是特定学科的目标。它强调定期有效的沟通、协调和综合护理。跨学科模式作为训练的一个基本组成部分,在物理治疗学和康复医学中发挥着至关重要的作用。学会与团队合作和领导团队是康复医师的临床核心能力。

老年人不可避免地需要在住院部和(或)门诊部接受康复服务,以便在社区中独立生活。康复医师作为团队领导者、初级保健医师或会诊医师,为这一病情复杂的人群提供最佳护理。许多问题出现在初级实践中且很难解决,或是在医护人员的专业知识之外,促使了指南的产生。例如,在初级保健医师中实施身体活动指南的一些主要障碍包括:在

何处查阅和推荐什么方面的知识,无法获得实用的项目或资源,对医师时间的优先级存在竞争和(或)缺乏激励措施。这些患者可以通过物理治疗来解决他们的担忧。

住院治疗是一种致残风险,可导致患者出院后独立生活能力下降。根据所需护理级别确定适当的护理水平,医师在高效安全的护理过渡中扮演着至关重要的角色。无论环境如何,社会融合是全面康复计划的一个重要目标,需要对患者相关因素以及可用的综合资源有深入的了解。

成功融入社区生活对老年人和残疾人群的身体、认知和心理社会具有重要的积极影响,从而推动社区康复护理意识的提高、新的法律政策的建立以及适应性设备和产品的研发。然而,这个过程通常是复杂的,需要专业知识和培训才能实现。将住宅修改成符合功能需求的样子是回归社区的重要一步。这些通常需要大量的自付费用,因为它们不在医保范围内。康复医师及其跨学科团队通常能够帮助患者解决这些问题。一些关于住房资源的信息可以在美国住房和城市发展网站上找到。对于老年人来说,交通是工作和娱乐的"户外"活动的重要环节。美国交通部是指定的对残疾人交通进行监管和执法的机构。随着年龄的增长,发生机动车事故的风险显著增加。最近,行动障碍的老年司机主动停止驾驶或调整他们的驾驶。许多医师对现行的执照发放政策、各州特有的驾驶法规以及针对可能不符合资格的司机应采取的行动知之甚少。对于其他医师来说,康复医师是解决这个特殊问题的绝佳资源。与患者和家属就开车的风险进行机智而坦诚的讨论是至关重要的,这可能会导致不必要的报道,除非州政府另有规定。失去驾驶特权对患者来说有毁灭性的打击,并可能给他们的看护人带来额外的负担。康复医师可以通过提供心理支持、教育和临时看护来缓解看护人员的负担。

持续的非正式护理可以延长一个人的社区生活。社会支持是一个复杂的网络，由人口、服务、资金和满足这一群体的多种需求的人员组成。

由康复医师处理的其他常见问题包括重返工作以及娱乐休闲活动的建议。康复医师以及所有的医疗保健提供者，也在患者的护理中扮演着重要的角色。在老年人口中，年龄歧视是一个社会层面关注的主要问题。年龄歧视是一种消极的社会观念，认为年龄增长意味着痴呆、抑郁、依赖、孤独和虚弱。年龄歧视的观点可能导致工作场所、社会环境和医疗保健方面的歧视。医疗保健专业人员在为老年人提供医疗服务时必须克服消极态度，例如，普遍错误地认为，随着年龄增长，功能下降是不可避免的。年龄歧视者对某些患者的自我感觉会对他们的健康和功能产生非常负面的影响。改变这些消极的刻板印象可以带来积极的功能益处；如果老年人对年龄增长持积极态度的话，一些常见的与年龄有关的步态变化被证明是可逆的。

老年综合评估

CGA 是一种跨学科的诊断和治疗方案，类似于物理治疗评估，用于评估老年人的生物、功能、环境和心理社会局限性，旨在制订一个协调和个体化的计划，以最大限度地提高健康水平并协助临床治疗决策。一般来说，跨学科团队由一名内科医师（通常是老年医师）、护士、社会工作者和神经心理学家组成，并可能利用物理治疗师和作业治疗师、营养师、药剂师、足科医师、验光师和其他医务人员的专业知识。在处理老年综合征时，除了传统的疾病生物学框架，还必须考虑相关

的社会、精神和生态经济学领域。评估过程中有 6 个关键步骤，包括数据收集、经常与患者和护理者进行团队讨论、制订治疗计划、实施计划、评估疗效和根据需要修改计划。在收集数据时，必须评估以下组成部分：衰弱状态、功能、跌倒史和风险评估、认知、情绪、多重用药、社会支持、经济情况、护理目标、高级指导和营养状况。

来自临床试验和 meta 分析的证据表明，医疗环境可能会改变 CGA 方案的有效性。家庭和住院计划将持续对多种健康结果有益。尽管存在相互矛盾和不太一致的数据，大多数随机试验已经表明门诊 CGA 方案在延缓功能下降、改善疲劳和抑郁症状以及增强社会功能方面的有效性。门诊 CGA 方案与生活质量、住院风险或制度化之间的相关性仍存在争议。到目前为止，没有文献报道门诊 CGA 方案在总体生存率方面有任何益处。

小结

减少因慢性病造成的严重残疾将是减少与老龄化有关的社会和经济负担的关键。扩大老年人的运动性、功能独立性和独立的社区生活对降低成本至关重要。我们当前的医疗体系不是为了预防慢性病而设计的，必须进行改革以帮助减少全国乃至全球的慢性病。必须采取协调一致的战略预防措施，促进健康行为，扩大疾病的早期发现和诊断，支持各个年龄段的人，消除健康差异。临床上，这种方法可以由跨学科团队中的多个专业人员提供，以整体的方式帮助解决老龄化、老年综合征和多重病症。

参考文献

1. Worsowicz GM, Stewart DG, Phillips EM, Cifu DX, Moreno L. Geriatric rehabilitation. Social and economic implications of aging. *Arch Phys Med Rehabil*. 2004; 85：3-6. https：//doi. org/10. 1016/j. apmr. 2004. 03. 005.

2. Ortman JM, Velkoff VA, Hogan H. *An Aging Nation*；

The Older Population in the United States Current Population Reports；2014. https://www.census.gov/prod/2014pubs/p25-1140.pdf.

3. Holliday R. The multiple and irreversible causes of aging. *J Gerontol A Biol Sci Med Sci*. 2004；59(6)：B568 - B572. http://www.ncbi.nlm.nih.gov/pubmed/15215266.

4. *World Report on Ageing and Health*；2015. https://doi.org/10.1017/CBO9781107415324.004.

5. Suzman R，Beard J. Global health and aging. *NIH Publ No 117737*. 2011；1(4)：273 - 277. https://doi.org/11-7737.

6. Marengoni A，Angleman S，Melis R，et al. Aging with multimorbidity：a systematic review of the literature. *Ageing Res Rev*. 2011；10(4)：430 - 439. https://doi.org/10.1016/j.arr.2011.03.003.

7. Wu S，Green A. Projection of chronic illness prevalence and cost inflation. *RAND Heal*. 2000；18.

8. Tinetti ME，Bogardus ST，Agostini JV. Potential pitfalls of disease-specific guidelines for patients with multiple conditions. *N Engl J Med*. 2004；351(27)：2870 - 2874. https://doi.org/10.1056/NEJMsb042458.

9. Hoffman C，Rice D，Sung HY. Persons with chronic conditions. Their prevalence and costs. *JAMA*. 1996；276(18)：1473 - 1479. http://www.ncbi.nlm.nih.gov/pubmed/8903258.

10. Anderson G. *Chronic Conditions：Making the Case for Ongoing Care*；2004. Baltimore，MD.

11. *Caregiving in the U.S. Bethesda，MD and Washington，DC*；2004. http://www.caregiving.org/data/04finalreport.pdf.

12. Koenig HG. Positive emotions，physical disability，and mortality in older adults. *J Am Geriatr Soc*. 2000；48(11)：1525 - 1526. http://www.ncbi.nlm.nih.gov/pubmed/11083337.

13. Newsom JT，Schulz R. Social support as a mediator in the relation between functional status and quality of life in older adults. *Psychol Aging*. 1996；11(1)：34 - 44. http://www.ncbi.nlm.nih.gov/pubmed/8726368.

14. Barnett K，Mercer SW，Norbury M，Watt G，Wyke S，Guthrie B. Epidemiology of multimorbidity and implications for health care，research，and medical education：a cross-sectional study. *Lancet*. 2012；380(9836)：37 - 43. https://doi.org/10.1016/S0140-6736(12)60240-2.

15. ［Press Release］. *Two-Thirds of Adult Americans Believe More Money Needs to Be Spent on Chronic Disease Prevention Programs，and They're Willing to Pay Higher Taxes to Fund Them，Survey Finds*；2008.

16. Feinstein AR. The pre-therapeutic classification of comorbidity in chronic disease. *J Chronic Dis*. 1970；23(7)：455 - 468. http://www.ncbi.nlm.nih.gov/pubmed/26309916.

17. Batstra L，Bos EH，Neeleman J. Quantifying psychiatric comorbidity-lessons from chronic disease epidemiology. *Soc Psychiatry Psychiatr Epidemiol*. 2002；37(3)：105 - 111. http://www.ncbi.nlm.nih.gov/pubmed/11995637.

18. Koller D，Schön G，Schäfer I，Glaeske G，van den Bussche H，Hansen H. Multimorbidity and long-term care dependency — a five-year follow-up. *BMC Geriatr*. 2014；14(1)：70. https://doi.org/10.1186/1471-2318-14-70.

19. Wolff JL，Starfield B，Anderson G. Prevalence，expenditures，and complications of multiple chronic conditions in the elderly. *Arch Intern Med*. 2002；162(20)：2269 - 2276. http://www.ncbi.nlm.nih.gov/pubmed/12418941.

20. Tooth L，Hockey R，Byles J，Dobson A. Weighted multimorbidity indexes predicted mortality，health service use，and health-related quality of life in older women. *J Clin Epidemiol*. 2008；61(2)：151 - 159. https://doi.org/10.1016/j.jclinepi.2007.05.015.

21. Menotti A，Mulder I，Nissinen A，Giampaoli S，Feskens EJ，Kromhout D. Prevalence of morbidity and multimorbidity in elderly male populations and their impact on 10-year all-cause mortality：the FINE study (Finland，Italy，Netherlands，Elderly). *J Clin Epidemiol*. 2001；54(7)：680 - 686. http://www.ncbi.nlm.nih.gov/pubmed/11438408.

22. Byles JE，D'Este C，Parkinson L，O'Connell R，Treloar C. Single index of multimorbidity did not predict multiple outcomes. *J Clin Epidemiol*. 2005；58(10)：997 - 1005. https://doi.org/10.1016/j.jclinepi.2005.02.025.

23. Inouye SK，Studenski S，Tinetti ME，Kuchel GA. Geriatric syndromes：clinical，research，and policy implications of a core geriatric concept. *J Am Geriatr Soc*. 2007；55(5)：780 - 791. https://doi.org/10.1111/j.1532-5415.2007.01156.x.

24. Olde Rikkert MGM，Rigaud AS，van Hoeyweghen RJ，de Graaf J. Geriatric syndromes：medical misnomer or progress in geriatrics? *Neth J Med*. 2003；61(3)：83 - 87. http://www.ncbi.nlm.nih.gov/pubmed/12765229.

25. Flacker JM. What is a geriatric syndrome anyway? *J Am Geriatr Soc*. 2003；51(4)：574 - 576. http://www.ncbi.nlm.nih.gov/pubmed/12657087.

26. Tinetti ME，Inouye SK，Gill TM，Doucette JT. Shared risk factors for falls，incontinence，and functional dependence. Unifying the approach to geriatric syndromes. *JAMA*. 1995；273(17)：1348 - 1353. http://www.ncbi.nlm.nih.gov/pubmed/7715059.

27. Inouye SK. Delirium in older persons. *N Engl J Med*. 2006；354(11)：1157 - 1165. https://doi.org/10.1056/NEJMra052321.

28. Inouye SK，Foreman MD，Mion LC，Katz KH，

Cooney LM. Nurses' recognition of delirium and its symptoms: comparison of nurse and researcher ratings. *Arch Intern Med*. 2001; 161 (20): 2467 - 2473. http://www.ncbi.nlm.nih.gov/pubmed/11700159.

29. Inouye SK, Leo-Summers L, Zhang Y, Bogardus ST, Leslie DL, Agostini JV. A chart-based method for identification of delirium: validation compared with interviewer ratings using the confusion assessment method. *J Am Geriatr Soc*. 2005;53(2): 312 - 318. https://doi.org/10.1111/j.1532-5415.2005.53120.x.

30. Inouye SK, Bogardus ST, Charpentier PA, et al. A multicomponent intervention to prevent delirium in hospitalized older patients. *N Engl J Med*. 1999; 340 (9): 669 - 676. https://doi.org/10.1056/NEJM1999 03043400901.

31. Naughton BJ, Saltzman S, Ramadan F, Chadha N, Priore R, Mylotte JM. A multifactorial intervention to reduce prevalence of delirium and shorten hospital length of stay. *J Am Geriatr Soc*. 2005;53(1): 18 - 23. https://doi.org/10.1111/j.1532-5415.2005.53005.x.

32. Marcantonio ER, Flacker JM, Wright RJ, Resnick NM. Reducing delirium after hip fracture: a randomized trial. *J Am Geriatr Soc*. 2001; 49 (5): 516 - 522. http://www.ncbi.nlm.nih.gov/pubmed/11380742.

33. Tinetti ME, Baker DI, McAvay G, et al. A multifactorial intervention to reduce the risk of falling among elderly people living in the community. *N Engl J Med*. 1994;331(13): 821 - 827. https://doi.org/10.1056/NEJM199409293311301.

34. Rubenstein LZ, Josephson KR. The epidemiology of falls and syncope. *Clin Geriatr Med*. 2002;18(2): 141 - 158. http://www.ncbi.nlm.nih.gov/pubmed/12180240.

35. Roig RL, Worsowicz GM, Stewart DG, Cifu DX. Geriatric rehabilitation. 3. Physical medicine and rehabilitation interventions for common disabling disorders. *Arch Phys Med Rehabil*. 2004;85(7 suppl 3): S12 - 7 - 30. http://www.ncbi.nlm.nih.gov/pubmed/15221717.

36. Chou WC, Tinetti ME, King MB, Irwin K, Fortinsky RH. Perceptions of physicians on the barriers and facilitators to integrating fall risk evaluation and management into practice. *J Gen Intern Med*. 2006; 21(2): 117 - 122. https://doi.org/10.1111/j.1525-1497.2005.00298.x.

37. Lundebjerg N. Guideline for the prevention of falls in older persons. *J Am Geriatr Soc*. 2001;49(5): 664 - 672. https://doi.org/10.1046/j.1532-5415.2001.49115.x.

38. Baker DI, King MB, Fortinsky RH, et al. Dissemination of an evidence-based multicomponent fall risk-assessment and -management strategy throughout a geographic area. *J Am Geriatr Soc*. 2005; 53 (4): 675 - 680. https://doi.org/10.1111/j.1532-5415.2005.53218.x.

39. Bradley EH, Webster TR, Baker D, Schlesinger M, Inouye SK. After adoption: sustaining the innovation a case study of disseminating the hospital elder life program. *J Am Geriatr Soc*. 2005;53(9): 1455 - 1461. https://doi.org/10.1111/j.1532-5415.2005.53451.x.

40. Bray NW, Smart RR, Jakobi JM, Jones GR. Exercise prescription to reverse frailty. *Appl Physiol Nutr Metab*. 2016;41(10): 1112 - 1116. https://doi.org/10.1139/apnm-2016-0226.

41. Fried LP, Tangen CM, Walston J, et al. Frailty in older adults: evidence for a phenotype. *J Gerontol A Biol Sci Med Sci*. 2001;56(3): M146 - M156. http://www.ncbi.nlm.nih.gov/pubmed/11253156.

42. Sternberg SA, Schwartz AW, Karunananthan S, Bergman H, Mark Clarfield A. The identification of frailty: a systematic literature review. *J Am Geriatr Soc*. 2011; 59 (11): 2129 - 2138. https://doi.org/10.1111/j.1532-5415.2011.03597.x.

43. Walston J, Hadley EC, Ferrucci L, et al. Research agenda for frailty in older adults: toward a better understanding of physiology and etiology: summary from the American Geriatrics Society/National Institute on Aging Research Conference on Frailty in Older Adults. *J Am Geriatr Soc*. 2006;54(6): 991 - 1001. https://doi.org/10.1111/j.1532-5415.2006.00745.x.

44. Rockwood K, Song X, McKnight C, et al. A global clinical measure of fitness and frailty in elderly people. *Can Med Assoc J*. 2005;173(5): 489 - 495. https://doi.org/10.1503/cmaj.050051.

45. Wells JL, Seabrook JA, Stolee P, Borrie MJ, Knoefel F. State of the art in geriatric rehabilitation. Part I: review of frailty and comprehensive geriatric assessment. *Arch Phys Med Rehabil*. 2003; 84 (6): 890 - 897. https://doi.org/10.1016/S0003-9993(02)04929-8.

46. Song X, Mitnitski A, Rockwood K. Prevalence and 10-year outcomes of frailty in older adults in relation to deficit accumulation. *J Am Geriatr Soc*. 2010; 58 (4): 681 - 687. https://doi.org/10.1111/j.1532-5415.2010.02764.x.

47. Rockwood K, Mogilner A, Mitnitski A. Changes with age in the distribution of a frailty index. *Mech Ageing Dev*. 2004; 125 (7): 517 - 519. https://doi.org/10.1016/j.mad.2004.05.003.

48. Song X, Mitnitski A, MacKnight C, Rockwood K. Assessment of individual risk of death using self-report data: an artificial neural network compared with a frailty index. *J Am Geriatr Soc*. 2004;52(7): 1180 - 1184. https://doi.org/10.1111/j.1532-5415.2004.52319.x.

49. Jones DM, Song X, Rockwood K. Operationalizing a frailty index from a standardized comprehensive geriatric assessment. *J Am Geriatr Soc*. 2004;52(11): 1929 - 1933. https://doi.org/10.1111/j.1532-5415.

2004. 52521. x.

50. Rockwood K, Stadnyk K, MacKnight C, McDowell I, Hébert R, Hogan DB. A brief clinical instrument to classify frailty in elderly people. *Lancet*. 1999;353 (9148): 205 - 206. https://doi. org/10. 1016/S0140-6736(98)04402-X.

51. Roland KP, Theou O, Jakobi JM, Swan L, Jones GR. How do community physical and occupational therapists classify frailty? A pilot study. *J Frailty Aging*. 2014; 3 (4): 247 - 250. https://doi. org/ 10. 14283/jfa. 2014. 32.

52. Ferner RE, Aronson JK. Communicating information about drug safety. *BMJ*. 2006;333(7559): 143 - 145. https://doi. org/10. 1136/bmj. 333. 7559. 143.

53. By the American Geriatrics Society 2015 Beers Criteria Update Expert Panel. American Geriatrics Society 2015 updated Beers criteria for potentially inappropriate medication use in older adults. *J Am Geriatr Soc*. 2015;63(11): 2227 - 2246. https://doi. org/10. 1111/jgs. 13702.

54. Ahmed N, Mandel R, Fain MJ. Frailty: an emerging geriatric syndrome. *Am J Med*. 2007;120(9): 748 - 753. https://doi. org/10. 1016/j. amjmed. 2006. 10. 018.

55. Fried LP, Ferrucci L, Darer J, Williamson JD, Anderson G. Untangling the concepts of disability, frailty, and comorbidity: implications for improved targeting and care. *J Gerontol A Biol Sci Med Sci*. 2004;59(3): 255 - 263. http://www. ncbi. nlm. nih. gov/pubmed/15031310.

56. Haskell WL, Lee I-M, Pate RR, et al. Physical activity and public health. *Med Sci Sport Exerc*. 2007; 39(8): 1423 - 1434. https://doi. org/10. 1249/mss. 0b013e3180616b27.

57. Fahlman MM, Boardley D, Lambert CP, Flynn MG. Effects of endurance training and resistance training on plasma lipoprotein profiles in elderly women. *J Gerontol A Biol Sci Med Sci*. 2002;57(2): B54 - B60. http://www. ncbi. nlm. nih. gov/pubmed/11818424.

58. Phillips EM, Bodenheimer CF, Roig RL, Cifu DX. Geriatric rehabilitation. Physical medicine and rehabilitation interventions for common age-related disorders and geriatric syndromes. *Arch Phys Med Rehabil*. 2004;85(7 suppl 3): S18 - 22 - 30. http://www. ncbi. nlm. nih. gov/pubmed/15221718.

59. O'Grady M, Fletcher J, Ortiz S. Therapeutic and physical fitness exercise prescription for older adults with joint disease: an evidence-based approach. *Rheum Dis Clin North Am*. 2000;26(3): 617 - 646. http://www. ncbi. nlm. nih. gov/pubmed/10989515.

60. Christmas C, Andersen RA. Exercise and older patients: guidelines for the clinician. *J Am Geriatr Soc*. 2000;48(3): 318 - 324. http://www. ncbi. nlm. nih. gov/pubmed/10733061.

61. Kann L, McManus T, Harris WA, et al. Youth risk behavior surveillance United States, 2015. *MMWR Surveill Summ*. 2016; 65 (6): 1 - 174. https://doi. org/10. 15585/mmwr. ss6506a1.

62. Eaton DK, Kann L, Kinchen S, et al. Youth risk behavior surveillance-United States, 2007. *MMWR Surveill Summ*. 2008;57(4): 1 - 131. http://www. ncbi. nlm. nih. gov/pubmed/18528314.

63. Centers for Disease Control and Prevention (CDC). Prevalence of self-reported physically active adults-United States, 2007. *MMWR Morb Mortal Wkly Rep*. 2008;57(48): 1297 - 1300. http://www. ncbi. nlm. nih. gov/pubmed/19052527.

64. *Healthy People 2020*. 2011. Washington, D. C.

65. Nelson ME, Rejeski WJ, Blair SN, et al. Physical activity and public health in older adults: recommendation from the American College of Sports Medicine and the American Heart Association. *Circulation*. 2007;116(9): 1094 - 1105. https://doi. org/10. 1161/CIRCULATIONAHA. 107. 185650.

66. Tseng BS, Marsh DR, Hamilton MT, Booth FW. Strength and aerobic training attenuate muscle wasting and improve resistance to the development of disability with aging. *J Gerontol A Biol Sci Med Sci*. 1995;50 Spec No: 113 - 119. http://www. ncbi. nlm. nih. gov/pubmed/7493203.

67. Keysor JJ. Does late-life physical activity or exercise prevent or minimize disablement? *A Crit Rev Sci Evid*. 2003;25: 129 - 136. https://doi. org/10. 1016/S0749-3797(03)00176-4.

68. Pahor M, Guralnik JM, Ambrosius WT, et al. Effect of structured physical activity on prevention of major mobility disability in older adults: the LIFE study randomized clinical trial. *JAMA*. 2014; 311 (23): 2387 - 2396. https://doi. org/10. 1001/jama. 2014. 5616.

69. Paterson DH, Jones GR, Rice CL. Ageing and physical activity: evidence to develop exercise recommendations for older adults. *Can J Public Health*. 2007;98(suppl 2): S69 - S108. https://doi. org/10. 1139/H07-111.

70. Oesch P, Kool J, Fernandez-Luque L, et al. Exergames versus self-regulated exercises with instruction leaflets to improve adherence during geriatric rehabilitation: a randomized controlled trial. *BMC Geriatr*. 2017;17 (1): 77. https://doi. org/10. 1186/s12877-017-0467-7.

71. Bouaziz W, Vogel T, Schmitt E, Kaltenbach G, Geny B, Lang PO. Health benefits of aerobic training programs in adults aged 70 and over: a systematic review. *Arch Gerontol Geriatr*. 2017;69: 110 - 127. https://doi. org/10. 1016/j. archger. 2016. 10. 012.

72. Chan WC, Fai Yeung JW, Man Wong CS, et al. Efficacy of physical exercise in preventing falls in older adults with cognitive impairment: a systematic

review and meta-analysis. *J Am Med Dir Assoc*. 2015；16(2)：149 - 154. https://doi. org/10. 1016/j. jamda. 2014. 08. 007.

73. Pescatello LS, Franklin BA, Fagard R, et al. American College of Sports Medicine position stand. Exercise and hypertension. *Med Sci Sports Exerc*. 2004；36(3)：533 - 553. http://www. ncbi. nlm. nih. gov/pubmed/15076798.

74. Thompson PD, Buchner D, Pina IL, et al. Exercise and physical activity in the prevention and treatment of atherosclerotic cardiovascular disease：a statement from the Council on Clinical Cardiology (Subcommittee on Exercise, Rehabilitation, and Prevention) and the Council on Nutrition, Physical Activity, and Metabolism (Subcommittee on Physical Activity). *Circulation*. 2003；107 (24)：3109 - 3116. https://doi. org/10. 1161/01. CIR. 0000075572. 40158. 77.

75. Fletcher GF, Balady GJ, Amsterdam EA, et al. Exercise standards for testing and training：a statement for health-care professionals from the American Heart Association. *Circulation*. 2001；104(14)：1694 - 1740. http://www. ncbi. nlm. nih. gov/pubmed/11581152.

76. Williams MA, Haskell WL, Ades PA, et al. Resistance exercise in individuals with and without cardiovascular disease：2007 update：a scientific statement from the American Heart Association Council on Clinical Cardiology and Council on Nutrition, Physical Activity, and Metabolism. *Circulation*. 2007；116(5)：572 - 584. https://doi. org/10. 1161/CIRCULATIONAHA. 107. 185214.

77. Chen YM, Li Y. Safety and efficacy of exercise training in elderly heart failure patients：a systematic review and meta-analysis. *Int J Clin Pract*. 2013；67 (11)：1192 - 1198. https://doi. org/10. 1111/ijcp. 12210.

78. Geliebter A, Maher MM, Gerace L, Gutin B, Heymsfield SB, Hashim SA. Effects of strength or aerobic training on body composition, resting metabolic rate, and peak oxygen consumption in obese dieting subjects. *Am J Clin Nutr*. 1997；66(3)：557 - 563. http://www. ncbi. nlm. nih. gov/pubmed/9280173.

79. McDermott MM, Liu K, Ferrucci L, et al. Physical performance in peripheral arterial disease：a slower rate of decline in patients who walk more. *Ann Intern Med*. 2006；144(1)：10 - 20. http://www. ncbi. nlm. nih. gov/pubmed/16389250.

80. Sigal RJ, Kenny GP, Wasserman DH, Castaneda-Sceppa C, White RD. Physical activity/exercise and type 2 diabetes：a consensus statement from the American Diabetes Association. *Diabetes Care*. 2006；29(6)：1433 - 1438. https://doi. org/10. 2337/dc06-9910.

81. Group DPPR. Reduction in the incidence of type 2 diabetes with lifestyle intervention or metformin. *N Engl J Med*. 2002；346(6)：393 - 403. https://doi. org/10. 1056/NEJMoa012512.

82. US Preventive Services Task Force. Screening for obesity in adults：recommendations and rationale. *Am J Nurs*. 2004；104(5)：94 - 5,97 - 8,100, passim. http://www. ncbi. nlm. nih. gov/pubmed/15166736.

83. Going S, Lohman T, Houtkooper L, et al. Effects of exercise on bone mineral density in calcium-replete postmenopausal women with and without hormone replacement therapy. *Osteoporos Int*. 2003；14(8)：637 - 643. https://doi. org/10. 1007/s00198-003-1436-x.

84. Varela E, Oral A, Ilieva EM, et al. Osteoporosis. The role of physical and rehabilitation medicine physicians. The European perspective based on the best evidence. A paper by the UEMS-PRM Section Professional Practice Committee. *Eur J Phys Rehabil Med*. 2013；49(4)：753 - 759. http://www. ncbi. nlm. nih. gov/pubmed/24084415.

85. Recommendations for the medical management of osteoarthritis of the hip and knee：2000 update. *Arthritis Rheum*. 2000；43(9)：1905 - 1915. https://doi. org/10. 1002/1529-0131 (200009) 43：9〈1905：AID-ANR1〉3. 0. CO；2-P.

86. Hochberg MC, Altman RD, April KT, et al. American College of Rheumatology 2012 recommendations for the use of nonpharmacologic and pharmacologic therapies in osteoarthritis of the hand, hip, and knee. *Arthritis Care Res* (*Hoboken*). 2012；64(4)：465 - 474. http://www. ncbi. nlm. nih. gov/pubmed/22563589.

87. Meyerhardt JA, Giovannucci EL, Holmes MD, et al. Physical activity and survival after colorectal cancer diagnosis. *J Clin Oncol*. 2006；24(22)：3527 - 3534. https://doi. org/10. 1200/JCO. 2006. 06. 0855.

88. Ibrahim EM, Al-Homaidh A. Physical activity and survival after breast cancer diagnosis：meta-analysis of published studies. *Med Oncol*. 2011；28(3)：753 - 765. https://doi. org/10. 1007/s12032-010-9536-x.

89. Friedenreich CM, Wang Q, Neilson HK, Kopciuk KA, McGregor SE, Courneya KS. Physical activity and survival after prostate cancer. *Eur Urol*. 2016；70 (4)：576 - 585. https://doi. org/10. 1016/j. eururo. 2015. 12. 032.

90. Larson EB, Wang L, Bowen JD, et al. Exercise is associated with reduced risk for incident dementia among persons 65 years of age and older. *Ann Intern Med*. 2006；144(2)：73 - 81. http://www. ncbi. nlm. nih. gov/pubmed/16418406.

91. Tabbarah M, Crimmins EM, Seeman TE. The relationship between cognitive and physical performance：MacArthur studies of successful aging. *J Gerontol A Biol Sci Med Sci*. 2002；57(4)：M228 - M235. http://www. ncbi. nlm. nih. gov/pubmed/11909888.

92. Weuve J, Kang JH, Manson JE, Breteler MMB,

Ware JH, Grodstein F. Physical activity, including walking, and cognitive function in older women. *JAMA*. 2004; 292 (12): 1454. https://doi. org/ 10. 1001/jama. 292. 12. 1454.

93. Cadore EL, Moneo ABB, Mensat MM, et al. Positive effects of resistance training in frail elderly patients with dementia after long-term physical restraint. *Age (Omaha)*. 2014; 36 (2): 801 - 811. https://doi. org/10. 1007/s11357-013-9599-7.

94. American Geriatrics Society Panel on Exercise and Osteoarthritis. Exercise prescription for older adults with osteoarthritis pain: consensus practice recom-mendations. A supplement to the AGS Clinical Prac-tice Guidelines on the management of chronic pain in older adults. *J Am Geriatr Soc*. 2001;49(6): 808 - 823. http://www. ncbi. nlm. nih. gov/pubmed/ 11480416.

95. Theou O, Stathokostas L, Roland KP, et al. The effectiveness of exercise interventions for the management of frailty: a systematic review. *J Aging Res*. 2011;2011: 569194. https://doi. org/10. 4061/ 2011/569194.

96. Liu CK, Fielding RA. Exercise as an intervention for frailty. *Clin Geriatr Med*. 2011; 27 (1): 101 - 110. https://doi. org/10. 1016/j. cger. 2010. 08. 001.

97. Roos MR, Rice CL, Vandervoort AA. Age-related changes in motor unit function. *Muscle Nerve*. 1997; 20(6): 679 - 690. https://doi. org/10. 1002/(SICI) 1097 - 4598 (199706) 20: 6⟨679: AID-MUS4⟩3. 0. CO; 2 - 5.

98. Arnold P, Bautmans I. The influence of strength training on muscle activation in elderly persons: a systematic review and meta-analysis. *Exp Gerontol*. 2014;58: 58 - 68. https://doi. org/10. 1016/j. exger. 2014. 07. 012.

99. Raymond MJ, Bramley-Tzerefos RE, Jeffs KJ, Winter A, Holland AE. Systematic review of high-intensity progressive resistance strength training of the lower limb compared with other intensities of strength training in older adults. *Arch Phys Med Rehabil*. 2013;94(8): 1458 - 1472. https://doi. org/ 10. 1016/j. apmr. 2013. 02. 022.

100. Barnett A, Smith B, Lord SR, Williams M, Baumand A. Community-based group exercise improves balance and reduces falls in at-risk older people: a randomized controlled trial. *Age Ageing*. 2003; 32 (4): 407 - 414. https://doi. org/10. 1093/ageing/32. 4. 407.

101. Seino S, Nishi M, Murayama H, et al. Effects of a multifactorial intervention comprising resistance exercise, nutritional and psychosocial programs on frailty and functional health in community-dwelling older adults: a randomized, controlled, cross-over trial. *Geriatr Gerontol Int*. 2017. https://doi. org/

10. 1111/ggi. 13016.

102. Gill TM, Baker DI, Gottschalk M, Peduzzi PN, Allore H, Van Ness PH. A prehabilitation program for the prevention of functional decline: effect on higher-level physical function. *Arch Phys Med Rehabil*. 2004;85(7): 1043 - 1049. http://www. ncbi. nlm. nih. gov/pubmed/15241748.

103. *Prevalence of Doctor-Diagnosed Arthritis and Arthritis-Attributable Activity limitation — United States, 2003 - 2005*. 2006. http://www. cdc. gov/mmwr/ preview/mmwrhtml/mm5540a2. htm.

104. Loeser RF. Aging and the etiopathogenesis and treatment of osteoarthritis. *Rheum Dis Clin North Am*. 2000; 26 (3): 547 - 567. http://www. ncbi. nlm. nih. gov/pubmed/10989512.

105. Hootman JM, Helmick CG. Projections of US prevalence of arthritis and associated activity limitations. *Arthritis Rheum*. 2006;54(1): 226 - 229. https:// doi. org/10. 1002/art. 21562.

106. Centers for Disease Control and Prevention (CDC). Racial/ethnic differences in the prevalence and impact of doctor-diagnosed arthritis-United States, 2002. *MMWR Morb Mortal Wkly Rep*. 2005;54(5): 119 - 123. http://www. ncbi. nlm. nih. gov/pubmed/ 15703693.

107. Singh MAF. Exercise to prevent and treat functional disability. *Clin Geriatr Med*. 2002; 18 (3): 431 - 462, vi-vii. http://www. ncbi. nlm. nih. gov/pubmed/ 12424867.

108. Penninx BW, Messier SP, Rejeski WJ, et al. Physical exercise and the prevention of disability in activities of daily living in older persons with osteoarthritis. *Arch Intern Med*. 2001; 161 (19): 2309 - 2316. http://www. ncbi. nlm. nih. gov/pubmed/11606146.

109. Minor MA, Hewett JE, Webel RR, Anderson SK, Kay DR. Efficacy of physical conditioning exercise in patients with rheumatoid arthritis and osteoarthritis. *Arthritis Rheum*. 1989; 32 (11): 1396 - 1405. http://www. ncbi. nlm. nih. gov/pubmed/2818656.

110. Beavers KM, Beavers DP, Martin SB, et al. Change in bone mineral density during weight loss with resistance versus aerobic exercise training in older adults. *J Gerontol A*. 2017. https://doi. org/10. 1093/gerona/glx048.

111. Tinetti ME, Gordon C, Sogolow E, Lapin P, Bradley EH. Fall-risk evaluation and management: challenges in adopting geriatric care practices. *Gerontologist*. 2006;46(6): 717 - 725. https://doi. org/10. 1093/ geront/46. 6. 717.

112. Boston Working Group on improving health care outcomes through geriatric rehabilitation. *Med Care*. 1997;35(6 suppl): JS4 - 20. http://www. ncbi. nlm. nih. gov/pubmed/9191710.

113. Strasser DC, Solomon DH, Burton JR. Geriatrics and physical medicine and rehabilitation: common principles, complementary approaches, and 21st century demographics. *Arch Phys Med Rehabil*. 2002;83(9): 1323 - 1324. http://www.ncbi.nlm.nih.gov/pubmed/12235619.

114. Crosson FJ. *Report to the Congress: Medicare Payment Policy*. Washington, DC; 2017. http://www.medpac.gov/docs/default-source/reports/mar17_entirereport.pdf.

115. Landefeld CS, Palmer RM, Kresevic DM, Fortinsky RH, Kowal J. A randomized trial of care in a hospital medical unit especially designed to improve the functional outcomes of acutely ill older patients. *N Engl J Med*. 1995;332(20): 1338 - 1344. https://doi.org/10.1056/NEJM199505183322006.

116. Nicholas JJ, Rybarczyk B, Meyer PM, Lacey RF, Haut A, Kemp PJ. Rehabilitation staff perceptions of characteristics of geriatric rehabilitation patients. *Arch Phys Med Rehabil*. 1998;79(10): 1277 - 1284. http://www.ncbi.nlm.nih.gov/pubmed/9779684.

117. Stewart DG, Phillips EM, Bodenheimer CF, Cifu DX, Cretin D, Svarstad D. Geriatric rehabilitation. Physiatric approach to the older adult. *Arch Phys Med Rehabil*. 2004; 85: 7 - 11. https://doi.org/10.1016/j.apmr.2004.03.006.

118. American Geriatrics Society, John A. Hartford Foundation. A statement of principles: toward improved care of older patients in surgical and medical specialties. *Arch Phys Med Rehabil*. 2002;83(9): 1317 - 1319. http://www.ncbi.nlm.nih.gov/pubmed/12235617.

119. Clark RE, McArthur C, Papaioannou A, et al. "I do not have time. Is there a handout I can use?": combining physicians' needs and behavior change theory to put physical activity evidence into practice. *Osteoporos Int*. 2017. https://doi.org/10.1007/s00198-017-3975-6.

120. Bodenheimer CF, Roig RL, Worsowicz GM, Cifu DX. Geriatric rehabilitation. The societal aspects of disability in the older adult. *Arch Phys Med Rehabil*. 2004;85(7 suppl 3): S23 - 6 - 30. http://www.ncbi.nlm.nih.gov/pubmed/15221719.

121. De Raedt R, Ponjaert-Kristoffersen I. The relationship between cognitive/neuropsychological factors and car driving performance in older adults. *J Am Geriatr Soc*. 2000; 48 (12): 1664 - 1668. http://www.ncbi.nlm.nih.gov/pubmed/11129759.

122. Kelly R, Warke T, Steele I. Medical restrictions to driving: the awareness of patients and doctors. *Postgrad Med J*. 1999;75(887): 537 - 539. http://www.ncbi.nlm.nih.gov/pubmed/10616686.

123. Hausdorff JM, Levy BR, Wei JY. The power of ageism on physical function of older persons: reversibility of age-related gait changes. *J Am Geriatr Soc*. 1999; 47 (11): 1346 - 1349. http://www.ncbi.nlm.nih.gov/pubmed/10573445.

124. Stuck AE, Siu AL, Wieland GD, Adams J, Rubenstein LZ. Comprehensive geriatric assessment: a meta-analysis of controlled trials. *Lancet (London, England)*. 1993; 342 (8878): 1032 - 1036. http://www.ncbi.nlm.nih.gov/pubmed/8105269.

125. Devons CAJ. Comprehensive geriatric assessment: making the most of the aging years. *Curr Opin Clin Nutr Metab Care*. 2002;5(1): 19 - 24. http://www.ncbi.nlm.nih.gov/pubmed/11790944.

126. Pilotto A, Cella A, Pilotto A, et al. Three decades of comprehensive geriatric assessment: evidence coming from different healthcare settings and specific clinical conditions. *J Am Med Dir Assoc*. 2017;18(2): 192. e1 - 192. e11. https://doi.org/10.1016/j.jamda.2016.11.004.

127. Reuben DB, Frank JC, Hirsch SH, McGuigan KA, Maly RC. A randomized clinical trial of outpatient comprehensive geriatric assessment coupled with an intervention to increase adherence to recommendations. *J Am Geriatr Soc*. 1999;47(3): 269 - 276. http://www.ncbi.nlm.nih.gov/pubmed/10078887.

128. Boult C, Boult LB, Morishita L, Dowd B, Kane RL, Urdangarin CF. A randomized clinical trial of outpatient geriatric evaluation and management. *J Am Geriatr Soc*. 2001; 49 (4): 351 - 359. http://www.ncbi.nlm.nih.gov/pubmed/11347776.

129. Wenger NS, Roth CP, Shekelle PG, et al. A practice-based intervention to improve primary care for falls, urinary incontinence, and dementia. *J Am Geriatr Soc*. 2009; 57 (3): 547 - 555. https://doi.org/10.1111/j.1532-5415.2008.02128.x.

130. Burns R, Nichols LO, Martindale-Adams J, Graney MJ. Interdisciplinary geriatric primary care evaluation and management: two-year outcomes. *J Am Geriatr Soc*. 2000;48(1): 8 - 13. http://www.ncbi.nlm.nih.gov/pubmed/10642014.

131. Fletcher AE, Price GM, Ng ESW, et al. Population-based multidimensional assessment of older people in UK general practice: a cluster-randomised factorial trial. *Lancet (London, England)*. 2004;364(9446): 1667 - 1677. https://doi.org/10.1016/S0140-6736(04)17353-4.

132. Kuo H-K, Scandrett KG, Dave J, Mitchell SL. The influence of outpatient comprehensive geriatric assessment on survival: a meta-analysis. *Arch Gerontol Geriatr*. 2004;39(3): 245 - 254. https://doi.org/10.1016/j.archger.2004.03.009.

第2章

肌肉衰减症

CHAPTER 2　Sarcopenia

WALTER R. FRONTERA, MD, PHD

前言

世界卫生组织已经认识到世界各国人口老龄化是21世纪最重大的挑战之一。这些人口结构的变化在本书第一章有更详细的介绍。在许多国家，尤其是亚洲和欧洲，特别是妇女的平均预期寿命已经超过80岁，人口老龄化的速度非常快。2015年，日本是世界上唯一的60岁以上人口超过30%的国家。据预测，到2050年，包括美洲、亚洲和欧洲在内的超过25个国家将出现这种情况。据估计，到2025年，地球上60岁以上的人数将超过10亿，到2050年，地球上60岁以上人口将超过20亿。此外，很大一部分人年龄将超过80岁，有些人将是百岁████████大多数人将生活在中低收入██████。毫无疑问，人口年龄组成的这些██化具有重大的社会、经济、政治和健康██响。因此，了解与年龄有关的人类生██化及其功能结果具有极大的意义和相██性，这已被美国国立卫生研究院确定█████究重点。

███衰老是一个以其显著的变异性为特征的██续体。这种变异的来源是多方面的，包括多种因素的组合，如个人基因型、环境因素、健康行为和获得医疗保健的机会。神经肌肉系统的结构和功能的多重变化是导致功能丧失并进一步致使损伤和残疾的重要因素之

一。如果不及早发现和解决，可能会发生危及生命的并发症，如跌倒和与肌无力相关的骨折。许多与成年人年龄增长相关的生理变化导致骨骼肌力量和质量下降、肌纤维细胞分子生理过程的改变、运动功能受损以及骨骼肌自我修复能力丧失。有趣的是，这些变化的性质与受伤或住院后不活动期间所经历的非常相似，强调了久坐不动的生活、不活动和制动对与年龄相关的功能和独立性丧失的影响。

肌肉衰减症的定义

"肌肉衰减症"一词是Rosenberg首次提出的，用来描述随着年龄增长肌肉组织的减少。近年来，科学家们一直用它来指代骨骼肌肉质量的减少。2010年，欧洲老年人肌肉衰减症工作组(European Working Group on Sarcopenia in Older People, EWGSOP)将这一定义扩大到包括步速和(或)握力测试中的肌无力所测得的表现受损的情况，并提出了一种可能对肌肉衰减症的人进行系统评估的算法(图2.1)。第一个共识代表了一个重要的发展，因为它超越了对肌肉质量的静态评估，并强调了成年人随着年龄的增长，肌肉萎缩的生理和功能变化。事实上，从功能和康复的角度来看，增加步行速度是有意义的，因

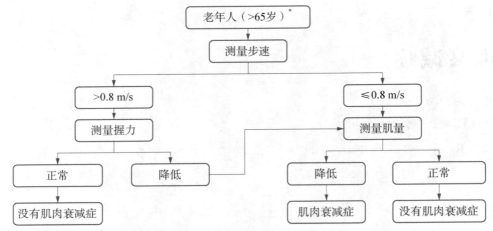

必须考虑可能解释每一项发现的并发症和个别情况

* 该方法也可应用于有风险因素的年轻人

图 2.1 EWGSOP 建议的老年人群肌肉衰减症病例诊断算法

引自 Cruz-Jentoft AJ, Baeyens JP, Bauer JM, et al. Sarcopenia: European consensus on definition and diagnosis: report of the European Working Group on Sarcopenia in older people. Age Ageing. 2010; 39(4): 420

为步行速度与日常生活、活动和生存活动中普遍存在的限制现象密切相关。据报道，在世界上许多国家，老年人在日常生活活动中受到限制的情况更为普遍。

继 EWGSOP 的提议之后，国际肌肉衰减症工作组、美国国立卫生研究院基金会和亚洲肌肉衰减症工作组（Asian Working Group on Sarcopenia，AWGS）也做出了类似的努力。后者在最近的一份出版物中更新了它们的标准。这些建议之间有一些不同，但有更多的相似之处和一致意见。

诊断

2016 年，第 10 版的《国际疾病分类》(The 10th version of International Classification of Diseases，ICD-10-CM 代码)增加了一个诊断肌肉衰减症的代码(M62.84)，该代码可在肌肉骨骼系统疾病和以下疾病的一般类别中用于报销。因此，从临床实践的角度来看，一个重要的问题是谁应该接受肌肉衰减症的检测。总的来说，上述工作组建议 65 岁及以上的社区居民应定期接受筛查。此外，最近经历过功能减退（即反复跌倒、意外体重减轻、自我感觉行动困难、虚弱或自我报告步速减慢）的人都是很好的评估对象。很可能随着我们对这一情况的进一步了解，筛查和检测的适应证也会不断发展，变得更加具体。

自 2010 年以来，有多个小组已经制定了诊断肌肉衰减症的标准（表 2.1）。这一过程需要确定特定人群的正常值，并根据身高的差异调整肌肉质量的测量值。一些测试已经被用于评估表现、肌强度和肌质量。在表现方面，大多数研究建议测量 6 m 步行。所有的研究小组都认为步速小于 0.8 m/s 是低的，并且作为继续测试肌肉力量和肌肉质量的依据。静态（等长）肌力是用握力计测量。一般来说，男性的正常值在 26～30 kg，女性的正常值在 16～20 kg。值得注意的是，握力本身与下肢肌肉爆发力和活动能力相关，是临床结果的良好预测指标。在肌肉质量方面，采用了双能 X 射线吸收仪和生物电阻抗法（bioelectrical impedance，BIA）。骨骼肌指数是计算四肢肌肉质量之和除以身高的平方。我们认为,测量值低于年轻对照组平均值的两个标准差值或者在较低的 1/5 是异常低的。一般来说,这三种测试的结合有助于作出诊断。根据 EWGSOP,如果两项测量值异常低,则为肌肉衰减症,如果所有测量值均低于标准,则为重度肌肉衰减症。不同工作组

的建议非常相似,但有一些重要的差异。例如,根据 EWGSOP,如果步速正常(>0.8 m/s),则不测量握力,下一步是测量肌量。在 AWGS 建议的情况下,步速和握力都是在评估过程开始时测量的。如果这些测量值较低,则测量肌量。

表 2.1
肌肉衰减症诊断的推荐试验和正常范围值

变量	特殊测试	正常值范围
身体活动表现	6 m 步速	≤0.8 m/s
肌力	握力	男性小于 30 kg,女性小于 20 kg
肌量	使用 DXA(双能 X 射线吸收仪)或 BIA(生物电阻抗法)测量的质量,并根据身高进行调整;测量值低于年轻对照组平均值的两个标准差值或者最低的 1/5	男性和女性的 DXA 分别为 7.2 kg/m² 和 5.6 kg/m²,男性和女性的 BIA 分别为 8.9 kg/m² 和 6.4 kg/m²

注:DXA,双能 X 射线吸收测量法。

引自 Cruz-Jentoft AJ, Baeyens JP, Bauer JM, et al. Sarcopenia: European consensus on definition and diagnosis. Age Ageing. 2010;39: 412 - 423, Fielding RA, Vellas B, Evans WJ, et al. Sarcopenia: an undiagnosed condition in older adults. Current consensus definition: prevalence, etiology, and consequences. International Working Group on Sarcopenia. J Am Med Dir Assoc. 2011;12: 249 - 256, Studenski SA, Peters KW, Alley DE, et al. The FNIH sarcopenia project: rationale, study description, conference recommendations, and final estimates. J Gerontol A Biol Sci Med Sci. 2014;69: 547 - 558, Chen LK, Liu LK, Woo J, et al. Sarcopenia in Asia: consensus report of the Asian Working Group for Sarcopenia. J Am Med Dir Assoc. 2014;15: 95 - 101, and Chen LK, Lee W-J, Peng L-N, et al. Recent advances in sarcopeniaresearch in Asia: 2016 update from the Asian Working Group for Sarcopenia. J Am Med Dir Assoc. 2016;17: 767. e1 - 767. e7.

有趣的是,有人提出了另外至少两种方法来简化测试和筛选过程。有研究设计了一个快速问卷来快速诊断肌肉衰减症,包括 5 个关于患者执行某些任务难易程度的问题(举起和携带 10 磅重的物品,穿过房间,从椅子或床上转移,爬 10 级楼梯和过去一年中跌倒的次数)。每个问题的评分介于 0(没有困难或没有跌倒)和 2(有一些困难或无法完成,以及 4 次或更多次的跌倒)之间。评分范围从 0 到 10,作者认为评分大于或等于 4 可以预测肌肉衰减症和不良结局。这种方法在无法获得更复杂资源的临床环境中具有明显的优势。日本研究人员提出了第二种简化方法,他们发现,在 EWGSOP 提出的筛查方法

的基础上,不测量步速的方法在识别肌肉衰减症患者时同样有用。换句话说,在这个方法中,握力测量值较低是测量肌肉质量的一个指标,并且只有这两个测试才是诊断肌肉衰减症所需的测量值。

早期诊断的重要性在于,肌肉衰减症会导致许多负面结果,如体力下降、生活质量下降、心肺功能受损、代谢不良、跌倒、残疾、全因死亡率升高、癌症的医疗或外科治疗结果较差。早期诊断可提高干预措施的有效性(参见下文)。

肌肉衰减症的患病率
各国肌肉衰减症的患病率差别很大。可

以说，生物学和文化差异至少在一定程度上解释了这种变异性。然而，可以合理地得出结论，检测程序和诊断标准的差异也促成了这种情况。据报道，不同国籍的男性和女性肌肉衰减症的患病率分别在 4.0～27.1，2.5～22.1。即使在肥胖的人群中，高水平的体力活动也会降低发病率。应该记住，肌肉衰减症的患病率随着年龄的增长而增加，年龄较大的群体可能需要更多的关注和仔细的评估。最后，长期生活在护理机构中的人患病率较高，这可能是较高的残疾水平和缺乏活动所致。

与肌肉衰减症相关的生理变化

图 2.2 总结了许多可能导致肌肉衰减症发展的成人年龄增长的生理变化。可以看出，在正常情况下有利于合成代谢状态的多个器官和系统的功能障碍或消极适应直接或间接地导致了肌肉衰减症。了解肌肉衰减症很重要，因为骨骼肌量的减少与功能丧失、许多与年龄有关的疾病和死亡率的上升有关。此外，肌肉产生肌动蛋白（即包括肌肉细胞分泌的生长因子和细胞因子），可以改善代谢平衡，增强抗应激能力，延缓其他组织中老化的肌肉萎缩。因此，肌量的减少降低了这些肌动蛋白的产生和分泌，促进了除骨骼肌以外组织的生理退化。在过去的 10 年里进行了许多研究，以了解肌肉衰减症临床表现的生理学和细胞基础，可以在临床环境中测量：表现受损、虚弱和萎缩。事实上，与此同时，在 PubMed 上发表的关于肌肉衰减症的可识别的科学论文数量增加了 9 倍（在 2016 年几乎达到了 900 篇）。对几种老化生物标志物进行了详细的研究。我们将简要总结与年龄有关的肌肉强度、肌肉大小、肌肉功能或表现的重要观察结果。

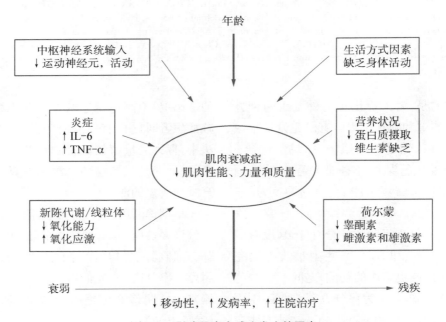

图 2.2　影响肌肉衰减症发生的因素

引自 Joseph AM，Adhihetty PJ，Leeu wen burgh C. Beneficial effects of exercise on age-related mitochondrial dysfunction and oxidative stress in skeletal muscle. J Physiol. 2016；594（18）：5107

肌肉强度

骨骼肌最重要的功能是产生力量和爆发力。这是运动和移动成为可能的原因。随着年龄的增长,促使力量产生的细胞因子发生变化,这种变化的组合导致肌无力。横断面(各年龄段组间比较)和纵向研究(同一人群数年的随访)均显示,根据研究设计,上肢和下肢的许多肌肉群的强度每年下降 0.5％～1.5％。这种减少在上肢(肘关节屈肌和伸肌)较少,特别是在女性中。在一项研究中,大约 10％的老年人在 10 年的随访中没有显示出膝关节伸肌和屈肌强度的变化,甚至增加,这一事实说明了这一过程的可变性。对于女性的肘关节伸肌和屈肌,这一增幅甚至更高(32％)。身体活动水平、遗传影响和激素因素的差异可能有助于保持某些人的力量。在另一项研究中,与健康的老年人相比,行动能力受损的老年志愿者在 3 年内肌肉力量和爆发力下降得更为明显。肌肉力量的临床重要性通过以下事实得到了证明:基线肌肉力量水平可以预测跌倒后骨折的发生率,并与老年患者因各种原因和癌症导致的年龄调整死亡率较低有关。这种肌肉力量的丧失使日常生活活动更加困难,并导致独立性的丧失。

肌肉大小

多项研究表明,肌肉组织的损失至少部分解释了与年龄有关的肌肉力量损失。在一项纵向研究中,12 年的时间里,股四头肌的横截面面积减少了 16.1％,屈膝肌群减少了 14.9％。组织的损失是由于运动单位和肌肉纤维的损失,特别是 II 型(快速,糖酵解)纤维,再加上个别 I 型和 II 型纤维萎缩。已知肌肉的萎缩和肌肉间脂肪的积累在身体的许多肌肉中同时发生。利用磁共振和超声波等成像技术进行的几项研究表明,脂肪替代随着年龄的增长而增加,包括肢体肌肉和椎旁肌群。

肌肉功能和表现

许多研究者报道了肌肉功能的丧失和衰老的典型表现。与腿部肌肉强度和爆发力相关的步速测试显示,随着年龄的增长,步速会下降,也预示着日常生活活动的局限性。其他功能表现测试,如简易体能状况量表,不仅包括步行速度,还包括平衡和肌肉力量测试,表现出随着年龄的增长而显著下降。最后,肌肉爆发力(一个结合肌肉力量和速度或发力率的参数)的丧失速度比肌肉强度更快。这很重要,因为爆发力与功能表现密切相关,并且爆发力的恢复可能需要不同的康复方法(参见下文)。

肌无力和肌萎缩的细胞和分子基础

虽然中枢脉冲激活神经肌肉系统会导致体内肌肉无力,但即使在体外通过最大钙离子浓度达到最大激活,老年肌肉和肌纤维产生力量的能力也会受损。此外,当力量根据肌肉大小的差异(体内和体外)进行调整时,不同年龄组之间的强度差异仍然存在。这两个观察结果表明,在老年肌肉中,产生力量的肌肉本身受到了损害。

与许多其他细胞类型一样,随着年龄的增长,肌纤维内部的几个基本过程会发生功能障碍。这一功能障碍的几个基本特征已经被确定,包括基因组不稳定、端粒缩短、表观遗传学改变、蛋白质稳态的丧失和干细胞衰竭。值得注意的是卫星细胞(骨骼肌干细胞)数量的减少,特别是那些与 II 型纤维相关的细胞,并且在存在激活再生途径的刺激的情况下,卫星细胞被激活的能力降低。这是相关联的,因为它是一种适应,在失去肌肉纤维的同时,降低了衰老肌肉的再生能力。值得注意的是,端粒缩短更多地与缺乏身体活动有关,而不是与年龄有关。

在过去 20 年中，许多研究探讨了细胞和分子的改变，可能导致肌肉细胞中产生力量的基本单位，肌球蛋白-肌动蛋白横桥的异常形成和功能。例如，Weisleder 和合作者已经报道了由 t 小管和肌质网形成的兴奋-收缩耦合系统的断裂。这会损害激活横桥形成所需的钙稳态。基因表达的变化，包括一些基因的上调和另一些基因的下调，都与衰老的"信号"有关。有人认为，基因转录的一些变化可能是由于 DNA 甲基化，并可能对肌肉功能所需蛋白质的数量和质量产生影响，如氧化酶和收缩蛋白。由于肌肉强度和肌肉大小等生理特征部分受基因调控，因此必须了解基因型对细胞因子的可能贡献。

最后，一些作者报道了化学变化，如肌球蛋白分子的糖基化和氧化，可能会干扰横桥动力学。综上所述，这些研究表明，细胞自身水平的多种变化会导致老年人肌肉功能障碍。Brocca 和他的合作者在一项非常全面的研究中证明了肌肉细胞水平上肌肉质量发生变化的重要性。这些研究人员将体内肌肉功能评估与体外分离的单个肌纤维和蛋白质组学分析结合起来。他们的结论是，由于磷酸化和氧化，肌肉蛋白质的定性适应对肌肉老化有显著的作用。值得注意的是，他们的研究对象都是有着相同的身体活动水平的健康志愿者。

运动和营养补充作为对策

全面讨论运动训练对肌肉衰减症的影响超出了本章的范围，本书第 14 章讨论了老年人的运动建议。但是，对运动在预防和减缓肌肉衰减症发展中的作用做一些评论是恰当的。

老年康复计划的主要目标之一是纠正与老年有关的肌肉骨骼系统的损害。虽然衰老不能完全逆转或停止，但上述骨骼肌的一些变化可能是由缺乏身体活动或运动以及不适

当的营养方式等因素导致，而不是衰老过程中不可避免的后果。这一观点促使许多研究人员研究运动对老年男性和女性肌肉力量和肌肉质量的有益影响。横断面研究表明，有较高水平习惯性身体活动的老年男性和女性的肌肉衰减症患病率较低。此外，许多运动训练研究表明，力量训练（如抗阻训练、举重）能显著提高老年人的肌力和肌肉质量。一般来说，基于多项研究，可以得出的结论是，使用自由重量或力量训练装置（运动类型），执行 3～4 组，每组重复 8～10 次（训练持续时间），每周 2～3 次（训练频率），每次 60%～80% 的单次重复最大用力（强度），可以显著提高生理功能。考虑到日常生活中的许多活动不需要最大的力（力量），而是需要迅速达到次最大力量，因此，一些研究人员制订了运动训练方案，其中包括高速运动，特别是在练习的向心动作中。这些锻炼计划在肌肉力量、肌肉爆发力和功能上都有显著提高。

另一个重要问题与使用额外的干预措施有关，这些干预措施与锻炼相结合，可以最大限度地发挥运动训练的好处。尽管已证明睾酮和人类生长激素等合成代谢物在短期研究中有效，但不能建议老年人长期服用，因为不清楚长期服用这些药物是否安全。此外，许多研究表明，营养干预，如氨基酸和蛋白质的补充，可以有效地增加肌肉蛋白质的合成，而且可以协同作用，提高运动训练的好处。事实上，这些对力量和灵活性的有益影响甚至可以在干预停止后持续数年。

小结

衰老和相关的过程，如肌肉衰减症的发展，是对康复专业人员的重要挑战。我们对潜在机制的理解有了显著的提高，诊断方法也得到了显著的提高。对从事老年人口工作的健康专业人员进行教育，使他们了解指导这些人群进行运动训练的好处是非常重要的。

参考文献

1. World Health Organization. *World Report on Ageing and Health*；2015.
2. Frontera WR，Bean JF，Damiano D，et al. Rehabilitation research at the National Institutes of Health：moving the field forward (executive summary). *Am J Phys Med Rehabil*. 2017；96：211 - 220.
3. Rosenberg IH. Summary comments. *Am J Clin Nutr*. 1989；50：1231 - 1233.
4. Rosenberg IH. Sarcopenia：origins and clinical relevance. *J Nutr*. 1997；127：S990 - S991.
5. Cruz-Jentoft AJ，Baeyens JP，Bauer JM，et al. Sarcopenia：European consensus on definition and diagnosis. *Age Ageing*. 2010；39：412 - 423.
6. Cummings SR，Studenski S，Ferrucci L. A diagnosis of dismobility — giving mobility clinical visibility：a mobility working group recommendation. *JAMA*. 2014；311：2061 - 2062.
7. Studenski S，Perera S，Patel K，et al. Gait speed and survival in older adults. *JAMA*. 2011；305：50 - 58.
8. Stucki G，Bickenbach J，Gutenbrunner C，Melvin J. Rehabilitation：the health strategy of the 21st century. *J Rehabil Med*. 2017. https：//doi. org/10. 2340/16501977-2200.
9. Fielding RA，Vellas B，Evans WJ，et al. Sarcopenia：an undiagnosed condition in older adults. Current consensus definition：prevalence, etiology, and consequences. International Working Group on Sarcopenia. *J Am Med Dir Assoc*. 2011；12：249 - 256.
10. Studenski SA，Peters KW，Alley DE，et al. The FNIH sarcopenia project：rationale, study description, conference recommendations, and final estimates. *J Gerontol A Biol Sci Med Sci*. 2014；69：547 - 558.
11. Chen LK，Liu LK，Woo J，et al. Sarcopenia in Asia：consensus report of the Asian Working Group for Sarcopenia. *J Am Med Dir Assoc*. 2014；15：95 - 101.
12. Chen LK，Lee W-J，Peng L-N，et al. Recent advances in sarcopenia research in Asia：2016 update from the Asian Working Group for Sarcopenia. *J Am Med Dir Assoc*. 2016；17：767. e1 - 767. e7.
13. Laurentani F，Ruso C，Bandinelli S，et al. Age-associated changes in skeletal muscles and their effects on mobility：an operational diagnosis of sarcopenia. *J Appl Physiol*. 2003；95：1851 - 1860.
14. Malmstrom TK，Morley JE. SARC-F：a simple questionnaire to rapidly diagnose sarcopenia. *J Am Med Dir Assoc*. 2013；14：531 - 532.
15. Yoshida D，Suzuki T，Shimada H，et al. Using two different algorithms to determine the prevalence of sarcopenia. *Geriatr Gerontol Int*. 2014；14(suppl 1)：46 - 51.
16. Landi F，Cruz-Jentoft AJ，Liperoti R，et al. Sarcopenia and mortality risk in frail older persons aged 80 years and older：results from ilSIRENTE study. *Age Ageing*. 2013；42：203 - 209.
17. Ryu M，Jo J，Lee Y，Chung Y-S，Kim K-M，Baek W-C. Association of physical activity with sarcopenia and sarcopenic obesity in community-dwelling older adults：the Fourth Korea National Health and Nutrition Examination Survey. *Age Ageing*. 2013；42：734 - 740.
18. Cruz-Jentoft AJ，Landi F，Schneider SM，et al. Prevalence of and interventions for sarcopenia in ageing adults：a systematic review. Report of the International Sarcopenia Initiative (EWGSOP and IWGS). *Age Ageing*. 2014；43：748 - 759.
19. Joseph A-M，Adhihetty PJ，Leeuwenburgh C. Beneficial effects of exercise on age-related mitochondrial dysfunction and oxidative stress in skeletal muscle. *J Physiol*. 2016：5105 - 5123.
20. Demontis F，Piccirillo R，Goldberg AL，Perrimon N. The influence of skeletal muscle on systemic aging and lifespan. *Aging Cell*. 2013；12：943 - 949.
21. Frontera WR，Hughes VA，Fielding RA，et al. Aging of skeletal muscle：a 12-yr longitudinal study. *J Appl Physiol*. 2000；88：1321 - 1326.
22. Reid KF，Pasha E，Doros G，et al. Longitudinal decline of lower extremity muscle power in healthy and mobility-limited older adults：influence of muscle mass, strength, composition, neuromuscular activation and single fiber contractile properties. *Eur J Appl Physiol*. 2014；114：29 - 39.
23. Hughes VA，Frontera WR，Wood M，et al. Longitudinal muscle strength changes in older adults：influence of muscle mass, physical activity and health. *J Gerontol Biol Sci*. 2001；56A：B209 - B217.
24. Reid KF，Doros G，Clark DJ，et al. Muscle power failure in mobility-limited older adults：preserved single fiber function despite lower whole muscle size, quality and neuromuscular activation. *Eur J Appl Physiol*. 2012；112：2289 - 2301.
25. Dahlqvist JR，Vissing CR，Hedermann G，Thomsen C，Vissing J. Fat replacement of paraspinal muscles with aging in healthy adults. *Med Sci Sports Exerc*. 2017；49：595 - 601.
26. Rantakokko M，Mänty M，Rantanen T. Mobility decline in old age. *Exerc Sport Sci Rev*. 2013；41：19 - 25.
27. Bean JF，Kiely DK，Herman S，et al. The relationship between leg power and physical performance in mobility-limited older people. *J Am Geriatr Soc*. 2002；50：461 - 467.
28. Frontera WR，Krivickas L，Suh D，et al. Skeletal muscle fiber quality in older men and women. *Am J Physiol*. 2000；279：C611 - C618.

29. Frontera WR, Reid KF, Phillips EM, et al. Muscle fiber size and function in elderly humans: a longitudinal study. *J Appl Physiol*. 2008;105: 637 – 642.

30. Krivickas LS, Dorer DJ, Ochala J, Frontera WR. Relationship between force and size in human single muscle fibers. *Exp Physiol*. 2011;96(5): 539 – 547.

31. López-Otín C, Blasaco MA, Partridge L, Serrano M, Kroemer G. The hallmarks of aging. *Cell*. 2013;153: 1194 – 1217.

32. Verdijk LB, Koopman R, Schaart G, Meijer K, Savelberg HH, van Loon LJ. Satellite cell content is specifically reduced in type Ⅱ skeletal muscle fibers in the elderly. *Am J Physiol Endocrinol Metab*. 2007; 292: E151 – E157.

33. McKay BR, Ogborn DI, Baker JM, Toth KG, Tarnopolsky MA, Parise G. Elevated SOCS3 and altered IL-6 signaling is associated with age-related human muscle stem cell dysfunction. *Am J Physiol Cell Physiol*. 2013;304: C717 – C728.

34. Venturelli M, Morgan GR, Donato AJ, et al. Cellular aging of skeletal muscle: telomeric and free radical evidence that physical inactivity is responsible and not age. *Clin Sci*. 2014;127: 415 – 421.

35. Weisleder N, Brotto M, Komazaki S, et al. Muscle aging is associated with compromised Ca^{2+} spark signalling and segregated intracellular Ca^{2+} release. *J Cell Biol*. 2006;174: 639 – 645.

36. de Magalhães JP, Curado J, Chruch GM. Meta-analysis of age-related gene expression profiles identifies common signatures of aging. *Bioinformatics*. 2009; 25: 875 – 881.

37. Tan L-J, Liu S-L, Lei S-F, Papasian CJ, Deng H-W. Molecular genetic studies of gene identification for sarcopenia. *Hum Genet*. 2012;131: 1 – 31.

38. Zykovich A, Hubbard A, Flynn JM, et al. Genome-wide DNA methylation changes with age in disease-free human skeletal muscle. *Aging Cell*. 2014;13: 360 – 366.

39. Tiainen K, Sipilä S, Alen M, et al. Shared genetic and environmental effects on strength and power in older female twins. *Med Sci Sports Exerc*. 2005;37: 72 – 78.

40. Miller MS, Bedrin NG, Callahan DM, et al. Age-related slowing of myosin-actin cross-bridge kinetics is sex-specific and predicts decrements in whole skeletal muscle performance in humans. *J Appl Physiol*. 2013;115: 1004 – 1014.

41. Li M, Ogilvie H, Ochala J, et al. Aberrant post-translational modifications compromise human myosin motor function in old age. *Aging Cell*. 2015;14: 228 – 235.

42. Brocca L, McPhee JS, Longa W, et al. Structure and function of human muscle fibers and muscle proteome in physically active older men. *J Physiol*. 2017. https://doi.org/10.1113/JP274148.

43. Booth FW, Laye MJ, Roberts MD. Lifetime sedentary living accelerates some aspects of secondary aging. *J Appl Physiol*. 2011;111: 1497 – 1504.

44. Peterson MD, Rhea MR, Sem A, Gordon PM. Resistance exercise for muscular strength in older adults: a meta analysis. *Ageing Res Ver*. 2010;9: 226 – 237.

45. Bean JF, Kiely DK, LaRose S, O'Neill E, Goldstein R, Frontera WR. Increased velocity exercise specific to task (InVEST) training vs. the National Institute on Aging's (NIA) strength training program: changes in limb power and mobility. *J Gerontol A Med Sci*. 2009;64A: 983 – 991.

46. Reid KF, Martin KI, Doros G, et al. Comparative effects of low and high intensity power training for improving lower extremity power and physical performance in mobility-limited older adults. *J Gerontol*. 2015;70: 374 – 380.

47. Dickinson JM, Volpi E, Rasmussen BB. Exercise and nutrition to target protein synthesis impairments in aging skeletal muscle. *Exerc Sport Sci Rev*. 2013;41: 216 – 223.

48. Kim H, Suzuki T, Saito K, Kojima N, Hosoi E, Yoshida H. Long-term effects of exercise and amino acid supplementation on muscle mass, physical function, and falls in community-dwelling elderly Japanese sarcopenic women: a 4-year follow-up study. *Geriatr Gerontol Int*. 2016;16: 175 – 181.

第 3 章

骨质疏松症和脆性骨折

CHAPTER 3   Osteoporosis and Fragility Fracture

JAE-YOUNG LIM, MD, PHD · JAEWON BEOM, MD, PHD · SANG Y. LEE, MD, PHD

前言

随着老年群体人数的增加,由跌倒和脆性骨折造成的身体损害及残疾对老年人的健康构成了重大威胁,这也增加了医疗保健和社会经济负担。目前认为,骨质疏松性骨折,又称脆性骨折,是与各种复杂问题有关的老年性疾病,除骨折所致轻微的骨或关节的问题外,还可能会严重影响全身状况和功能。如果不及早治疗骨折,骨折可能会引发更严重的疾病,甚至最终导致死亡。

跌倒相关性损伤是造成骨质疏松性骨折最常见的原因。关于老年人跌倒的发生、跌倒的危险因素、跌倒后结局的流行病学数据卫生保健系统资料表明,这些问题已经引起了国际社会的广泛关注。全面系统的康复治疗能最大限度地减少并发症、提高内外科治疗的成功率,从而降低损伤的程度。

本章的重点是髋关节骨折和脊椎骨折的康复管理,这是两种最常见的脆性骨折,易导致严重功能障碍,特别在高龄患者当中的风险最大。

骨质疏松症

老年人群骨质疏松症的定义与诊断

美国国立卫生研究院共识发展计划(National Institute Of Health Consensus Development Panel)将骨质疏松症定义为"一种以骨量减少和骨组织结构的破坏为特征的疾病,这种疾病会因骨强度的减弱而增加骨折风险"。骨强度由骨密度和骨量共同决定。骨量又受到骨转换速率、骨微结构和矿化等多种因素的影响,但是因为骨量难以测定,所以在临床上这些指标难以用来帮助骨质疏松的诊断。不过由于骨密度对骨强度的影响高达80%,骨密度的测定对诊断骨质疏松的作用很大。所以目前骨质疏松的诊断主要是通过双能 X 线骨密度仪测定骨密度(g/cm^2)来实现的。定义和诊断骨质疏松症的标准是腰椎、股骨颈或全髋关节的 T 值≤−2.5,如表 3.1

表 3.1
世界卫生组织骨质疏松症临床诊断标准

骨密度值	诊断
T 值≥−1	正常
−1＞T 值＞−2.5	骨量减小
T 值≤−2.5	骨质疏松症
T 值≤−2.5 且有骨折史	严重骨质疏松症

注:经允许引自 NIH Consensus Development Panel on Osteoporosis Prevention, Diagnosis, and Therapy. Osteoporosis prevention, diagnosis, and therapy. JAMA. 2001;285(6):785−795。

所示测量的骨密度（bone mineral density，BMD）。

T值是世界卫生组织（World Health Organization，WHO）的参考标准，由正常的年轻白种人女性作为参考计算得出（平均年龄在20～29岁）。所以此定义在绝经后女性是适用的，但不适用于男性或绝经前女性。在男性参考标准方面，对于使用年轻健康男性的骨密度数据（特定性别的T值评分）还是年轻健康女性的骨密度数据存在争议。但其实证据表明，男性和女性股骨颈的骨密度相同时，骨强度和骨折的相对风险也是相似的。国际临床密度测量学会2013年提出新的建议：对所有族裔群体的男性使用统一的白种人女性参考标准（各种族适用）。此外，如果能参考当地的数据，则可仅计算Z值分数非T值。

流行病学与危险因素

随着年龄的增长，骨密度将随之降低（表3.2），骨质疏松症的患病率也逐渐增加。据估计，全世界的骨质疏松症患者超过2亿人。到2050年，全世界每年髋部脆性骨折的患者将从166万增加到626万。在美国和欧洲，大约有30%的绝经后女性患有骨质疏松症。在瑞典，6.3%的男性和21.2%的50～80岁女性确诊为骨质疏松症。目前来说，亚洲国家骨质疏松症的发病率与西方国家相比相对较低，然而，WHO预测到2050年，亚洲65岁以上的老年人将超过9亿。因此，尽管1990年亚洲的髋部骨折发生率仅占全世界的30%，可2050年将超过50%。

在逐渐老龄化的社会中，人们对骨质疏松症及其风险的管理十分感兴趣，所以也有了许多相关研究和临床报道。骨质疏松性骨折的数量随着年龄的增长而增加，与骨折相关疾病的发病率和死亡率也随着年龄而增加，尤其是老年人的骨质疏松，其后果更为严重。成年人每年的骨损失率在30岁以后约为1%，这个数值在围绝经期（绝经前的骨丢失发生率）更高。在65～69岁的受试者中，大约50%受试者的骨矿物质含量低于骨折阈值，即髋部骨折的股骨近端骨密度及脊柱骨折的骨密度的第90个百分位数。而几乎所有年龄大于85岁的受试者骨矿物质含量都达到骨折的阈值，所以说大多数老年女性都有骨折的危险。全世界每年因骨质疏松导致的骨折约900万次，其中超过450万次发生在美洲和欧洲。在发达国家，手腕、髋部或脊椎骨折的终生风险为30%～40%。

已知原发性骨质疏松症与多种危险因素有关，包括年龄、女性、低体重或低身体质量指数、绝经早期、低钙和（或）维生素D摄入量以及久坐不动的生活方式等。继发性骨质疏松症可能是内分泌和代谢紊乱［如性腺功能减退、皮质醇亢进、甲状旁腺功能亢进、甲状腺功能亢进和（或）厌食］、淋巴增生性疾病、肠道吸收不良、类风湿关节炎、肾功能衰竭和（或）某些药物（如皮质类固醇、选择性5-羟色胺再吸收抑制剂、抗凝血剂、抗糖尿病药物、抗惊厥药物和质子泵抑制剂）所致。例如，导致男性药物性骨质疏松的最常见原因是糖皮质激素和雄激素阻断疗法（androgen deprivation therapy，ADT）的干预。

近年来，骨折的风险预测如骨折风险评估工具（fracture risk assessment tool，FRAX）已广泛应用于骨质疏松性骨折的预测，可用于预估未来10年发生骨折的概率（www.sheffidd.ac.uk/FRAX）。世界卫生组织在2008年研发出FRAX，通过参考几个临床风险因素（包括或不包括骨密度测量）计算骨折的总体风险（包括女性和男性）。FRAX算法中包含的临床危险因素有年龄、性别、体重、身高、既往骨折、父母髋部骨折、当前吸烟状况、糖皮质激素使用、类风湿关节炎、继发性骨质疏松和饮酒（≥3个单位/天）。

表 3.2
降低骨密度的常用处方药物和潜在的相关作用机制

药　物　类　别	作　用　机　制
糖皮质激素	骨形成减少 骨吸收增加
质子泵抑制剂	未知，但可能是由于钙的吸收降低
抗惊厥药（苯妥英钠、酰胺咪嗪、苯巴比妥、丙戊酸）	不确定，但可能包括维生素 D 失活
左甲状腺素（过量）	增加骨转换单位的数量和转换率
芳香化酶抑制剂	雌激素分泌减少导致骨吸收增加
促性腺激素释放激素激动剂	防止 LH 和 FSH 的产生，从而降低睾酮和雌二醇，导致骨吸收增加
5 - 羟色胺选择性再摄取抑制剂	不确定
噻唑烷二酮类	骨形成减少
肝素	成骨细胞抑制与骨形成减少 骨吸收增加

注：FSH，促卵泡激素；GnRH，促性腺激素释放激素激动剂；LH，促黄体激素。

骨质疏松症的检查和管理

方法

从患者处获得其临床病史、任何与骨代谢相关的其他病史、伴随的疾病、用药史和家族史（骨质疏松、乳腺癌）。诊断应该从患者的体格检查开始，且胸椎后凸畸形、驼峰样后遗症和身高降低等病史有助于脊柱骨折的诊断。此外，还需要对主动和被动关节活动度（range of motion，ROM）进行检查，以确定是否已经出现骨和（或）关节的病理状态。

实验室检查

进行实验室检查以确定基础条件或排除骨质疏松的继发性因素。初诊时，需测定全血计数和血清钙、磷、碱性磷酸酶、25（OH）-维生素 D 和肌酸的综合水平。原发性骨质疏松症患者血清钙、磷、碱性磷酸酶水平一般正常。严重的高钙血症可能反应存在潜在的甲状旁腺功能亢进或减退；低钙血症可导致

骨质疏松症；维生素 D 水平不足也容易导致骨质疏松症；还需检查促甲状腺激素、甲状旁腺激素、黄体激素和卵泡刺激素水平。甲状旁腺激素水平升高和性激素缺乏是骨质疏松的次要原因（表 3.3）。

骨源性碱性磷酸酶（bone-specific alkaline phosphatase，BALP）、骨钙素（osteocalcin，OC）、尿羟脯氨酸（hydroxyproline，Hyp）都在一定程度上能用来评估骨转换（表 3.4）。这些标志物可能对监测病情有用，并有助于决定应何时重新开始治疗，但它们的临床疗效仍然有限。国际骨质疏松基金会和国际临床化学与检验医学联合会工作组建议使用血清Ⅰ型前胶原氨基端肽（serum procollagen type Ⅰ N propeptide，s-PⅠNP）这种成骨指标，以及Ⅰ型胶原羧端肽（serum C-terminal cross-linking telopeptide of type Ⅰ collagen，s-CTX）这种破骨指标作为参考。

表 3.3
原发性和继发性骨质疏松症的常见实验室表现

	碳酸钙	磷酸钙	甲状旁腺素(PTH)	碱性磷酸酶(ALP)
原发性骨质疏松症	无变化	无变化	无变化	无变化
原发性甲状旁腺功能亢进	升高	降低	升高	升高
恶性高钙血症	升高	无变化	降低	升高
维生素 D 不足	降低/无变化	降低/无变化	升高/无变化	升高/无变化
骨软化	降低	降低	升高	升高

表 3.4
骨质疏松症的骨代谢指标

破骨指标	成骨指标
羟脯氨酸(Hyp)	骨源性碱性磷酸酶(BALP)
尿吡啶啉(Pyr)	骨钙素(OC)
胶原羧端肽(CTX)	Ⅰ型前胶原羧端肽(PⅠCP)
胶原氨基端肽(NTX)	Ⅰ型前胶原氨基端肽(PⅠNP)

骨质疏松症的治疗

各种药物和非药物疗法都被用来预防和延缓骨质疏松。这里我们主要回顾药物治疗的最新趋势,而康复和运动管理将在本章的后面部分讨论。表 3.5 汇总了各种药物的名称、剂量、给药说明、预防措施和不良反应。

双膦酸盐: 双膦酸盐是治疗骨质疏松症最常用的药物。所有含氮侧链的第二代和第

表 3.5
骨质疏松症的药物治疗

药物	计量	方法与预防	不良反应
双膦酸盐			
阿仑膦酸钠	10 mg/d 70 mg/周	起床即服下 喝满杯白开水 超过 30 分钟再服用其他药物或食物 坐直/站立 30 分钟 肾功能不全慎用	食管炎、胃灼热、吞咽困难、头痛、发热等
利赛膦酸盐	5 mg/d 35 mg/周	同上	同上
伊班膦酸盐	2.5 mg/d 150 mg/月 3 mg/3 个月	同上	同上 肾毒性、注射部位反应、眼部炎症;颌骨骨坏死(罕见)
唑来膦酸	5 mg/年,注射时间>15 分钟	如果饮食不足,请注意补充钙和维生素 D,肾功能不全慎用	参见上文(阿仑膦酸盐)急性期反应(头痛、肌痛、发热)

（续表）

药物	计量	方法与预防	不良反应
激素治疗			
特利帕肽	20 mg/d	甲状旁腺功能亢进和开放性骨骺患者禁用	肌肉抽筋、痉挛、头晕、喉咙痛
单克隆抗体			
狄诺塞麦	60 mg/d	免疫系统疾病的患者慎用	湿疹、肠胃气胀；很少有蜂窝织炎

三代双膦酸盐都是强有力抗骨吸收的药物，阿仑膦酸盐、利塞膦酸盐、伊班膦酸盐和唑来膦酸盐均可以有效地抑制破骨细胞的骨吸收。口服二膦酸盐后主要在肠道被吸收（生物利用度为 1%），因此需要空腹服用，并且辅之以足够的钙摄入量。静脉注射制剂的生物利用度高，所以对某些药物生物利用度低、依从性差的老年患者的治疗效果较好。伊班膦酸盐口服和静脉注射均可以。唑来膦酸盐就是一种每年只需要静脉注射一次的抗骨质疏松的双膦酸盐。虽然这是一项可行的治疗方法，但由于费用的影响，以及肾毒性和心脏毒性等不良反应，唑来膦酸盐的常规使用受到限制。特别是在内生肌酐清除率小于 3.5 mL/min 的患者中禁用唑来膦酸盐，但口服伊班膦酸钠在老年慢性肾病患者中是相对安全的。

甲状旁腺激素治疗：促进骨形成的合成代谢剂是治疗骨质疏松的理想方法。美国食品药品监督管理局（Food and Drug Administration, FDA）目前批准的唯一合成代谢药物是特利帕肽或 PTM1-34，它能有效治疗骨质疏松症，显著降低骨折风险，并具有极好的安全性，但它的使用方法不大方便，特利帕肽需要患者每天皮下注射。

狄诺塞麦：降糖单抗狄诺塞麦是一种抗骨吸收剂，可抑制破骨细胞介导骨吸收。FDA 已经批准该药物用于治疗骨质疏松症，并防止高风险男性 ADT 患者的骨质流失。狄诺塞麦是一种完全人源性的单克隆抗体，特异性地与受体激活剂核因子 κ-B 配体（receptor activator of nuclear factor κ-B ligand, RANKL）结合，而 RANKL 是破骨细胞形成和活性所必需的主要调控分子，因此可以阻止 RANKL 与破骨细胞受体 RANK 结合。因此，破骨作用和骨吸收活性受到抑制，骨吸收受到明显抑制。Freemantle 等研究表明，与雷洛昔芬、利塞膦酸盐和阿仑膦酸盐相比，狄诺塞麦在减少椎体骨折发生方面更有效。相较前期的研究，现在需要更长期的随访来研究及探索该药物的长期疗效和毒性。

跌倒及脆性骨折

在美国，跌倒是造成非致命性伤害的首要原因，也是造成致命伤害的第三大原因。近年来，由跌倒引起的伤害有所增加。世界卫生组织将脆性骨折定义为：由正常情况下不会造成青年健康骨骼在活动中发生的骨折，如从站立高度或更低的高度跌落。所有的脆性骨折、髋部骨折患者的护理和康复治疗，以及其医疗费用方面都对高龄化社会构成了严峻的挑战。必须更多地注意死亡率和发病率的分布、生活独立性的丧失以及由此产生的临床和社会经济影响。

流行病学

许多流行病学研究已经探讨了跌倒和与跌倒有关损伤的发生率,但结果却有所不同。一项研究报道显示,超过 65 岁的受试者中有 1/3 的人每年至少跌倒一次,80 岁以上的人中有 1/2 的人至少每年跌倒一次。国家健康访谈调查(National Health Interview Survey,NHIS)是美国最大的健康调查机构之一,该调查的一份特别补充报道指出,前一年居住在社区的成年人中有 12% 的人有过跌倒,估计每年跌倒人次达到 8 000 万次,每 100 人年跌倒 37.2 次。横断面调查显示,社区居住老年人跌倒的发生率为 13%。此外,大约 20% 的跌倒需要医疗护理,大约 10% 的跌倒会造成骨折。在脆性骨折中,髋部骨折是对患者及其家属危害最大,也是治疗费用最高的骨折。据估计,到 2050 年,髋部骨折的患病人数将从 1990 年的 166 万上升到 626 万。脊柱骨折是最常见的脆性骨折,它会引起背部疼痛进而降低患者的生活质量,同时也降低了患者身体能力和感知能力等一般健康状况和情绪状态。有关脊柱骨折的流行病学数据各有不同,很大程度上是因为当发生脊柱骨折时,仅有 1/4～1/3 会因为 X 线摄片而在临床上被发现。腕部骨折更常见于年轻女性。腕部骨折不仅是骨折,它也意味着未来易于发生脆性骨折。脊柱骨折和非髋部、非脊柱骨折都应引起临床和社会足够的重视。

脆性骨折的预后

髋部骨折住院死亡率为 1.6%,1 个月死亡率为 9.6%,6 个月死亡率为 13.5%,12.8% 的患者需要持续的救助。基于国家科研机构的前瞻性或回溯性的研究设计,髋部骨折 1 年的死亡率为 11.5%～33%。术后并发症以胸部感染(9%)和心力衰竭(5%)最多。髋部骨折后死亡的危险因素为年龄增长、性别、多发合并症和认知障碍。在评估与跌倒相关的脆性骨折患者的老年康复时,功能预后(如生存能力和自立能力)是至关重要的(图 3.1)。髋部骨折患者长期残疾和功能依赖性增加,大多数老年人不能恢复伤前功能水平。日本的一项研究发现,骨折前能够独自行走或不带辅助器械的患者比例为 68%,骨折后 120 天降至 51%。因髋部骨折住院的患者,只有 60% 的患者在 6 个月后恢复了骨折前的行走能力。与原发性骨折相比,骨折复发或反复骨折,即初次骨折后在任何部位发生的第二次或伴随骨折,其死亡率和入院风险均较高。脊椎骨折的再骨折率为 16.6%,髋部骨折患者术后 1 年再骨折发生率为 3.19%～5.16%。

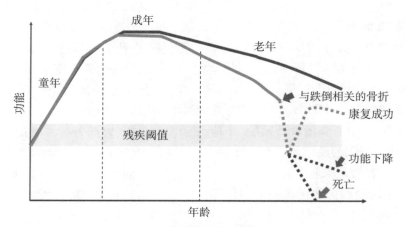

图 3.1　跌倒相关骨折的转归

骨科治疗

在各种脆性骨折中，髋部骨折是公共卫生系统的主要负担，脊椎骨折引起的背痛和功能障碍是本章的主要主题。

术前管理

大多数髋部骨折的患者都被送到急诊室，之后通过病史和必要的辅助检查来诊断骨折。例如，患者卧床，下肢缩短伴外旋、外展；疼痛一般由下肢轻微的内旋或外旋所造成；如果存在由轴向负荷引起的腹股沟疼痛，并且患者不能进行直腿抬高，那么一定不能排除骨折；瘀斑在最初是较少出现的；X 线平片是诊断髋部骨折最常用的影像学方法；但是可能会忽略较隐匿的骨折，故急诊一般采用 CT 扫描，虽然磁共振成像是诊断隐匿性骨折的金标准，但和 CT 相比，操作复杂，且更为昂贵。由于大多数患者年龄较大，在手术前应检查是否存在其他医学或神经性疾病，并采取适当的措施。为了最大限度地减少并发症，如肌无力和压疮，准确的评估就必不可少了。虽然据报道，使用预处理牵引可减少术前疼痛和减少骨折的再次移位，但其效果尚不清楚，且牵引增加了对镇痛消炎药物的需求。同时，还应注意预防压疮、深静脉血栓（deep vein thrombosis，DVT）和肺炎的发生。手术的最佳时间尚不清楚，但手术固定不应延迟太长时间，以免发生与骨折相关的并发症。

围手术期管理

围手术期时间（术前和术后时间）是指从手术前即刻到术后药物稳定为止的时间。在此期间，各种外科治疗、术后早期并发症的预防和药物治疗是管理的重要组成部分。

骨科管理

根据骨折部位，髋部骨折可分为股骨颈骨折、转子间骨折或转子下骨折。也可根据骨折的解剖部位和移位程度对股骨颈骨折进行分类。在结构上，此类骨折可分为撞击骨折、非移位骨折或移位骨折。Garden 型骨折分类系统大多仅在临床上用于评估骨折的类型和严重程度。根据位移的存在与否和位移的大小，将骨折分为四种类型。1 型和 2 型骨折预后良好；3 型和 4 型骨折（移位骨折）可能引起并发症，如缺血性坏死。髋部骨折的非手术治疗应谨慎，因为患者不能进行关节运动或长时间耐受负重。在外科治疗方面，根据患者的情况、活动程度、疾病状况、年龄和外科医师的选择而采用不同的方法。在治疗髋部骨折的手术方法中，非移位性骨折常用钢板或销钉内固定进行手术。股骨颈骨折通常用髋关节置换来治疗。股骨粗隆间骨折或囊外骨折合并移位可接受关节置换或内固定，但最佳治疗仍有争议（图3.2）。且术后康复因手术方式不同而有巨大的差异。加压螺钉固定是用来治疗粉碎性骨折的，通常在术后几天甚至几周内是不允许患肢负重的，以促进骨的愈合。另一方面，与老年不稳定骨折患者的内固定相比，关节置换术能够更早地完成，并且功能预后会更好。

胸椎或腰椎骨质疏松性椎体压缩性骨折会引起严重的急性腰痛，尤其是在体位改变时。对于稳定性骨折的患者，不建议卧床休息太久，因为长期卧床导致的肌肉麻痹会引发脊柱和下肢肌无力。适当的脊柱矫形和止痛药有助于减轻脊柱运动引起的疼痛。不同的强化椎体的技术，包括经皮椎体成形术和球囊后凸成形术，虽然可以缓解一些患者的急性或慢性背痛，但其效果仍然存在争议。如果不存在明显的神经缺陷，早期开展康复训练，如平衡训练和加强运动，有助于促进加压骨折后的功能恢复。

腕关节骨折（主要是桡骨远端）和肱骨近端骨折或其他脆性骨折经常需要复位和内固定。

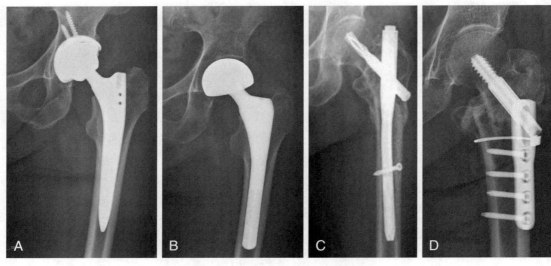

图 3.2 髋部骨折的不同手术方式

A. 全髋关节置换术；B. 双极式半髋关节置换术；C. 股骨近端抗螺旋髓内钉；D. 加压纹螺顶固定

术后并发症

血栓性疾病：髋部骨折术后 DVT 的发生率呈上升趋势。据报道，近端血栓的发病率高达 27%，前 3 个月致命性肺栓塞的发生率从 1.4% 上升到 7.5%。有时候相关体格检查缺乏足够的敏感性，这使诊断 DVT 变得困难。如果持续有明显的水肿，但没有证据表明大腿或小腿存在炎症或者疼痛，还伴有 D-DIM 水平升高，则可通过超声多普勒成像或 CT 血管造影诊断是否存在 DVT。如果 DVT 明显，小剂量肝素能更大限度地起到治疗作用并减少出血的风险。美国国家健康与保健研究所（National Institute for Health and Care）的指南建议，在护理髋部骨折手术患者时，应将静脉血栓栓塞（venous thromboembolism，VTE）预防、机械治疗和药物治疗结合起来。机械性静脉血栓预防包括抗血栓袜、足底脉冲装置和间歇充气压紧装置。机械静脉栓塞的预防应持续进行，直到患者的存活率不再显著降低。指南建议对出血风险较低的患者使用低分子量肝素或普通肝素（对严重肾功能损害或已形成肾功能不全的患者）进行药理学 VTE 预防。继续进行药理学 VTE 预防，直到患者不再出现明显的活动能力下降（一般为 5~7 天）。但在包括韩国在内的一些亚洲国家，VTE 相对较少，一项研究中仅有 5.1% 的病例出现 VTE。出血风险增加的患者通常通过非药物疗法治疗，如早期动员、抗血栓长袜或泵疗法，不使用血栓溶栓药进行预防。

感染：感染是骨折治疗后最严重的并发症之一。如果发生深部感染，可能无法愈合，这时应取出内固定器或人工关节，切除坏死组织。除了发热和寒战等临床症状，髋关节周围的持续疼痛、关节运动引起的疼痛以及血沉增加都应小心是否发生了感染，然后必须仔细观察这些症状，甚至使用抗生素治疗。预防性使用抗生素可减少髋部骨折术后深部感染和尿路感染的发生率。

神经系统症状：谵妄是髋部骨折住院治疗中较为常见的问题，是延长住院时间、增加医疗费用的主要因素之一。谵妄的特征是突然出现意识障碍和认知功能改变，症状常反复发作。确定和消除谵妄的原因至关重要。维持血氧饱和度（>95%）、血压（收缩压>90 mmHg）、电解质平衡、术后疼痛控制、膀胱和肠道功能、良好的营养和早期康复对预防谵妄很重要。非药物干预是谵妄治疗的主要手段。氟哌啶醇是公认的第一代药物，而奥氮平、利培酮和富马酸喹硫平是第二代药物。但药物选择应该放在最后，只在患者可能伤害自己或他人时才开始使用。更多关于谵妄的细节参见第 13 章，老年精神病和认知障碍：抑郁症、痴呆和谵妄。

急性期康复

建立术后康复计划

每个从事老年疾病干预的机构都应制订一套具体的、循序渐进的术后康复计划。髋部骨折手术后的综合康复计划对老年患者来说是必不可少的，这类计划最近已经在几个国家建立起来了。

在英国，老年骨科康复护理模式已经建立得很完善。围手术期骨科术后，早期患者就被转移到老年骨科康复中心。确定合适的患者可能会留给骨科工作人员、骨科联络护士或负责病房的老年科医师。骨科投入康复病房的程度取决于患者从急性期病房转移的速度；如果要保持康复的趋势，随时获得骨科治疗意见是至关重要的。外科医师固定每周某一时间进行一次查房，让多学科的团队成员讨论相关疑问，以及让专业人员提供 X 线检查的意见。另外，骨科联络护士可到康复病房提供治疗意见，调整石膏模型，并与骨科外科医师联络。

在韩国，一个多学科的脆性骨折管理项目（特别是那些髋部骨折的患者），由康复医师、老年病医师和骨科医师组成，自 21 世纪头十年中期以来，已经建立了多学科的脆性骨折管理项目。最近，一项全国性的多中心骨折联络服务推出了一项标准化的髋部综合康复管理计划来帮助老年人。这是医院和社区环境下脆性骨折康复的关键。患者接受髋

部治疗，包括物理治疗（使用辅助设备进行下肢强化和步态训练，每天 2 次）、职业治疗（入院期间进行数次）、预防跌倒的培训以及髋关节手术后 2～3 周的出院计划建议（表 3.6）。在接受严格髋部管理的患者中，没有发生严重的医疗事件。术后平均 6～7 天转诊至康

表 3.6
髋部骨折综合康复治疗的例子

目标	康复项目
并发症的预防	谵妄：疼痛管理，加重谵妄的药物治疗，环境改变 压疮：对照顾者进行体位改变宣教和防止切应力的宣教 肺炎：咳痰及呼吸训练宣教 膀胱炎：早期取出留置导管，评估膀胱功能并进行尿液分析 营养状况评估和营养支持
移动训练和运动	轮椅行走：术后 1～2 天 倾斜台训练、站立架和双杠站立（如果患者不能正常行走） 逐渐增加负重和早期助行器辅助行走（如果患者病前可以行走） 如果活动功能改善，可以借助手杖进行步行训练 髋部运动范围：全髋关节置换术或半髋关节置换术患者应注意 关节置换术患者不能进行使用机器和弹力绷带的等张力量训练（自行车训练不适合于髋关节置换患者） 平衡训练：使用仪器设备和器械装置
作业疗法	日常生活活动训练：床边活动、转移、从卧位坐起、坐站转移、穿衣、穿鞋、如厕等
早期支持	确定转移到其他医院或出院回家 家庭康复训练教育 家访时清除建筑障碍 社区联络：为社区联络提供资料，与本地医院分享患者的资料，并在出院后定期进行功能评估

复医学科。经过严格的髋部管理后,我们发现运动功能评分、从事日常生活活动能力(ADL)、生活质量评分和衰弱评分均有显著提高。

急性期和亚急性期的康复

急性期和亚急性期患者的康复目标是尽快让他们起床,并让他们使用助行器站立和行走。在这个阶段,关节活动度和力量的恢复,疼痛的控制和日常生活活动能力的训练都是需要的。此外,应开始规划功能恢复和出院后的恢复。

改良 Barthel 指数可以用来评估 ADL 的能力。应用认知功能障碍和痴呆量表对患者进行评估。由于合并症和认知功能下降,老年患者在日常活动中表现出许多局限性。因此,由于需要全面管理,人们越来越热衷于利用团队和多学科方法建立统一标准。

早期活动(术后 24 小时内)是有必要的。运动对于预防深静脉血栓形成、压疮和肺不张必不可少。患者可以从踝泵运动开始,然后通过被动和主动辅助运动逐渐恢复 ROM。在患者使用双杠保持站立姿势和平衡后,接下来康复训练的特点是使用助行器或拐杖行走。对于经后外侧入路置换的患者,术后 2~3 个月内应避免髋关节内旋、内收和过屈($>90°$),以防止金属股骨头脱位(图 3.3)。此外,ADL 训练必须在家庭或康复设施中继续进行,认知康复可能需要根据认知衰退的程度而定。

将 ADL 训练细分为小的、可管理的活动是必要的,整个活动的应用必须在每个部分的训练完成后才能进行。老年患者由于平衡不良、肌力和耐力丧失、视觉和感觉功能障碍,使用助行器具有重要意义。例如,助行器、拐杖、长柄推杆以应对手术引起的关节活动度减少、浴盆中的手柄、浴椅和辅助椅子以提高马桶座的高度,这些都会有所帮助的。

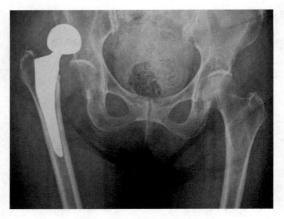

图 3.3　半髋关节置换术后 3 周

出院之前,有必要评估和消除室内的建筑障碍。有可能行走的门槛和楼梯,家具之间的空间不足,照明不当,都需要考虑和修改。

髋关节伸肌、屈肌和外展肌需要早期主动、主动辅助和等长锻炼。例如,把物体放在膝盖下面进行股四头肌等长收缩也是有益的。这种强化练习通过肌肉再训练来帮助步行。这一阶段不建议进行剧烈的抗阻运动。术后早期应避免直腿抬高运动,因为这可能增加置换关节内固定器的转动力矩。

社区护理和长期护理

众所周知,功能独立的丧失是脆性骨折后的长期后遗症。一般来说,那些已经住在护理院的人功能预后特别差。然而,脆性骨折患者与健康有关的生活质量也会降低。纵向研究发现,随着康复服务的逐渐减少,这类患者的功能状态有所下降。出院后相对静止不动会导致平衡功能降低和肌肉无力,增加再次骨折的风险。最近的临床试验表明,脆性骨折手术后长期提供老年康复服务治疗,能显著改善患者的运动能力和日常生活活动能力评分。然而,支持常规康复期后长期功能改善的证据仍然很少。一个包含 11 项研究的 meta 分析表明,在实施即时康复或老年骨科护理模式后,长期功能结果没有任何改善。但脆性骨折手术后几个月,患者可能不足以达到以前的功能水平,这还是需要持续的以社区为基础的康复服务。

康复训练

家庭锻炼

值得注意的是,一项前瞻性队列研究发现,大多数(75％)接受标准护理的髋部骨折患者在术后 12 个月甚至没有达到低功能的恢复水平。因此,家庭锻炼是脆性骨折后长期管理的一个重要组成部分。为此,Promo Trial 随机选择了 81 名髋部骨折患者,接受标准管理或为期一年的基于家庭的计划,包括环境危害评估/修改、安全步行指导、疼痛管理、逐步实施多样化的家庭锻炼计划和身体活动建议。该方案降低了老年人髋部骨折后的残疾比例。Orwig 等制订了一项以髋部骨折手术后 12 个月的家庭有氧和力量训练为特点的锻炼计划。与通常的管理相比,这项计划提高了活动水平,并适度地改善了骨密度。然而,与他们的假设相反,在肌肉质量、力量、ADL 独立性和身体功能方面没有观察到明显的变化。因此,迄今尚无证据表明,与短期、有力的力量训练相比,这种全包括在内的方案是有效的(如前所述)。值得注意的是,缺乏监督、锻炼方式需多样,以及患者在家可能会减少训练强度——这解释了即使依从性良好,但是仍缺乏疗效的原因。

社区锻炼

对于那些即将重返社区的髋部骨折患者,对常规康复期之后继续实施助行器锻炼计划的关注度正在增加。将这些患者分为两组:在家中进行运动训练的和在社区进行运动训练的。一项比较以家庭为基础的方案和以社区为基础的方案的系统回顾发现,以社区为基础的干预措施的效果较明显,而且更可能具有显著的统计学意义,原因是在以社区为基础的扩展运动设施中有更高的运动强度和更先进的设备。但是,应该谨慎地解释小组间的差异,因为两组之间的差异可能是由于混淆因素而不是干预因素。群体因素确实可以增强处于相同条件下的患者之间的社会互动,患者在更密集的社区项目中可能会提高参与积极性,降低成本,提高学习效率。

营养

一般营养不良是非常普遍的(40％～80％的髋部骨折住院患者),同时也是骨折后不良预后最重要的因素之一。口服营养补充剂可以帮助老年患者在髋关节骨折手术后恢复,减少围手术期并发症。一个多学科治疗团队,对 162 例入院时营养不良的髋部骨折患者,进行随机实验干预,发现超过 60％的患者活动能力和功能得到了提高。这样一种适度的干预,不关注营养不良的原因、居住环境的改变或持续的营养支持,就能改善临床预期,甚至导致体重增加,这并不奇怪。最后,荷兰的一项对照试验评估了一项多中心、随机对照试验的成本效益,该试验针对 152 名髋部骨折患者进行了术后 3 个月的常规饮食和口服营养补充剂。成本效益是不关注生活质量的提高,而是看重体重的增加。

此外,高蛋白质饮食可能通过几种机制对骨骼健康产生积极影响,包括增加肠道钙吸收、刺激胰岛素样生长因子－1 和增加去脂体重。尽管先前的关注是,膳食蛋白质的增加会引发高钙尿,从而破坏钙平衡或导致全身 pH 的变化(从而增加破骨细胞骨吸收),但一直有研究表明,摄入更多的蛋白质可以提高骨密度,并且降低骨折风险。髋部骨折后补充蛋白质可提高骨密度和肌力,减少并发症和住院时间。增加蛋白质摄入(通过饮食或补充剂)也可能有利于治疗肌萎缩症(这是老年人中常见的症状),如果抗阻训练在此期间进行,可能会增强患者的合成代谢以适应抗阻训练。这对于虚弱的髋部骨折患者是至关重要的,在这些患者中,即使进行高强度的标准抗阻训练也不会导致肌肉肥大。

维生素 D

所有脆性骨折患者都应评估其 25 - 羟基维生素 D 水平,并将其纠正到稳定状态(>32 ng/mL)。有许多口服补充剂可供使用。无论是理想的补充剂还是给药计划,现在还没有普遍的一致意见。维生素 D 补充剂有两种形式:麦角酚(维生素 D_2)(来自植物和酵母)和超凝集素(维生素 D_3)(来自动物来源和皮肤中的产物)。在恢复维生素 D 水平后,建议患者除服用复合维生素或钙补充剂中所含的任何维生素 D 外,每天长期服用 2000 单位的胆钙化醇(维生素 D_3)。对维生素 D_3 治疗方案的 meta 分析表明,25 - 羟基维生素 D 水平为 32~44 ng/mL,对健康有益,只有每天服用 1800~4000 单位维生素 D_3 时才能达到平均血清钙水平不受每天高达 10000 单位维生素 D_3 剂量方案的影响。

移动推广计划

在明尼苏达大学医学中心,老年人骨折方案成立于 2004 年,其特色是提供住院骨折联络服务、骨骼健康和二级骨折预防服务以及现场矫形临床服务:"移动推广服务"。该模式通过与患者及其家属进行高效的沟通,共享决策,这是该计划的基石。骨科护理是为最虚弱的患者提供的,其中往往包括需要非手术治疗的患者和公共交通不便的患者。在当前捆绑支付和先进医疗服务提供者不断增长的时代,移动服务为改善日益增多的脆性骨折患者的护理和预后提供了新的机会。我们需要进一步的研究,以了解该方案的成本效益。

预防跌倒

跌倒的发生在本质上是多因素的,跌倒是由外在环境因素和个人身体、认知水平相关的内在因素共同作用的结果。这些内在因素包括肌肉力量、柔韧性、平衡性、步态和灵活性,所有这些因素都可以通过适当和有效的干预措施加以改变。康复医师应检查可能增加跌倒风险的药物处方(抗组胺药或安眠药)。存在维生素 D 缺乏风险的患者使用维生素 D。康复医师还应进行全面的老年评估,以确定行动能力受损和痴呆症,这两种疾病都是导致跌倒的危险因素。有关跌倒的更多细节,请参阅第 4 章"跌倒预防与干预"。

跌倒风险控制

许多可能的预测因素或跌倒相关的骨折是已知的;这些危险因素与实际骨折之间的关联时间仍不清楚。很明显,既往骨折(在不同的部位)是新骨折的危险因素,这种风险在骨折发生后立即达到最高,随后随着时间的推移逐渐降低。这一观点最近得到了很好的证明。作者认为,首次严重骨质疏松性骨折后 1 年发生重大骨质疏松性骨折的风险是普通人群的 2.7 倍,10 年后降至 1.4 倍。第二次骨质疏松性骨折的风险随着年龄的增长而增加 4%。此外,即使是在根据年龄、骨密度和其他临床风险因素进行调整的模型中,既往骨折在长达 10 年内仍然是骨折风险的重要预测因素。需要进行进一步的研究来确定迫在眉睫的风险的决定因素(例如,骨折的类型是否影响未来的风险,以及确定的风险是否对医疗干预有反应)。到目前为止,既往骨折是未来骨折的最有力预测因素。

临床医师还可以对直接影响跌倒风险的平衡和步态特征进行更有针对性的评估。计时起立行走测试(timed up and go, TUAG)是可适应步态速度测试的扩展,它包含了从椅子上起立和转弯的附加成分。一年多来收集的前瞻性数据显示,在预测有脊椎骨折史的老年女性未来的跌倒时,TUAG 测试非常适用。Berg 平衡量表(berg balance scale,

BBS)是一种标准的测量方法,用来衡量典型日常工作中具有代表性的 14 项基本活动的完成能力。每个任务的评分从 0(无法完成任务)到 4(能够独立完成任务),最高分数为 56 分。BBS 是一项预测老年人的跌倒风险的有用指标。

测量舒适的步速是一种评估动态平衡的简单方法,可以在任何诊所、走廊或房间中进行,它对未来的残疾、住院甚至死亡都有很强的预测作用。步速也是跌倒的一个重要预测因素,0.8 m/s 是识别个人有无跌倒风险的最佳分界点。步速测量维持的姿势,这是基本直立平衡和简单步态所必需的。然而与某些单项评估一样,如果选择了不合适的、不正确的评估工具,从而无法评估功能受损的区域,则可能会丢失或忽略关键信息。

预防跌倒的干预措施

体育锻炼可以有效地预防老年人跌倒和骨折。一些系统回顾和 meta 分析强调并证明了体育锻炼方案对社区老年人跌倒和骨折预防的有益作用。运动可以增强力量、耐力、肌肉灵活性和姿势平衡。因此,运动不仅能减少老年人的身体残疾和功能障碍,而且能帮助他们保持防止跌倒的机制。相反,运动对需要护理的老人预防跌倒和骨折的效果仍然存在争议。最近的一项 Cochrane 综述表明,在长期需要护理的老年人中,运动并不能有效地预防跌倒。然而,综述所选取的用于评价的研究是有限的;这些研究不仅包括具体的运动干预措施,而且还包括一般的预防跌倒方案,其中运动只是整个方案的一个组成部分。就运动在预防跌倒中的具体作用而言,这可能会影响结论的有效性(主要结果)。最近的一次系统评价表明,联合的、频繁的和长期的运动计划对于预防长期护理设施中的跌倒是有效的,但没有注意到运动对预防骨折的影响。也有报道说,当项目持续 6 个月

以上,每周进行 2~3 次锻炼时,锻炼效果更好。

一项临床试验评估了运动计划对疗养院居民跌倒的影响。该计划结合了平衡训练和使用脚踝负重和哑铃进行的渐进式抗阻训练。每次训练以 20 分钟的站立姿势平衡练习开始,甚至步行。渐进式阻力训练有 9 种不同的标准类型,以"10 次最大收缩次数(10 RM)"作为最大主动收缩的指标,包括上肢和下肢的所有主要肌群。练习分成两组,每组包含 10 次重复运动。参与者最多可以达到 10 kg 的脚踝负重和 5 kg 的上肢负重。根据 10 RM 数据,指导者在允许的范围内增加了负荷。与对照组相比,该方案中干预组的跌倒率较低(相对危险度=0.55)。Schnelle 等描述了一种更容易,因而更可行的临床预防跌倒运动方案,称为功能附带训练。这个计划的目标是控制、体育活动和耐力。鼓励参与者走路,如果实在不能走动的话,转动其椅子,在至少克服自身阻力下重复 8 次从坐到站的动作。也可在床上进行上半身阻力训练(手臂弯曲或抬高)。具体目标是每周单独设定和调整的。尽管这一干预看起来过于简单,但干预组的功能结果(在力量和耐力方面)明显优于对照组,急性疾病的发生率降低了 10%。因此,无论练习多么简单,它都能在预防跌倒方面起到积极的作用。

小结

那些参与跌倒和骨质疏松性骨折康复的人必须对骨质疏松、跌倒、脆性骨折以及术前、围手术期和术后管理有很好的了解。多学科综合康复计划为从业人员提供适当的术后管理和提高髋部骨折手术后的生活质量铺平了道路。预防跌倒并不是一条容易的道路,而第一步是临床认知和评估跌倒的风险。此外,以社区为基础的跌倒预防计划中所包含的锻炼项目可以最大限度地降低这种风险。

参考文献

1. Verma SK, Willetts JL, Corns HL, et al. Among community-dwelling adults in the United States. *PLoS One*. 2016;11(3): e0150939.

2. Johnell O, Kanis JA, Oden A, et al. Fracture risk following an osteoporotic fracture. *Osteoporos Int*. 2004;15(3): 175 – 179.

3. Nih Consensus Development Panel on Osteoporosis Prevention, Diagnosis, Therapy. Osteoporosis prevention, diagnosis, and therapy. *JAMA*. 2001;285(6): 785 – 795.

4. Bernabei R, Martone AM, Ortolani E, Landi F, Marzetti E. Screening, diagnosis and treatment of osteoporosis: a brief review. *Clin Cases Miner Bone Metab*. 2014;11(3): 201 – 207.

5. Srinivasan B, Kopperdahl DL, Amin S, et al. Relationship of femoral neck areal bone mineral density to volumetric bone mineral density, bone size, and femoral strength in men and women. *Osteoporos Int*. 2012;23(1): 155 – 162.

6. Johnell O, Kanis JA, Oden A, et al. Predictive value of BMD for hip and other fractures. *J Bone Miner Res*. 2005;20(7): 1185 – 1194.

7. TISFC Densitometry. *2013 ISCD Official Positions-Adult*; 2013. https://www. iscd. org/official-positions/ 2013-iscd-official-positions-adult/.

8. Cooper C, Campion G, Melton 3rd LJ. Hip fractures in the elderly: a world-wide projection. *Osteoporos Int*. 1992;2(6): 285 – 289.

9. Randell A, Sambrook PN, Nguyen TV, et al. Direct clinical and welfare costs of osteoporotic fractures in elderly men and women. *Osteoporos Int*. 1995;5(6): 427 – 432.

10. Kanis JA, Johnell O, Oden A, Jonsson B, Dawson A, Dere W. Risk of hip fracture derived from relative risks: an analysis applied to the population of Sweden. *Osteoporos Int*. 2000;11(2): 120 – 127.

11. Lau EM. Osteoporosis — a worldwide problem and the implications in Asia. *Ann Acad Med Singap*. 2002;31(1): 67 – 68.

12. Kanis JA, Johnell O. The burden of osteoporosis. *J Endocrinol Invest*. 1999;22(8): 583 – 588.

13. Laurent M, Gielen E, Claessens F, Boonen S, Vander-schueren D. Osteoporosis in older men: recent advances in pathophysiology and treatment. *Best Pract Res Clin Endocrinol Metab*. 2013;27(4): 527 – 539.

14. McCloskey EV, Harvey NC, Johansson H, Kanis JA. FRAX updates 2016. *Curr Opin Rheumatol*. 2016;28 (4): 433 – 441.

15. Lim SY, Lim JH, Nguyen D, et al. Screening for osteoporosis in men aged 70 years and older in a primary care setting in the United States. *Am J Mens Health*. 2013;7(4): 350 – 354.

16. Watts NB, Adler RA, Bilezikian JP, et al. Osteoporosis in men: an Endocrine Society clinical practice guideline. *J Clin Endocrinol Metab*. 2012;97(6): 1802 – 1822.

17. Kuo TR, Chen CH. Bone biomarker for the clinical assessment of osteoporosis: recent developments and future perspectives. *Biomark Res*. 2017;5: 18.

18. Wheater G, Elshahaly M, Tuck SP, Datta HK, van Laar JM. The clinical utility of bone marker measurements in osteoporosis. *J Transl Med*. 2013;11: 201.

19. Vasikaran S, Cooper C, Eastell R, et al. International Osteoporosis Foundation and International Federation of Clinical Chemistry and Laboratory Medicine position on bone marker standards in osteoporosis. *Clin Chem Lab Med*. 2011;49(8): 1271 – 1274.

20. Drake MT, Clarke BL, Lewiecki EM. The pathophysiology and treatment of osteoporosis. *Clin Ther*. 2015;37(8): 1837 – 1850.

21. Black DM, Delmas PD, Eastell R, et al. Once-yearly zoledronic acid for treatment of postmenopausal osteoporosis. *N Engl J Med*. 2007;356(18): 1809 – 1822.

22. Cummings SR, San Martin J, McClung MR, et al. Denosumab for prevention of fractures in postmenopausal women with osteoporosis. *N Engl J Med*. 2009; 361(8): 756 – 765.

23. Freemantle N, Cooper C, Diez-Perez A, et al. Results of indirect and mixed treatment comparison of fracture efficacy for osteoporosis treatments: a meta-analysis. *Osteoporos Int*. 2013;24(1): 209 – 217.

24. Sleet DA, Moffett DB, Stevens J. CDC's research portfolio in older adult fall prevention: a review of progress, 1985 – 2005, and future research directions. *J Saf Res*. 2008;39(3): 259 – 267.

25. Stevens JA, Mack KA, Paulozzi LJ, Ballesteros MF. Self-reported falls and fall-related injuries among persons aged＞or = 65 years-United States, 2006. *J Saf Res*. 2008;39(3): 345 – 349.

26. Dhanwal DK, Dennison EM, Harvey NC, Cooper C. Epidemiology of hip fracture: worldwide geographic variation. *Indian J Orthop*. 2011;45(1): 15 – 22.

27. Schousboe JT. Epidemiology of vertebral fractures. *J Clin Densitom*. 2016;19(1): 8 – 22.

28. Hannan EL, Magaziner J, Wang JJ, et al. Mortality and locomotion 6 months after hospitalization for hip fracture: risk factors and risk-adjusted hospital outcomes. *JAMA*. 2001;285(21): 2736 – 2742.

29. Mitchell R, Harvey L, Brodaty H, Draper B, Close J. One-year mortality after hip fracture in older individuals: the effects of delirium and dementia. *Arch Gerontol Geriatr*. 2017;72: 135 – 141.

30. Guerra MT, Viana RD, Feil L, Feron ET, Maboni J,

Vargas AS. One-year mortality of elderly patients with hip fracture surgically treated at a hospital in Southern Brazil. *Rev Bras Ortop*. 2017;52(1): 17 - 23.

31. Yoon HK, Park C, Jang S, Jang S, Lee YK, Ha YC. Incidence and mortality following hip fracture in Korea. *J Korean Med Sci*. 2011;26(8): 1087 - 1092.

32. Muraki S, Yamamoto S, Ishibashi H, Nakamura K. Factors associated with mortality following hip fracture in Japan. *J Bone Miner Metab*. 2006;24(2): 100 - 104.

33. Roche JJ, Wenn RT, Sahota O, Moran CG. Effect of comorbidities and postoperative complications on mortality after hip fracture in elderly people: prospective observational cohort study. *BMJ*. 2005;331(7529): 1374.

34. Ishidou Y, Koriyama C, Kakoi H, et al. Predictive factors of mortality and deterioration in performance of activities of daily living after hip fracture surgery in Kagoshima, Japan. *Geriatr Gerontol Int*. 2017; 17(3): 391 - 401.

35. Cenzer IS, Tang V, Boscardin WJ, et al. One-year mortality after hip fracture: development and validation of a prognostic index. *J Am Geriatr Soc*. 2016;64(9): 1863 - 1868.

36. Li SG, Sun TS, Liu Z, Ren JX, Liu B, Gao Y. Factors influencing postoperative mortality one year after surgery for hip fracture in Chinese elderly population. *Chin Med J (Engl)*. 2013;126(14): 2715 - 2719.

37. Tsuboi M, Hasegawa Y, Suzuki S, Wingstrand H, Thorngren KG. Mortality and mobility after hip fracture in Japan: a ten-year follow-up. *J Bone Joint Surg Br*. 2007;89(4): 461 - 466.

38. Magaziner J, Hawkes W, Hebel JR, et al. Recovery from hip fracture in eight areas of function. *J Gerontol A Biol Sci Med Sci*. 2000;55(9): M498 - M507.

39. Tinetti ME, Williams CS. Falls, injuries due to falls, and the risk of admission to a nursing home. *N Engl J Med*. 1997;337(18): 1279 - 1284.

40. Beraldi R, Masi L, Parri S, Partescano R, Brandi ML. The role of the orthopaedic surgeon in the prevention of refracture in patients treated surgically for fragility hip and vertebral fracture. *Clin Cases Miner Bone Metab*. 2014;11(1): 31 - 35.

41. Rosen JE, Chen FS, Hiebert R, Koval KJ. Efficacy of preoperative skin traction in hip fracture patients: a prospective, randomized study. *J Orthop Trauma*. 2001;15(2): 81 - 85.

42. Buchbinder R, Osborne RH, Ebeling PR, et al. A randomized trial of vertebroplasty for painful osteoporotic vertebral fractures. *N Engl J Med*. 2009;361(6): 557 - 568.

43. Sun H, Li C. Comparison of unilateral and bilateral percutaneous vertebroplasty for osteoporotic vertebral compression fractures: a systematic review and meta-analysis. *J Orthop Surg Res*. 2016;11(1): 156.

44. Tan HY, Wang LM, Zhao L, Liu YL, Song RP. A prospective study of percutaneous vertebroplasty for chronic painful osteoporotic vertebral compression fracture. *Pain Res Manag*. 2015;20(1): e8 - e11.

45. Fisher WD, Agnelli G, George DJ, et al. Extended venous thromboembolism prophylaxis in patients undergoing hip fracture surgery — the SAVE-HIP3 study. *Bone Joint J*. 2013;95-B(4): 459 - 466.

46. Girasole GJ, Cuomo F, Denton JR, O'Connor D, Ernst A. Diagnosis of deep vein thrombosis in elderly hip-fracture patients by using the duplex scanning technique. *Orthop Rev*. 1994;23(5): 411 - 416.

47. Venous Thromboembolism: Reducing the Risk for Patients in Hospital. 2015. https://www. nice. org. uk/guidance/cg92/chapter/1-recommendations.

48. Lee YK, Choi YH, Ha YC, Lim JY, Koo KH. Does venous thromboembolism affect rehabilitation after hip fracture surgery? *Yonsei Med J*. 2013;54(4): 1015 - 1019.

49. LeBlanc KE, Muncie Jr HL, LeBlanc LL. Hip fracture: diagnosis, treatment, and secondary prevention. *Am Fam Physician*. 2014;89(12): 945 - 951.

50. Lee HB, Oldham MA, Sieber FE, Oh ES. Impact of delirium after hip fracture surgery on one-year mortality in patients with or without dementia: a case of effect modification. *Am J Geriatr Psychiatry*. 2017;25(3): 308 - 315.

51. British Orthopaedic Association and British Geriatrics Society. The care of patients with fragility fracture. British Orthopaedic Association. 2007.

52. Lee SY, Beom J. Letter to the editor: specific and stepwise postoperative rehabilitation program is needed in the elderly after hip fracture surgery. *Ann Geriatr Med Res*. 2016;20(4): 233.

53. Magaziner J, Simonsick EM, Kashner TM, Hebel JR, Kenzora JE. Predictors of functional recovery one year following hospital discharge for hip fracture: a prospective study. *J Gerontol*. 1990;45(3): M101 - M107.

54. Neuman MD, Silber JH, Magaziner JS, Passarella MA, Mehta S, Werner RM. Survival and functional outcomes after hip fracture among nursing home residents. *JAMA Intern Med*. 2014;174(8): 1273 - 1280.

55. Randell AG, Nguyen TV, Bhalerao N, Silverman SL, Sambrook PN, Eisman JA. Deterioration in quality of life following hip fracture: a prospective study. *Osteoporos Int*. 2000;11(5): 460 - 466.

56. Young Y, Xiong K, Pruzek RM. Longitudinal functional

recovery after postacute rehabilitation in older hip fracture patients: the role of cognitive impairment and implications for long-term care. *J Am Med Dir Assoc*. 2011;12(6): 431 – 438.

57. Prestmo A, Hagen G, Sletvold O, et al. Comprehensive geriatric care for patients with hip fractures: a prospective, randomised, controlled trial. *Lancet (Lond, Engl)*. 2015;385(9978): 1623 – 1633.

58. Lahtinen A, Leppilahti J, Harmainen S, et al. Geriatric and physically oriented rehabilitation improves the ability of independent living and physical rehabilitation reduces mortality: a randomised comparison of 538 patients. *Clin Rehabil*. 2015;29(9): 892 – 906.

59. Edgren J, Salpakoski A, Sihvonen SE, et al. Effects of a home-based physical rehabilitation program on physical disability after hip fracture: a randomized controlled trial. *J Am Med Dir Assoc*. 2015;16(4): 350. e351 – 350. e357.

60. Deschodt M, Flamaing J, Haentjens P, Boonen S, Milisen K. Impact of geriatric consultation teams on clinical outcome in acute hospitals: a systematic review and meta-analysis. *BMC Med*. 2013;11: 48.

61. Lloyd BD, Williamson DA, Singh NA, et al. Recurrent and injurious falls in the year following hip fracture: a prospective study of incidence and risk factors from the Sarcopenia and Hip Fracture study. *J Gerontol Ser A, Biol Sci Med Sci*. 2009;64(5): 599 – 609.

62. Orwig DL, Hochberg M, Yu-Yahiro J, et al. Delivery and outcomes of a yearlong home exercise program after hip fracture: a randomized controlled trial. *Arch Intern Med*. 2011;171(4): 323 – 331.

63. Auais MA, Eilayyan O, Mayo NE. Extended exercise rehabilitation after hip fracture improves patients' physical function: a systematic review and meta-analysis. *Phys Ther*. 2012;92(11): 1437 – 1451.

64. McNevin NH, Wulf G, Carlson C. Effects of attentional focus, self-control, and dyad training on motor learning: implications for physical rehabilitation. *Phys Ther*. 2000;80(4): 373 – 385.

65. Shea CH, Wulf G, Whitacre C. Enhancing training efficiency and effectiveness through the use of dyad training. *J Mot Behav*. 1999;31(2): 119 – 125.

66. Resnick B, Beaupre L, McGilton KS, et al. Rehabilitation interventions for older individuals with cognitive impairment post-hip fracture: a systematic review. *J Am Med Dir Assoc*. 2016;17(3): 200 – 205.

67. Li HJ, Cheng HS, Liang J, Wu CC, Shyu YI. Functional recovery of older people with hip fracture: does malnutrition make a difference? *J Adv Nurs*. 2013;69(8): 1691 – 1703.

68. Wyers CE, Reijven PL, Evers SM, et al. Cost-effectiveness of nutritional intervention in elderly subjects after hip fracture. A randomized controlled trial. *Osteoporos Int*. 2013;24(1): 151 – 162.

69. Fiatarone Singh MA. Exercise, nutrition and managing hip fracture in older persons. *Curr Opin Clin Nutr Metab Care*. 2014;17(1): 12 – 24.

70. Hida T, Ishiguro N, Shimokata H, et al. High prevalence of sarcopenia and reduced leg muscle mass in Japanese patients immediately after a hip fracture. *Geriatr Gerontol Int*. 2013;13(2): 413 – 420.

71. Singh NA, Quine S, Clemson LM, et al. Effects of high-intensity progressive resistance training and targeted multidisciplinary treatment of frailty on mortality and nursing home admissions after hip fracture: a randomized controlled trial. *J Am Med Dir Assoc*. 2012;13(1): 24 – 30.

72. Bischoff-Ferrari HA. Vitamin D and fracture prevention. *Endocrinol Metab Clin North Am*. 2010;39(2): 347 – 353. Table of contents.

73. Bukata SV, Kates SL, O'Keefe RJ. Short-term and long-term orthopaedic issues in patients with fragility fractures. *Clin Orthop Relat Res*. 2011;469(8): 2225 – 2236.

74. Bischoff-Ferrari HA, Shao A, Dawson-Hughes B, Hathcock J, Giovannucci E, Willett WC. Benefit-risk assessment of vitamin D supplementation. *Osteoporos Int*. 2010;21(7): 1121 – 1132.

75. Bischoff-Ferrari HA, Dawson-Hughes B, Staehelin HB, et al. Fall prevention with supplemental and active forms of vitamin D: a meta-analysis of randomised controlled trials. *BMJ*. 2009;339: b3692.

76. Switzer JA, Bozic KJ, Kates SL. Geriatric fracture care: future trajectories: a 2015 AOA critical issues symposium. *J Bone Joint Surgery Am*. 2017;99(8): e40.

77. Halil M, Ulger Z, Cankurtaran M, et al. Falls and the elderly: is there any difference in the developing world? A cross-sectional study from Turkey. *Arch Gerontol Geriatr*. 2006;43(3): 351 – 359.

78. Kanis JA, Cooper C, Rizzoli R, et al. Identification and management of patients at increased risk of osteoporotic fracture: outcomes of an ESCEO expert consensus meeting. *Osteoporos Int*. 2017;28.

79. Johansson H, Siggeirsdottir K, Harvey NC, et al. Imminent risk of fracture after fracture. *Osteoporos Int*. 2017;28(3): 775 – 780.

80. Johnell O, Oden A, Caulin F, Kanis JA. Acute and longterm increase in fracture risk after hospitalization for vertebral fracture. *Osteoporos Int*. 2001;12(3): 207 – 214.

81. Ryg J, Rejnmark L, Overgaard S, Brixen K, Vestergaard P. Hip fracture patients at risk of second hip fracture: a nationwide population-based cohort study of 169,145 cases during 1977 – 2001. *J Bone*

Miner Res. 2009;24(7): 1299 - 1307.

82. Giangregorio LM, Leslie WD, Manitoba Bone Density P. Time since prior fracture is a risk modifier for 10-year osteoporotic fractures. *J Bone Miner Res*. 2010; 25(6): 1400 - 1405.

83. Morris R, Harwood RH, Baker R, Sahota O, Armstrong S, Masud T. A comparison of different balance tests in the prediction of falls in older women with vertebral fractures: a cohort study. *Age Ageing*. 2007;36(1): 78 - 83.

84. Kim SG, Kim MK. The intra- and inter-rater reliabilities of the short form Berg balance scale in institutionalized elderly people. *J Phys Ther Sci*. 2015;27(9): 2733 - 2734.

85. Studenski S, Perera S, Patel K, et al. Gait speed and survival in older adults. *JAMA*. 2011;305(1): 50 - 58.

86. Abellan van Kan G, Rolland Y, Andrieu S, et al. Gait speed at usual pace as a predictor of adverse outcomes in community-dwelling older people an International Academy on Nutrition and Aging (IANA) Task Force. *J Nutr Health Aging*. 2009;13 (10): 881 - 889.

87. Persad CC, Cook S, Giordani B. Assessing falls in the elderly: should we use simple screening tests or a comprehensive fall risk evaluation? *Eur J Phys Rehabil Med*. 2010;46(2): 249 - 259.

88. Donald IP, Pitt K, Armstrong E, Shuttleworth H. Preventing falls on an elderly care rehabilitation ward. *Clin Rehabil*. 2000;14(2): 178 - 185.

89. Petridou ET, Manti EG, Ntinapogias AG, Negri E, Szczerbinska K. What works better for community-dwelling older people at risk to fall? a meta-analysis of multifactorial versus physical exercise-alone interventions. *J Aging Health*. 2009;21(5): 713 - 729.

90. Sherrington C, Tiedemann A, Fairhall N, Close JC, Lord SR. Exercise to prevent falls in older adults: an updated meta-analysis and best practice recommendations. *N S W Public Health Bull*. 2011;22(3 - 4): 78 - 83.

91. Sherrington C, Whitney JC, Lord SR, Herbert RD, Cumming RG, Close JC. Effective exercise for the prevention of falls: a systematic review and meta-analysis. *J Am Geriatr Soc*. 2008;56(12): 2234 - 2243.

92. Silva RB, Eslick GD, Duque G. Exercise for falls and fracture prevention in long term care facilities: a systematic review and meta-analysis. *J Am Med Dir Assoc*. 2013;14(9): 685 - 689. e682.

93. Cameron ID, Murray GR, Gillespie LD, et al. Interventions for preventing falls in older people in nursing care facilities and hospitals. *Cochrane Database Syst Rev*. 2010;(1): CD005465.

94. Becker C, Kron M, Lindemann U, et al. Effectiveness of a multifaceted intervention on falls in nursing home residents. *J Am Geriatr Soc*. 2003;51(3): 306 - 313.

95. Schnelle JF, Kapur K, Alessi C, et al. Does an exercise and incontinence intervention save healthcare costs in a nursing home population? *J Am Geriatr Soc*. 2003;51(2): 161 - 168.

第4章

跌倒预防与干预

CHAPTER 4　Fall Prevention and Intervention

MOOYEON OH-PARK, MD · MICHELLE DIDESCH, MD

前言

　　跌倒在世界各地的老年人中非常普遍，并且是一个重要的问题。然而，跌倒并不是正常老化过程的一部分。相反，它反映了疾病、药物和环境危害的综合效应。老年人跌倒会导致额外发病率、丧失独立性、进入社会收容机构甚至死亡的严重后果。跌倒也会影响老年人的自尊和自信，影响他们的生活质量。据估计，2015 年美国因跌倒导致的直接损失约为 310 亿美元。文献表明，系统的跌倒风险评估、有针对性的干预、有计划的锻炼和环境调整可以显著减少老年人的跌倒。本章对跌倒的流行病学和危险因素进行概述，提出针对社区和机构中老年人跌倒预防和干预的实用指南。

跌倒定义

　　虽然跌倒在发生时很容易被识别出来，但术语"跌倒"对老年人和医务人员有着不同的含义。例如，大多数老年人通常将跌倒与身体失去平衡联系在一起，很少将它作为药物的不良反应。此外，老年人和医务人员都倾向于关注跌倒的后果，这可能导致忽略非外伤性跌倒，从而错过了早期干预的机会。

　　世界卫生组织将跌倒定义为非故意的摔倒在地上、地板上或其他较低水平面上的事件。Kallogg 国际老年人跌倒预防工作组在定义中加入了附加短语，排除以下原因：持续剧烈打击、意识丧失、突然出现瘫痪、脑卒中、癫痫发作。

　　滑倒和绊倒是老年人常用的术语，是跌倒的同义词。滑倒是"支撑腿的滑动"，绊倒是"摆动腿与外部物体或身体部位发生碰撞"。这些事件可能导致跌倒，但不等同于跌倒。

　　为了提高筛查高危人群和跌倒研究的有效性，必须明确跌倒的定义。表 4.1 列出了疾病和有关健康问题国际疾病分类标准（ICD-10）编码；诊断与编码的一致性也将有助于提高临床研究。

表 4.1 跌倒 ICD-10 编码	
跌倒史[a]	Z91.81
反复跌倒[b]	R29.6
跌倒原因	W00-W19[c]
在冰雪平面上跌倒	W00
在同一平面上滑倒、绊倒或摔倒	W01
被别人撞倒	W03
被别人运送时跌倒	W04

（续表）

从不动的轮椅、非机动踏板车和机动踏板车上跌落[d]	W05
从床上跌落	W06
从椅子上跌落	W07
从其他家具上跌落	W08
在/从游乐设备上跌落	W09
在/从楼梯、台阶、路边、斜坡、自动扶梯上跌落	W10
在/从梯子上跌落	W11
在/从脚手架上跌落	W12
从/出/穿过建筑物、阳台、桥梁、屋顶、地板、窗户上跌落	W13
从树上跌落	W14
从峭壁跌落	W15
潜水和跳水事故	W16
其他特殊原因包括掉进洞里、井里,淋浴时跌倒	W17－W18
不明确的跌倒	W19

注：[a]表示跌倒风险。

[b]仍在探究病因时可用于急性跌倒。

[c]初次遭遇、随后遭遇、后遗症、跌倒高度和二次伤害需进一步规范。

[d]从电动移动轮椅上坠落：V00.811；从电动移动踏板车上坠落：V00.831；从非电动踏板车上坠落：V00.141。

引自 the Centers for Medicare & Medicaid Services. 2018 ICD-10CM and GEMs. Available at：https://www. cms. gov/Medicare/Coding/ICD10/2018-ICD-10-CM-and-GEMs. html。

跌倒流行病学

跌倒率和风险

定义跌倒方法的多样性使医务人员在比较不同护理环境中的跌倒率或风险具有挑战性。跌倒率定义为"监测到的每单位时间每人次的跌倒总数（例如,每人每年跌倒次数）"。跌倒风险计算为给定时间内跌倒的人数。重要的是要认识到如何计算跌倒率和风险,以了解跌倒的流行病学和干预措施的有效性。

跌倒是老年人常见的问题。年龄大于 65 岁的老年人,大约 30％的人每年都会经历一次跌倒。75 岁以后,每年的跌倒率增加到 50％,受伤率和死亡率也增加。不幸的是,在首次跌倒后,一年内再次跌倒的风险是 66％。

尽管跌倒发生率很高,但老年人由于担心失去独立性,通常不愿向医务人员提起跌倒问题。在社区里,女性比男性更容易跌倒。这可能与骨骼矿物质密度和下肢力量等物理因素有关,但这一统计数据有偏差,因为女性主诉跌倒并寻求医疗照顾的可能性比男性高。尽管女性跌倒的发生率较高,但大多发生于男性和女性的跌倒都未被报道,对跌倒预防的讨论更少。跌倒发生率的研究受到回忆偏差的影响,这可能低估了这一问题的影响力。

不同环境下的跌倒风险和比率差异很大,长期护理机构中的跌倒发生率较高。据估计,居住在社区中的老年人每年的死亡率为 20％～40％（框 4.1）。长期护理机构中的这一比例至少是社区的 2 倍,严重并发症的发生率更高。据报道,在这些机构中,男性居

框 4.1

2014 年美国疾病控制和预防中心关于 65 岁以上非机构化成人跌倒的统计数据

- 跌倒是造成致命和非致命伤害的主要原因
- 近 30％的老年人在过去一年中跌倒
- 总的跌倒人数是 2 900 万
- 700 万人受伤,2 700 人死于跌倒
- 有 280 万患者在急诊室接受治疗
- 有 80 万住院患者
- 女性跌倒人数比男性多（分别为 30.3％和 26.5％）
- 女性的跌倒相关损伤比男性多（分别为 12.6％和 8.3％）

注：引自 Bergen G, Stevens MR, Burns ER. Falls and fall injuries among adults ＞65 years — United States, 2014. Morb Mortal Wkly Rep. 2016;65(37)：993－998。

民跌倒的频率更高,受伤的人数也比女性居民多。这一发现与社区成人居民之间的性别差异形成对比。长期护理机构中的大多数跌倒发生在病房或浴室,41%发生在转移期间,36%发生在行走期间。这些都是理论上可以预防的事件。

在护理机构环境中,较高的跌倒率是多因素的。生活在长期护理机构中的老年人比生活在社区中的健康老年人有更多的跌倒危险因素,如医疗并发症增多、睡眠困难和谵妄率高。考虑到跌倒的潜在严重并发症,应在长期护理机构中采取额外措施防止跌倒。

跌倒预后

幸运的是,大多数跌倒不会造成严重的身体伤害。然而,10%~25%的人会出现严重的损伤,随着年龄的增长,受伤和死亡的风险也会增加。跌倒仍然是老年人致命伤害的主要原因;然而,通常认为大多数继发于跌倒的死亡是可以预防的。跌倒也是老年人因外伤入院的最常见原因。跌倒后住院的主要原因包括创伤性脑损伤(traumatic brain injury,TBI)和髋、前臂、肱骨骨折等骨科损伤,虽然少数跌倒会导致严重的身体伤害,但即使是那些看似没有身体影响的跌倒也往往会产生严重的社会和心理后果。

骨折

尽管跌倒导致骨折的比例很低,但老年人骨折的绝对人数很高,为患者和医疗系统带来了沉重的负担。骨折的急性处理伴有严重的疼痛、活动障碍和功能障碍。急性治疗之后可能导致持续疼痛、功能下降、缺血性坏死、骨愈合延迟和骨关节炎等后遗症。

骨折类型取决于跌倒机制和强度。手腕骨折在65~75岁的人中更为常见,而髋部骨折在75岁后更为常见。这一统计可能是由不同年龄组的损伤机制不同造成的。当快速的保护性反射完整时,人们倾向于用上肢支撑缓冲跌倒冲击,容易导致上肢骨折。然而,保护性反射延迟会导致侧倾,容易发生髋部骨折。这些延迟的保护性反射可能继发于力量下降、平衡和协调受损以及认知改变。

股骨骨密度降低和跌倒增加也与髋部骨折的风险较高有关。一个假设是,害怕跌倒的老年人在跌倒时往往会肌肉僵硬,这会增加跌倒的不良影响。肌肉质量和力量的减少与平衡受损、软组织减少和骨密度降低有关。骨质疏松和脆性骨折在本书第3章中有详细的描述。虽然认为骨质疏松症等因素是导致跌倒后骨折的危险因素,但认为跌倒本身是一个更大的危险因素,因此,预防跌倒是降低骨折发生率关键的第一步。

不幸的是,这些骨科损伤导致显著的发病率和死亡率。1/3的腕部骨折患者6个月后将出现持续的功能下降。髋部骨折的后果可能比其他骨折更严重。据报道,髋部骨折后前6个月的死亡率高达20%。死亡风险与感染有关,如肺炎或败血症。因此,应采取额外的护理避免这些继发性并发症,包括早期活动和激励性肺活量测定等简单措施。1/4的患者在髋部骨折后接受长期护理,大多数患者无法恢复到先前的功能水平。需要注意的是,老年人在医院发生髋部骨折的预后比社区更差。跌倒后恢复到基线功能需要结合多种方法,包括改善社会心理健康、有效利用支持系统、保持医疗稳定和适当的疼痛控制。

创伤性脑损伤

根据美国疾病控制与预防中心(Centers for Disease Control and Prevention,CDC)于2013年监测的最新发病率和死亡率周报数据,跌倒是所有年龄组发生脑损伤的主要原因。在75岁(2 232.2/100 000)以上人群中,与TBI相关的急诊科就诊、住院和死亡率最高,其次是0~4岁(1 591.5/100 000)和

15～24 岁（1 080.7/100 000）。2007—2013 年,75 岁以上人群中与 TBI 相关的住院人数和比率增加了 27%,主要是由于跌倒次数增加。在老龄化人口中,这些发现支持与跌倒相关的 TBI 显著增加,导致住院和死亡。需要加强对这一问题的公共卫生关注。

常见的脑损伤疾病包括外伤性硬膜下出血、蛛网膜下腔出血和并发症。抗血小板和抗凝药物的使用、脑萎缩,以及与衰老相关的慢性脑血管疾病,导致了这一医学上的复杂情况。高龄会增加脑损伤后的死亡率和发病率。在澳大利亚的一项研究中,13% 因脑损伤住院的老年人最终导致死亡,与常见的硬膜下出血有关。一项使用国家创伤数据库成本和结果研究的队列研究表明,老年人（75～84 岁）住院死亡风险增加 32%,与同样严重程度损伤、合并症和性别的年轻患者相比,取消治疗的可能增加了 2.3 倍。即使是损伤较轻的老年患者,住院时间也比年轻患者长。此外,人们对神经功能恶化的担忧也越来越高,神经功能恶化的临床表现往往会延迟,而且与年轻患者相比,功能改善较慢,依赖性增加。一项研究表明,脑损伤后 1 年,50 岁以下的患者中 70%～75% 恢复良好,而 60 岁以上的只有 20% 的患者恢复良好。可以用来解释这些老年患者预后较差的因素包括对创伤性颅脑损伤老年患者护理不佳,并且缺少多系统治疗方案。老年脑损伤患者预后差、住院率较高的可能因素为老年脑损伤患者的护理强度较低,缺乏有组织的多系统方法。

脊髓损伤

交通事故仍是脊髓损伤的首要原因,跌倒是第二个主要原因,并且发生率正在上升,尤其是在年龄大于 60 岁的患者中。将 20 世纪 70 年代的数据与 2010—2014 年的数据进行比较时,65 岁以上人群脊髓损伤发病率从

3.1% 显著增加到 13.2%。事实上,跌倒是导致 50 岁以上老年人发生脊髓损伤的主要原因。跌倒后的老年人发生脊髓损伤往往会导致不完全性四肢瘫痪。最常见的损伤机制是颈椎过度伸展,这可能导致中央脊髓损伤综合征。在中央脊髓损伤综合征中,上肢比下肢受影响更大。导致的脊髓损伤通常与跌倒处于同一水平。与脑损伤患者一样,脊髓损伤的老年人比年轻患者住院时间更长,人数更多。

跌倒后综合征（"跌倒后焦虑症"）

跌倒后综合征是害怕再次跌倒而失去独立性的综合症状。这种综合征可能会导致进行身体活动时自我限制,从而导致持续的虚弱和无意中的跌倒风险增加。因害怕跌倒而导致的活动受限是导致残疾的独立预测因素。

使用改进的跌倒功效量表（modified fall efficacy scale,MFES）可以评估跌倒恐惧的存在和严重程度,该量表要求老年人在进行 14 项室内和室外日常活动时对自己的信心（0 为最低,10 为最高）进行评估。最后的得分是这些不同活动的平均信心得分（范围:0～10 分）。健康老年女性的 MFSE 平均得分（范围）为 9.8 分（9.2～10 分）。

跌倒风险因素

由于年龄、健康状况、活动能力和居住环境（即居住在社区或长期护理机构中）,老年人可能会因不同原因跌倒。老年人跌倒的危险因素通常是多因素的。在评估有跌倒风险的患者时,使用系统方法识别风险因素是很重要的（框 4.2）。在一项调查中,老年人认为平衡障碍、天气、注意力不集中、身体状况和地面危险是他们跌倒的主要危险因素。只有不到 3% 的老年人认为药物会使他们有跌倒的危险,而且药物宣教是有必要的。

框 4.2
老年人跌倒风险因素

女性(社区中)
跌倒史
视觉变化
听力减退
认知障碍
酒精/药物滥用
心血管疾病
  直立性低血压
  心律失常
  晕厥
  眩晕
  低射血分数
  冠状动脉功能不全/心肌梗死
  颈动脉狭窄
影响步态或平衡的神经损伤:
  脑卒中
  帕金森
  神经系统肿瘤
  脊髓灰质炎后综合征
  多发性硬化
  脊髓损伤
  神经病变
  神经根病变
  椎基底动脉供血不足(跌倒)
  前庭障碍(周围或中央)
  癫痫
骨骼肌系统
  肌肉衰减症
  骨关节炎
  足畸形

肾/泌尿生殖系统
  血容量减少
  尿失禁
内分泌系统
  低血糖
  低钠血症
  甲状腺功能减退
药物
  精神药物
    抗抑郁药(如 SSBIs、TCAs)
    抗精神病药
    镇静药、安眠药(苯二氮䓬类、睡眠药物)
    抗癫痫药
  抗高血压药
  抗心律不齐药
  止痛药
  多重用药
血液系统
  贫血
外部因素
  地毯
  灯光
  照明
  家具和扶手的稳定性
  台阶
  地面湿滑
  缺少自适应设备,如扶手、可调节马桶座
  鞋
SSRIs,选择性血清素再摄取抑制剂;TCAs,
三环抗抑郁药

居住在长期护理机构中的老年人跌倒的危险因素包括年龄、较高的护理需求、尿失禁、男性、跌倒史、反应迟缓和精神药物。老年人在医院的危险因素包括步态困难、躁动不安、尿失禁、既往跌倒和精神药物。对 1924 名老年人在康复机构中跌倒的系统性回顾确定了框 4.3 中总结的危险因素。

内在风险因素

首先,有一些内在因素使老年人面临更高的跌倒风险,包括步态、视力、听力、认知和

框 4.3
老年人在康复机构中跌倒的危险因素

- 地毯
- 眩晕
- 截肢
- 意识障碍
- 认知障碍
- 脑卒中
- 睡眠障碍
- 抗痉挛药
- 镇静剂
- 抗高血压药物
- 跌倒史
- 需要帮助转移
- 年龄在 71~80 岁

注:引自 Vieira ER, Freund-Heritage R, da Costa BR. Risk factors for geriatric patient falls in rehabilitation hospital settings: a systematic review. Clin Rehabil. 2011; 25(9): 788–799。

平衡的改变，这些都是衰老过程的一部分。如前所述，女性在社区中跌倒的频率更高，而男性在长期护理机构中的跌倒率更高。此外，跌倒史是反复跌倒的一个重要危险因素。

许多疾病增加了跌倒的风险。心血管系统不稳定性，如直立性低血压、心律失常和晕厥，可导致突发性跌倒。神经疾病包括脑卒中、周围神经病变、神经根病变和运动障碍等影响步态和平衡。内分泌和肾脏问题可导致低钠血症和低血糖症，这可能会急剧增加一个人的跌倒风险。肌肉骨骼疾病，包括骨关节炎和肌萎缩，可能影响步态和转移。

在过去的二十年里，认知在运动和跌倒中的作用越来越得到重视。认知和行走双重任务中的不良表现预示着更容易发生跌倒，而执行功能差则预示着社区老年人跌倒风险的增加。这些发现可能会对制订降低老年人跌倒风险的新干预措施产生影响。

外在风险因素

影响神经系统和肌肉的药物也会增加跌倒的风险。特别是多重用药和精神药物的使用与较高的跌倒率有关。它们会影响平衡和反应时间。即使是以前认为对老年人安全的抗抑郁药，如选择性血清素受体抑制剂，也会增加跌倒的风险。在临床实践中，其中一些药物可能是必要的；但是，建议用逐步滴定法仔细监测。最后，其他外在因素包括居家环境和鞋子。在评估跌倒风险时，应考虑照明、地毯、绳索和台阶。此外，合适的鞋子可以提高稳定性。

跌倒风险的筛选与评估

在 30%～40% 的病例中，老年人跌倒在很大程度上是可以预防的，包括医师、护士、治疗师和药剂师在内的医务人员可以通过与老年患者讨论跌倒并提供适当的干预措施来发挥重要作用。有效的跌倒预防措施有可能减少与跌倒有关的严重伤害、急诊科就诊、住院、养老院安置和功能下降。最有效的减少跌倒次数的措施从系统跌倒风险评估开始，该评估有助于进行有针对性的干预。医务人员应该意识到老年人，尤其是社区中的老年男性患者对跌倒主诉的主动性不足，应主动询问跌倒的情况。多因素跌倒风险评估主要推荐给在最初筛选过程中跌倒风险较高的老年人（框 4.4 和框 4.5）。考虑到跌倒的复杂性，可以在评估时开展跨学科合作，并指导干预。美国老年病学会、英国老年病学会与疾病和预防控制中心制定的防止老年事故、死亡和伤害（Stopping Elderly Accidents, Deaths, and Injuries, STADI）的建议总结如图 4.1。

框 4.4

65 岁以上社区居住成年人跌倒风险初步筛查的主要建议

- 所有老年人都应该被问及：
  - 过去一年是否跌倒
  - 行走或平衡方面是否有困难
  - 是否担心跌倒
- 多因素跌倒评估应针对以下人群进行：
  - 重复性跌倒
  - 跌倒需要医疗护理
- 步态或平衡障碍
  - 在标准化步态和平衡测试中表现不佳
- 步态和平衡评估应针对
  - 跌倒老年人
    只发生一次跌倒，步态和平衡评估没有主观或客观困难的老年人不需要进行多因素跌倒风险评估

框 4.5
高危人群多因素跌倒风险评估

- 关注病史
  - 跌倒频率
  - 跌倒损伤或其他后果
  - 跌倒环境
    - 从卧位或坐位突然改变位置时跌倒可能为直立性低血压
    - 步态不稳、平衡障碍、视力缺陷或环境危害导致的滑倒或绊倒
    - 无意识跌倒发作(椎基底动脉供血不足、膝关节不稳定、下肢无力)
    - 向侧面或上面看后跌倒可能有血管问题,比如颈动脉窦或动脉压迫
    - 突然失去意识,如癫痫或晕厥
- 与跌倒相关症状
  - 头晕(心血管问题,如直立性态低血压或心律失常、前庭病因、药物不良反应)
  - 心悸(心律失常)
- 药物回顾
  - 处方药和非处方药,包括补充剂
- 风险因素
  - 骨质疏松症、已知的心血管疾病、急性或慢性尿失禁等病史
- 体格检查
  - 步态、活动能力和平衡评估(表 4.2)
- 疾病控制中心停止老年人事故、死亡和伤害倡议的建议
  - 计时起立-行走测试
  - 坐位站起测试(可选)
  - 四级平衡试验(可选)
- 美国老年病学会/英国老年病学会的建议(以下任意一项)
  - TUG
  - Berg 平衡量表
  - 平衡和步态评估
- 下肢关节评估(活动度、不稳定、压痛、积液)
- 神经评估(认知测试、锥体外和小脑功能、肌肉力量、包括本体感觉在内的感觉、反射、周围神经评估)
- 心血管检查:检查直立性低血压,在评估杂音时检查心率和心律
- 视力
- 脚和鞋的检查和评估
- 功能性评估
  - 根据需要使用辅助设备评估步态和运动能力
  - 根据需要使用适应性设备评估日常生活活动能力
  - 自身对功能能力的感知
  - 害怕跌倒(FOF):FOF 的影响和评估,恐惧是适当的、有益的还是消极的,是否导致缺乏体力活动和生活质量差
- 环境评估
  - 家居安全(即地板上的地毯或电线)

注:引自 Panel on Prevention of Falls in Older Persons, American Geriatrics Society and British Geriatrics Society. Summary of the updated American Geriatrics Society/British Geriatrics Society clinical practice guideline for prevention of falls in older persons. J Am Geriatr Soc. 2011;59(1):148 – 157。

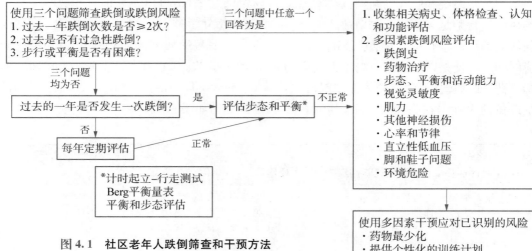

图 4.1　社区老年人跌倒筛查和干预方法

引自 Panel on Prevention of Falls in Older Persons, American Geriatrics Society and British Geriatrics Society. Summary of the updated American Geriatrics Society/British Geriatrics Society clinical practice guideline for prevention of falls in older persons. J Am Geriatr Soc. 2011;59(1):150

表 4.2
步行和平衡评估方法

评估方法	内容	平均值（范围）	高跌倒风险临界值
计时起立-行走测试	测量从扶手椅上站起来，走 3 米，转身，向后走，然后在椅子上再次坐下所需的时间（分数越高，说明平衡越差），完成时间：<5 分钟	7～11 分：老年男性 2～12 分：老年女性 居住在社区	>12 秒 检查 • 缓慢的试探性步伐 • 很少或没有手臂摆动 • 扶墙保持自身稳定 • 移动 • 整体转向 • 未正确使用辅助设备
30 秒坐站测试	测试腿部力量和耐力记录患者无须手臂支撑下在 30 秒内从椅子上站立的次数 完成时间：几分钟	低于右边的平均分表明有很高的跌倒风险	年龄　　　男性　　女性 60～64 岁　<14　<12 65～69 岁　<12　<11 70～74 岁　<12　<10 75～79 岁　<11　<10 80～84 岁　<10　<9 85～89 岁　<8　　<8 90～94 岁　<7　　<4
四级平衡测试	评估静态平衡 在不使用辅助设备的情况下，要求患者按照四个难度递增的位置站立 • 双脚并排站立 • 将一只脚的脚背放在另一只脚的大脚趾上 • 一只脚放在另一只脚前面，脚跟接触脚趾 • 单腿站立 完成时间：几分钟		如果一个老年人不能保持超过 10 秒的站姿，则有跌倒的危险
Berg 平衡量表	测试平衡 14 项，每项得分从 0 分到 4 分（总分 0～56 分），分数越高表示平衡越好 完成时间：15～20 分钟	50～55 分：居住在社区的老年人	<45～49 分表明有高跌倒风险
平衡和步态量表（POMA）	总分范围为 0～28 分，POMA 平衡子量表（12）和 POMA 步态子量表（16） 分数越高表示平衡越好 完成时间：15 分钟	25～27 分：65～79 岁	19～23 分表示中跌倒风险；<19 分表示高跌倒风险

干预措施

社区老年人

健康专业人员评估跌倒风险并直接实施干预措施，或确保这些干预措施由其他合格专业人员提供（框 4.6）。一旦确定了跌倒的原因或危险因素，就可以采取干预措施。例如，如果有直立性低血压，停止过度降低血压的药物治疗和确保适当的水合作用是治疗的重要方面。对于步态或平衡异常的老年人，在评估助行器、矫形器、步态和平衡训练的必要性之前或同时，对潜在的神经或肌肉骨骼病因进行研究是必不可少的。在步态和平衡评估过程中,康复专家可能会发现特定的损伤,包括因适应导致的近端下肢肌肉无力、关节疼痛或不稳定或下肢长度差异。物理疗法、鞋托或支具在许多情况下可以有效地解决可变因素。以下是多因素干预的常见组成部分。这些组成的部分可用于针对已识别的风险因素。

出于实际应用考虑,STEADI 倡议强调在一次患者访视期间完成两项干预措施:①筛查增加跌倒风险的药物(抗惊厥药、抗抑郁药、抗精神病药、苯二氮䓬类、阿片类、镇静剂、催眠药、抗胆碱药、抗组胺药、肌肉松弛剂、血压药物);②建议每天补充维生素 D(含/不含钙)。

框 4.6
有效干预措施组成

- 推荐,证据充分
  - 家庭环境的适应或改变
    - 由医疗专业人员提供评估和干预
    - 消除家庭危险(如松动的地毯或电线)
    - 足够的照明
    - 浴室改造(如扶手、升高的马桶座)
    - 安全栏杆
    - 可操作报警系统
    - 美国消费品安全委员会为老年消费者提供了一份安全家庭安全检查表,以了解更多详情
  - 精神类药物的停用或最小化(与其他药物的减少相比证据最充分)
  - 镇静催眠药和抗焦虑药
  - 抗精神病药和抗抑郁药
- 选择性血清素再摄取抑制剂与三环抗抑郁药一样影响跌倒风险
- 运动
  - 运动减少了 21%～40% 的跌倒率,平衡训练和每周至少运动 3 小时效果更佳
  - 运动类型:平衡、力量和步态训练相结合
  - 柔韧性和耐力训练不应是训练计划的唯一组成部分
  - 力量训练:可在家中进行防止老年人意外、死亡和受伤的椅上运动,重复 10～15 次
  - 平衡训练:单脚站立 10～15 次,每次 10 秒安全提示:旁边有固定的椅子或人可以扶,以防患者感到不稳。从脚跟到脚尖步行 20 步,后腿抬高 10～15 次,侧腿抬高 10～15 次,平衡(前后)步行
- 最有效的锻炼计划是实施＞12 周
- 小组和个人(家庭)运动对预防跌倒都是有效的
- 运动与其他干预措施相结合可能更有效
- 直立性低血压的处理
  - 夜间抬高床头,避免起床时出现直立现象
  - 穿弹力袜以减少下肢残余静脉血流量
  - 缓慢起床或站立前先坐在床边几分钟
  - 避免暴饮暴食或在炎热天气进行剧烈运动
  - 如果没有医学禁忌,通过增加食盐增加血容量
  - 如果以上措施无效且无药物禁忌,可以使用氟氢化可的松 0.1 mg/d 或 α-1 激动剂(米多君 2.5 mg/d,3 次)
- 如果需要白内障手术,应加快手术速度,以减少老年妇女跌倒的风险
- 心脏抑制性颈动脉窦过敏症伴双室心脏起搏的个体反复不明原因跌倒
- 维生素 D 缺乏者或有跌倒危险者应每天补充 800 单位维生素 D
- 中等证据,但没有支持或反对干预的建议
- 减少药物的总数量和剂量
- 视觉干预
  - 行走时应避免使用多焦镜片,尤其是尝试爬楼梯时
- 脚和鞋子问题的管理
  - 尝试穿鞋跟较低、表面接触面积较大的鞋子
- 适合个人认知水平和语言的宣教
  - 不应只提供单一宣教措施

减少跌倒恐惧的干预措施

平衡问题计划是一个 8 周的认知行为计划,它致力于减少对跌倒的恐惧和增加体力活动的策略。通过这个项目,参与者逐渐学会将跌倒和害怕跌倒概念化转变为可控制的实体。他们设定了可管理的活动目标,并进行锻炼以提高整体平衡和力量。此外,他们还学习调整外部环境以降低跌倒风险。平衡问题计划显著地提高了功能(即计时起立-行走、姿势稳定性评估),并降低跌倒的自然风险。

长期护理机构中的老年人

长期护理机构的跌倒发生率是社区的 3 倍,每人每年跌倒 1.5 次(范围: 0.2~3.6)。

- 这类人群被推荐干预的证据不如老年社区居民被推荐的证据充分。类似的多因素干预原则被认为可以减少跌倒。

- 考虑到老年虚弱患者受伤的风险,应谨慎实施锻炼计划。

- 补充维生素 D 能有效降低维生素 D 水平基线较低居民的跌倒率。

维生素 D 每天补充量大于 800 单位,应提供给经证实或怀疑缺乏维生素 D 的人和那些有更高跌倒风险的人。

- 据报道,髋关节保护垫可以减少 60% 的髋部骨折,尽管依从性可能是个问题。

医院和康复机构中的老年人

一项 2012 年的 Cochrane 系统评价显示,医院的多因素干预降低了 31% 的跌倒率(在给定时间内跌倒的次数)。跌倒的风险(在给定时间内跌倒的次数)也显示出下降的趋势,但无统计学显著差异。需要进一步的研究来证实多因素干预在急诊医院或康复机构中的有效性。

认知障碍老年人

对于老年痴呆症患者的跌倒预防技术,没有足够的证据提供建议。

实施跌倒预防计划作为公共卫生干预措施

尽管针对多个跌倒风险因素的干预措施可将跌倒率降低 40%,但根据临床实践指南,只有 8% 的医师实施了跌倒预防筛查。经常被提及的实施跌倒筛查的障碍包括实时筛查的时间限制、其他医疗问题的优先级更高、缺乏教育材料、成本和缺乏转诊来源。2011 年,俄勒冈和纽约的卫生部门和卫生系统合作伙伴利用疾病预防控制中心的资金在他们的初级保健实践中实施 STEADI。在实施 STEADI 之前,医务人员很少与老年急诊患者讨论跌倒问题。实施后,约 65% 和 50% 的成年患者分别在纽约和俄勒冈州接受筛查和评估跌倒风险。

为了克服实施跌倒预防计划的障碍,美国联邦医疗保险和医疗补助服务中心(Centers for Medicare & Medicaid Services)向医疗服务提供者提供奖励,鼓励他们组织跌倒预防活动,并通过基于成绩的奖励计划中的医师质量报告系统,将跌倒预防质量措施联系起来(框 4.7)。

框 4.7
美国医疗保险和医疗补助服务中心鼓励医师实施防跌倒计划

- 欢迎光临联邦医疗保险预防门诊:在联邦医疗保险登记后一年内进行一次初次检查。覆盖跌倒筛查、安全性和功能评估
- 每年健康访问:预防保健服务,包括跌倒预防
- 医师质量报告体系中关于跌倒的两项质量措施
- 跌倒风险评估
- 跌倒护理计划

预防跌倒的成本效益

对于预防髋部骨折,停止精神药物治疗和参与集体太极课程是成本最低、最有效的单一干预措施。家居环境的改造提供了良好的跌倒预防价值。使用现有的老龄化服务基础设施,在州一级,已提倡使用现有的老龄化服务基础设施来防止跌倒。自 2005 年以来,宾夕法尼亚州老龄化部提供了一个名为"老年人健康步骤"的跌倒预防计划;迄今为止,已有 40 000 名老年人接受了跌倒风险筛查。在对风险因素进行调整后,该项目的跌倒率降低了 17%,与对照组相比,每个项目参与者的预计住院和急诊护理费用节省 840 美元。

预防跌倒的技术应用和新干预措施

顺应式地板是一种很好的防止跌倒损伤

的策略。最近的一项研究表明,顺应式地板可以减少跌倒冲击力,但对站立和行走平衡的影响最小。前期研究结果表明,顺应式地板可能是一种成本效益高的策略;但是它可能会导致对医务人员的体能需求增加(即护士推药车所需的力量增加)。

在医院和长期护理机构中已经使用床栏杆或约束装置来防止跌倒,尤其是在患有认知障碍的老年患者中。然而,资料显示床栏杆或约束装置在防止跌倒方面无效,甚至对老年患者有害。防跌倒传感系统(床出口警报)已经开发出来,以提醒患者、护理人员和医疗专业人员,患者将在无人协助的情况下离开床。然而,高错误报警率可能是一种负担。有关防跌倒技术的详细信息,请参阅第16章,即老年人群辅助技术。

使用电子游戏进行运动干预也可用于预防跌倒。基于运动的电子游戏旨在通过娱乐、社会互动和成绩反馈来提高运动干预的依从性。年龄较大的人更容易采取错误的步骤,例如,错误的方向,启动步行速度较慢,并且在执行其他任务时步行易分心。舞蹈革命是一种运动游戏,需要平衡、协调和注意力,以不同的速度在各个方向上重复踏步。2~3次15~20分钟的运动游戏,持续8周,干预结果表明社区老年人的反应时间和身体功能有所改善。

传统上,改善老年人行动能力和减少跌倒的干预措施主要集中在身体方面。目前,研究人员正在研究认知训练是否可以作为补充性干预措施来改善老年人的活动能力,并取得了很好的初步结果。考虑到对体育锻炼计划的依从性较低,认知干预可能是对传统方法有吸引力的替代或补充干预。

小结

跌倒是非常普遍的,而且随着全球人口老龄化,跌倒率预计会增加。跌倒的后果包括严重伤害或死亡,另外,跌倒也会导致信心丧失、独立性下降和老年人生活质量下降。应在所有初级和康复环境中定期采用公共指南对跌倒风险进行系统筛查,作为有效预防跌倒的第一步。对高危人群实施多因素跌倒干预,重点是药物调节、抗阻和平衡训练、维生素D摄入和环境改善。多学科、患者和家庭之间关于其角色的沟通对于成功的跌倒预防和干预计划至关重要。

参考文献

1. Bergen G, Stevens MR, Burns ER. Falls, fall injuries among adults aged >/= 65 years — United States, 2014. *Morb Mortal Wkly Rep*. 2016;65(37): 993 - 998.
2. Gibson MJ, Andres RO, Isaacs B, Radebaugh T. The prevention of falls in later life. A report of the Kellogg International Work Group on the prevention of falls by the elderly. *Dan Med Bull*. 1987;34(suppl 4): 1 - 24.
3. https://www. cdc. gov/homeandrecreationalsafety/falls/adultfalls. html.
4. Burns ER, Stevens JA, Lee R. The direct costs of fatal and non-fatal falls among older adults — United States. *J Saf Res*. 2016;58: 99 - 103.
5. Zecevic AA, Salmoni AW, Speechley M, Vandervoort AA. Defining a fall and reasons for falling: comparisons among the views of seniors, health care providers, and the research literature. *Gerontologist*. 2006;46(3): 367 - 376.
6. *World Health Organization Fact Sheet*. http://www. who. int/mediacentre/factsheets/fs344/en/.
7. Cameron ID, Gillespie LD, Robertson MC, et al. Interventions for preventing falls in older people in care facilities and hospitals. *Cochrane Database Syst Rev*. 2012;12: CD005465.
8. Organization WH. *WHO Global Report on Falls Prevention in Older Age*. Geneva: World Health Organization; 2008.
9. Vieira ER, Palmer RC, Chaves PH. Prevention of falls in older people living in the community. *BMJ (Clin Res Ed)*. 2016;353: i1419.
10. Rubenstein LZ. Falls in older people: epidemiology, risk factors and strategies for prevention. *Age Ageing*. 2006;35(suppl 2): ii37 - ii41.
11. Finlayson ML, Peterson EW. Falls, aging, and disability. *Phys Med Rehabil Clin North Am*. 2010;21(2): 357 - 373.

12. Stevens JA, Ballesteros MF, Mack KA, Rudd RA, DeCaro E, Adler G. Gender differences in seeking care for falls in the aged Medicare population. *Am J Prev Med*. 2012;43(1): 59 – 62.

13. Peel NM. Epidemiology of falls in older age. *Can J Aging*. 2011;30(1): 7 – 19.

14. Marks R, Allegrante JP, Ronald MacKenzie C, Lane JM. Hip fractures among the elderly: causes, consequences and control. *Ageing Res Rev*. 2003;2(1): 57 – 93.

15. Cummings-Vaughn LA, Gammack JK. Falls, osteoporosis, and hip fractures. *Med Clin North Am*. 2011;95(3): 495 – 506.

16. Vergara I, Vrotsou K, Orive M, et al. Wrist fractures and their impact in daily living functionality on elderly people: a prospective cohort study. *BMC Geriatr*. 2016;16: 11.

17. Taylor CA, Bell JM, Breiding J. Traumatic brain injury-related emergency department visits, hospitalizations, and deaths-United States, 2007 and 2013. *Morb Mortal Wkly Rep Surveill Summ*. 2017;66(9): 1 – 16. Centers for Disease Control and Prevention https://www.cdc.gov/mmwr/volumes/66/ss/ss6609a1. htm? s_cid = ss6609a1_w.

18. Harvey LA, Close JC. Traumatic brain injury in older adults: characteristics, causes and consequences. *Injury*. 2012;43(11): 1821 – 1826.

19. Thompson HJ, Rivara FP, Jurkovich GJ, Wang J, Nathens AB, MacKenzie EJ. Evaluation of the effect of intensity of care on mortality after traumatic brain injury. *Crit Care Med*. 2008;36(1): 282 – 290.

20. Thompson HJ, McCormick WC, Kagan SH. Traumatic brain injury in older adults: epidemiology, outcomes, and future implications. *J Am Geriatr Soc*. 2006;54 (10): 1590 – 1595.

21. Rothweiler B, Temkin NR, Dikmen SS. Aging effect on psychosocial outcome in traumatic brain injury. *Arch Phys Med Rehabil*. 1998;79(8): 881 – 887.

22. Testa JA, Malec JF, Moessner AM, Brown AW. Outcome after traumatic brain injury: effects of aging on recovery. *Arch Phys Med Rehabil*. 2005;86(9): 1815 – 1823.

23. Chen Y, He Y, DeVivo MJ. Changing demographics and injury profile of new traumatic spinal cord injuries in the United States, 1972 – 2014. *Arch Phys Med Rehabil*. 2016;97(10): 1610 – 1619.

24. DeVivo MJ, Chen Y. Trends in new injuries, prevalent cases, and aging with spinal cord injury. *Arch Phys Med Rehabil*. 2011;92(3): 332 – 338.

25. Weingarden SI, Graham PM. Falls resulting in spinal cord injury: patterns and outcomes in an older population. *Paraplegia*. 1989;27(6): 423 – 427.

26. Chen Y, Tang Y, Allen V, DeVivo MJ. Fall-induced spinal cord injury: external causes and implications for prevention. *J Spinal Cord Med*. 2016;39(1): 24 – 31.

27. Stevenson CM, Dargan DP, Warnock J, et al. Traumatic central cord syndrome: neurological and functional outcome at 3 years. *Spinal Cord*. 2016;54 (11): 1010 – 1015.

28. Deshpande N, Metter EJ, Lauretani F, Bandinelli S, Guralnik J, Ferrucci L. Activity restriction induced by fear of falling and objective and subjective measures of physical function: a prospective cohort study. *J Am Geriatr Soc*. 2008;56(4): 615 – 620.

29. Hill KD, Schwarz JA, Kalogeropoulos AJ, Gibson SJ. Fear of falling revisited. *Arch Phys Med Rehabil*. 1996;77(10): 1025 – 1029.

30. Hill K, Schwarz J, Flicker L, Carroll S. Falls among healthy, community-dwelling, older women: a prospective study of frequency, circumstances, consequences and prediction accuracy. *Aust N Z J Public Health*. 1999; 23(1): 41 – 48.

31. Vieira ER, Freund-Heritage R, da Costa BR. Risk factors for geriatric patient falls in rehabilitation hospital settings: a systematic review. *Clin Rehabil*. 2011;25(9): 788 – 799.

32. Kwan E, Straus SE. Assessment and management of falls in older people. *Can Med Assoc J*. 2014; 186 (16): E610 – E621.

33. Beegan L, Messinger-Rapport BJ. Stand by me! Reducing the risk of injurious falls in older adults. *Clevel Clin J Med*. 2015;82(5): 301 – 307.

34. Verghese J, Buschke H, Viola L, et al. Validity of divided attention tasks in predicting falls in older individuals: a preliminary study. *J Am Geriatr Soc*. 2002;50(9): 1572 – 1576.

35. Holtzer R, Friedman R, Lipton RB, Katz M, Xue X, Verghese J. The relationship between specific cognitive functions and falls in aging. *Neuropsychology*. 2007;21(5): 540 – 548.

36. Park H, Satoh H, Miki A, Urushihara H, Sawada Y. Medications associated with falls in older people: systematic review of publications from a recent 5-year period. *Eur J Clin Pharmacol*. 2015;71(12): 1429 – 1440.

37. Panel on Prevention of Falls in Older Persons AGS, British Geriatrics S. Summary of the updated American Geriatrics Society/British Geriatrics Society clinical practice guideline for prevention of falls in older persons. *J Am Geriatr Soc*. 2011;59(1): 148 – 157.

38. Allain H, Bentue-Ferrer D, Polard E, Akwa Y, Patat A. Postural instability and consequent falls and hip fractures associated with use of hypnotics in the elderly: a comparative review. *Drugs Aging*. 2005;22 (9): 749 – 765.

39. Gillespie LD, Robertson MC, Gillespie WJ, et al. Interventions for preventing falls in older people living in the community. *Cochrane Database Syst Rev*. 2012;(9): CD007146.

40. https://www.cdc.gov/steadi/pdf/TUG_Test-a.pdf.

41. Barry E, Galvin R, Keogh C, Horgan F, Fahey T. Is the timed up and go test a useful predictor of risk of falls in community dwelling older adults: a systematic review and meta-analysis. *BMC Geriatr*. 2014; 14: 14.

42. https://www.cdc.gov/steadi/pdf/30_Second_Chair_Stand_Test-a.pdf.

43. *Consumer Product Safety Commission Safety for Older Consumers Home Safety Checklist*. https://www.cpsc.gov/s3fs-public/701.pdf.

44. Stevens JA, Phelan EA. Development of STEADI: a fall prevention resource for health care providers. *Health Promot Pract*. 2013;14(5): 706 – 714.

45. *STEADI Older Adult Fall Prevention*. https://www.cdc.gov/steadi/.

46. Sherrington C, Michaleff ZA, Fairhall N, et al. Exercise to prevent falls in older adults: an updated systematic review and meta-analysis. *Br J Sports Med*. 2017;51(24): 1750 – 1758.

47. National Council on Aging. *Program Summary: A Matter of Balance*. https://www.ncoa.org/resources/program-summary-a-matter-of-balance/.

48. Chen TY, Edwards JD, Janke MC. The effects of the A matter of balance program on falls and physical risk of falls, Tampa, Florida, 2013. *Prev Chronic Dis*. 2015;12: E157.

49. Kannus P, Parkkari J, Niemi S, et al. Prevention of hip fracture in elderly people with use of a hip protector. *N Engl J Med*. 2000;343(21): 1506 – 1513.

50. Jones TS, Ghosh TS, Horn K, Smith J, Vogt RL. Primary care physicians perceptions and practices regarding fall prevention in adult's 65 years and over. *Accid Anal Prev*. 2011;43(5): 1605 – 1609.

51. *Welcome to Medicare Preventive Visit*. https://www.medicareinteractive.org/get-answers/medicare-covered-services/preventive-care-services/welcome-to-medicare-preventive-visit.

52. Frick KD, Kung JY, Parrish JM, Narrett MJ. Evaluating the cost-effectiveness of fall prevention programs that reduce fall-related hip fractures in older adults. *J Am Geriatr Soc*. 2010;58(1): 136 – 141.

53. Albert SM, Raviotta J, Lin CJ, Edelstein O, Smith KJ. Cost-effectiveness of a statewide falls prevention program in Pennsylvania: healthy steps for older adults. *Am J Manag Care*. 2016;22(10): 638 – 644.

54. Albert SM, King J, Boudreau R, Prasad T, Lin CJ, Newman AB. Primary prevention of falls: effectiveness of a statewide program. *Am J Public Health*. 2014; 104(5): e77 – e84.

55. Lachance CC, Jurkowski MP, Dymarz AC, et al. Compliant flooring to prevent fall-related injuries in older adults: a scoping review of biomechanical efficacy, clinical effectiveness, cost-effectiveness, and workplace safety. *PLoS One*. 2017; 12 (2): e0171652.

56. Schoene D, Lord SR, Delbaere K, Severino C, Davies TA, Smith ST. A randomized controlled pilot study of homebased step training in older people using videogame technology. *PLoS One*. 2013;8(3): e57734.

57. Verghese J, Mahoney J, Ambrose AF, Wang C, Holtzer R. Effect of cognitive remediation on gait in sedentary seniors. *J Gerontol A Biol Sci Med Sci*. 2010;65(12): 1338 – 1343.

58. Verghese J, Ayers E, Mahoney JR, Ambrose A, Wang C, Holtzer R. Cognitive remediation to enhance mobility in older adults: the CREM study. *Neurodegener Dis Manag*. 2016;6(6): 457 – 466.

第 5 章

影响老年人活动的中枢神经系统紊乱

CHAPTER 5　Central Nervous System Disorders Affecting Mobility in Older Adults

CAROL LI, MD · BLESSEN C. EAPEN, MD · CARLOS A. JARAMILLO, MD, PHD · DAVID X. CIFU, MD

衰老与中枢神经系统

与正常年龄有关的中枢神经系统（central nervous system，CNS）的变化的讨论可以从解剖学、生理学或功能的角度出发。从解剖学上而言，脑容量减少，脑室扩张，沟回变宽，脑回的收缩，以及细胞数量、大小、结构和白质髓鞘化程度的减少。随着时间的推移，它会不同程度影响神经传递和神经系统传递效率，包括选择性地影响大脑的某些区域。更具体地说，脑干已被证明保留完整的神经元，而黑质和蓝斑的神经元损失已被确定与年龄有关。人体的感觉神经和运动神经的传导速度在 50 岁之后每 10 年下降 $1\sim2\,m/s$，同时，中央和外周神经系统中髓鞘也会丢失。从功能上讲，核心力量下降和髋关节屈肌紧张会影响整体姿势和有效行走的能力。与年龄有关的听觉和视觉系统的变化可能会导致准确解释信号的失真，从而导致中枢神经系统输入不准确，平衡受损，跌倒的风险更高。

目前的研究表明，中枢神经系统的生理和结构异常水平通常与衰老过程中观察到的功能损害量并不直接成正比。事实上，尽管已知中枢神经系统会随着年龄的增长而发生变化，但有些人可能活得很好，即使到了老年也不会丧失许多功能，而另一些人则可能不

会。已有研究表明，中枢神经系统的神经可塑性是产生这种功能变异的主要驱动力之一，这就支持了衰老不是一个同质过程的观点。一个健康的老年人的适当反应和功能需要在感觉和运动输入方面达到平衡，智能地或自动地在运动水平上处理输入并能够在周围环境中选择正确的运动反应。在与老年人相关的一些次要因素如长期接触毒素、营养状况欠佳、神经疾病的负担等的改变下，上述过程将会受到影响。与已知的与中枢神经系统年龄相关的正常变化相比，可能会产生累积性变化，导致更大的功能缺陷。因此，老年康复同康复医学一样，重要的是要认识到解剖学和生理学对功能和残疾的转换不是直接的，需要一个全面的方法来理解和解决与衰老和中枢神经系统的复杂性质有关的功能问题。

视觉和听觉的变化

视力下降和眼病的发作主要在 60 岁以后。眼睛的病理和正常老化都是由眼睛组织的变化引起的。由晶状体和睫状体之间的连接发生变化而导致的调节能力和灵活性的丧失，也被称为老花眼，往往是视觉系统老化的第一个迹象。视网膜老化和黄斑变性导致的中央视力丧失，视神经损伤导致的视野丧失和青光眼，晶状体变性导致的白内障以及整

体视力下降导致的夜视不良。老年人群中常见的其他合并症,如糖尿病和高血压,也会影响眼部健康,并进一步加重视力缺陷。

听力丧失在老年人群中也很常见,与年龄在45～54岁的成年人相比,55～64岁的成年人听力丧失的致残率,无论是外周因素还是中枢因素导致的,都可以翻4倍。内耳由半规管、前庭和耳蜗这三个主要结构组成,在维持平衡和均衡中发挥着重要作用。一般来说,所有结构都可能受到年龄的不利影响。头晕是一种常见的症状,影响约1/4的美国老年人口。外周前庭功能障碍是老年人头晕和失衡的最常见原因之一,它会增加跌倒和跌倒后受伤的风险。与眼部健康相似,代谢、血管和肾脏系统异常、营养不良、炎症、感染、药物治疗和头部外伤也会影响听觉系统。

充分认识随着年龄增长而出现的视觉和听觉系统的变化,可以帮助修改和选择最适当的治疗干预措施,并对这一改变,就社会心理方面给予充分的理解。例如,即使听力损失不会直接导致运动障碍,但如果涉及第八脑神经,前庭神经系统也会受到影响,导致眩晕,从而导致步态失衡,增加跌倒的风险。此外,当视觉和听觉的处理过程发生改变并与认知缺陷相结合时,可能会损害这些系统作为运动和程序学习模式的效用。从社会心理学的角度来看,听力丧失不仅影响个人的功能,而且还影响与家庭成员的沟通,从而有可能使他们与社会、职业机会和人际关系隔绝,而进一步降低生活质量。

感觉与运动的变化

在一些啮齿动物中已发现与年龄有关的背柱核变性,这可能解释了老年人在轻触觉、振动和本体感觉方面的受损倾向。神经纤维脱髓鞘或轴突丢失可导致全身性周围神经病变(peripheral neuropathy,PN),其总体患病率为1％,但在老年人中患病率增加到7％。高龄PN患者跌倒的风险更大,在不稳定的环境中更是如此。有其他共病伴PN的患者的基线功能较无PN的患者差。关于周围神经系统紊乱的细节在第6章中进行了描述。

众所周知,在衰老过程中会有运动单位和肌纤维的损失,会导致整体肌肉质量下降和单位面积上力量的损失,这导致肌肉力量的显著下降,但不是完全不可逆转的,因为已证明即使对于老年人,抗阻训练可以提高力量和功能。第3章进一步讨论了肌肉衰减症的发病过程和具体情况。除了导致活动受限的神经肌肉改变,中央处理外部刺激的能力下降也可能影响运动计划和表现。运动系统功能涉及额叶、基底神经节、小脑、脑干和脊髓等运动前区与运动区之间复杂的相互作用。神经可塑性的丧失也可能是老年中枢神经系统适应、学习、协调和改进运动控制能力的一个重要因素。研究表明,额叶脑区的募集减少以及皮质脊髓兴奋性的调节受损,这可能导致反应时间延长、延迟产生、预期和准备运动反应。

认知、记忆和行为的改变

个体之间的认知能力是高度可变的,而老年人之间的这种变异性会增加。一般来说,尽管个体之间存在显著差异,但所谓的"流动智力"(fluid intelligence),包括解决问题、执行功能、多任务处理、抽象推理和情景记忆,会随着年龄增长而衰退,而包括程序记忆和语义记忆在内的"固定智力"(crystallized intelligence)则保持稳定。也有文献表明,肾上腺素能功能的降低和兴奋性神经递质的恶化会导致与年龄相关的工作记忆下降,而认知能力较慢和注意力受损则与缺氧有关。尽管随着年龄的增长记忆力会下降,致残的智力下降不是不可避免的,且不是预期的结果,而被认为是重要的病理学。痴呆症和抑郁症在老年人群中也很常见；然而，它们并不是正常老化过程的一部分。虽然用于正式认知评估的神经心理学和客观指标通常比较复杂，但主要的挑战是认知功能在老年人群中和多种疾病并存情况下能否恢复或中枢神经系统损伤后能否恢复。

药物代谢的变化

与年龄相关的药代动力学和药效学的变化可导致老年人出现更频繁和严重的不良反应。关于这个主题的进一步细节将在本书的第 9 章中描述。主要的变化包括：①脂肪组织的增加，②体内总水量减少，③肝肾清除率降低，这些均可延长药物的生物半衰期，增加血清浓度。此外，对几种药物的敏感性也有所增加，包括精神药物、抗凝血剂和心血管药物。对这种药物敏感性的增加，如神经抑制剂和其他中枢神经系统改变药物，可以进一步增加老年人跌倒和（或）谵妄的风险。

老年人群神经功能紊乱的流行病学

根据美国人口参考局的最新数据，2014 年老年人口为 4 620 万，占美国人口的 14.5%，预计到 2060 年老年人口将增加 1 倍以上。神经紊乱，包括神经精神疾病、脑血管疾病和感染性疾病，占全球疾病负担的 6.3%，预计到 2030 年将翻一番，这反映出需要对老年人的神经系统疾病加强重视。

影响老年人群的中枢神经系统紊乱

脑血管疾病（脑卒中）

根据美国疾病控制与预防中心的数据，在美国每 40 秒就有 1 人脑卒中，每 4 分钟就有 1 人死于脑卒中。与肌肉骨骼疾病一样，脑卒中是引起严重的长期残疾的主要原因并且在超过 65 岁的幸存者中一半以上的人的行动能力降低。老年人和年轻人的危险因素相似，包括高血压、高脂血症、糖尿病、心脏病、脑卒中家族史以及以前的脑卒中或短暂性缺血发作（transient ischemic attack，TIA）。老年患者的功能结果和预后较差，这是由老年患者同时患有多种疾病和身体虚弱所致。高龄（85 岁及以上）且有复发性脑卒中病史的患者，其 2 年生存率亦低于有一次脑卒中病史的女性及较年轻的男性（年龄在 65～69 岁）。然而，获得先进的医疗护理和住院康复治疗已被证明与 85 岁以上脑卒中患者显著的功能改善和更高的社区回报有关。

大多数脑卒中是缺血性的，抗凝治疗可用于心脏栓塞、TIA、心房颤动或血栓形成前状态。尽管老年人跌倒风险高，害怕增加出血风险，需要临床医师权衡抗血栓治疗的风险和益处，但美国胸科医师学会指南建议开始口服抗凝药仍然是强有力的证据，特别是考虑到随着年龄的增长血栓和脑卒中的风险增加。脑卒中风险分层可以通过 CHADS$_2$ 等评分系统［充血性心力衰竭、高血压、年龄＞75 岁、糖尿病、脑卒中（体重加倍）］对房颤患者进行评估。在评估抗凝治疗的风险时，考虑出血和颅内出血（intracranial hemorrhage，ICH）的其他危险因素也很重要，如高血压、抗凝强度、既往脑缺血和高龄等。急性静脉血栓栓塞（venous thromboembolism，VTE）的标准 3 个月抗凝治疗与每年大出血（定义为需要输血或住院治疗、脑卒中、心肌梗死或死亡的出血发作）增加 2%～3% 相关，而 65 岁以上人群的这一比例几乎翻了一番。然而，在其他研究中，与低跌倒风险组相比，正在接受抗凝治疗的老年跌倒高危患者 VTE 出血的风险并没有增加，但增加了非主要出血的风险。比较阿司匹林和华法林使用情况的研究显示，老年患者 ICH 的风险相当，警惕地改变其他 ICH 危险因素可以提高老年人抗凝血药物（如华法林）的安全性。除了要意识到这些风险,不应该劝阻服用抗凝药物的老年患者进行体育活动,研究表明,与低运动量的人群相比,中等甚至高强度的体育锻炼可以降低大出血的风险。

脑卒中的临床表现因病变部位而异。Brunnstrom、Sawner 和 Lavigne 等对卒中后运动恢复的各个阶段都进行了很好的描述并能促进适当的治疗干预。已有关于卒中康复方法的临床实践指南,然而,在考虑老年人的脑卒中康复时,必须考虑神经系统功能缺损的严重程度、其他可能会影响整体的耐力和治疗参与性的医疗并发症,并且应根据认知障碍背景下的学习潜力来制订康复的强度,开发一个全面的和定制的治疗项目。

神经退行性疾病
痴呆症

痴呆症,也被称为主要的神经认知障碍,被定义为一种不可逆转的整体性衰退的非器质性疾病,这干扰了至少一个或多个认知功能的功能独立性:①学习和记忆;②语言;③执行功能;④复杂注意力;⑤感知运动;⑥社会认知。世界卫生组织 2012 年文件报道显示全世界范围内有 3 560 万的痴呆症患者,预计到 2030 年这个数字将翻一番。阿尔茨海默病是老年人最常见的痴呆类型,占痴呆病例的 65%。轻度认知障碍(mild cognitive impairment,MCI),与不影响日常功能的正常老化的认知功能异常下降有关,这种轻度认知障碍是发展为痴呆的危险因素,尽管并非在所有情况下。有几种评估工具可用于评估痴呆和 MCI(表 5.1)。这些评估工具的价值可能因人口年龄和生活环境的不同(社区、养老院)而异,并且可能需要不同的评分标准来准确诊断认知障碍。关于痴呆症的更多细节将在本书的第 13 章中进行描述。

表 5.1
痴呆和轻度认知障碍的评估工具

评价工具	描述	敏感性,特异性
简易精神状况检查	测量记忆、注意力和计算、语言和视觉构建等方面的认知功能。23～24 分或以下为异常	55%～78% 的敏感性;100% 的特异性用于轻度痴呆的检测(MMSE＞26);检测 MCI 的灵敏度为 18%
全科医师认知评估	评估随时间变化的 9 个认知问题和 6 个提供线索的问题	在初级保健环境中,与 MMSE 相比,对痴呆筛查具有较强的敏感性和特异性,敏感性为 81%～98%,特异性为 72%～95%
蒙特利尔认知评估量表	用 30 分制对注意力/专注度、执行功能、概念思维、记忆、语言、计算和定位进行评估。得分低于 25 分是不正常的	在 MMSE 评分正常的情况下,对 MCI 具有敏感性和特异性;对 MCI 有 90% 的敏感性;对轻度 AD 100% 敏感;MCI 和轻度 AD 的特异性均为 87%
记忆障碍筛查	四条目量表,不包括视觉空间和执行功能评估	记忆障碍的构想效度高,对 AD 等痴呆症具有良好的敏感性和特异性,具有积极的预测值;AD 的敏感性为 42.9%,特异性为 98%

注:MMSE,简易精神状况检查;MCI,轻度认知障碍;AD,阿尔茨海默病。
引自 Sheehan B. Assessment scales in dementia. Ther Adv Neurol Disord. 2012;5(6):349-358 and Ismail Z, Rajji TK, Shulman KI. Brief cognitive screening instruments: an update. Int J Geriatr Psychiatry. 2010;25(2):111-120.

帕金森病

帕金森病(Parkinson disease，PD)是一种累及黑质和蓝斑多巴胺能神经元的进行性神经退行性疾病。帕金森病对 60 岁以上人群的影响为 1‰。诊断依据临床标准，病因目前尚不清楚。帕金森特征通常与药物有关(表 5.2)，但它们也与创伤相关的退化问题(即慢性创伤性脑病)、环境毒素(锰、一氧化碳)、基底神经节的结构性病变、神经退行性疾病(如路易体痴呆)、进行性核上性麻痹、多系统萎缩、皮质基底神经节变性或脑铁积聚有关。

表 5.2
帕金森病相关药物

药物		提 示
典型抗精神病药	吩噻嗪 氯丙嗪 甲哌氯丙嗪 奋乃静 氟奋乃静 异丙嗪 氟哌啶醇 匹莫齐特 舒必利	• 锥体外系症状最常见的原因 • 经常在开始用药后几天到几周内引起症状
非典型抗精神病药物	利培酮 奥氮平 齐拉西酮 阿立哌唑	• 与典型的抗精神病药物相比，EPS 的发生和帕金森病加重的风险较低 • 选择性 S2A 活性高于多巴胺受体 • 利培酮对 S2A 的致盲性高，但与 D_2 受体的解离速度快，呈剂量依赖性 • 非典型抗精神病药物氯氮平、喹硫平药物引起的帕金森病的风险最低
多巴胺拮抗剂	利血平 丁苯那嗪	
止吐药	甲氧氯普胺(胃复安) 左舒必利 氯波必利	• 阻断肠道外周 D_2 受体、肠后区和中枢 D_2 受体 • 左舒必利比其他 EPS 具有更多的帕金森病特征 • 甲氧氯普胺常与迟发性运动障碍有关
钙通道阻滞剂	氟桂利嗪 桂利嗪	• 诱发帕金森病的确切机制尚不清楚 • 可能作用于中枢 D_2 受体直接减少多巴胺的神经传递
抗癫痫药	丙戊酸	• 5% 的长期使用患者有帕金森病特征 • 可能与氧化应激和线粒体功能障碍有关
其他：情绪稳定剂，抗抑郁药	锂 西酞普兰 舍曲林 帕罗西汀	• 帕金森病的罕见原因 • 锂可通过抑制乙酰胆碱酯酶而降低纹状体中的多巴胺,增加胆碱能活性

注：EPS,锥体外系症状；S2A,5-羟色胺-2A；D_2,多巴胺。
引自 Shin HW, Chung SJ. Drug-induced Parkinsonism. J Clin Neurol. 2012;8(1):16。

典型的运动症状包括静止时震颤、强直和运动迟缓,这些症状通常在发展到身体的另一侧之前以单侧的形式出现。强直和运动迟缓可使 PD 患者,即使在体检中没有发现虚弱,也能感觉到虚弱。PD 的其他症状还包括手臂摆动减少、肢体快速运动受损、写字过小、声音减弱、面具脸以及自发手势减少。随着病情的进展,严重的共济失调、疼痛、冻结、跌倒和姿势不稳等症状变得更加明显,使 PD 与其他病因的鉴别变得更加困难。虽然文献中对 PD 有几种不同的诊断标准,但专家意见还是认为由运动障碍协会提出的诊断标准为金标准,也为临床和研究的诊断提供帮助。一般而言,已经达成共识,静息性震颤的存在、持续 5 年服用左旋多巴症状得到改善、左旋多巴诱发的运动障碍、持续 10 年的进行性障碍以及其他形式非典型性帕金森病的特征提示 PD。神经退行性 PD 通常是无症状的,直到多巴胺耗竭超过 50%。因此,许多研究已经描述了"前临床"或"前驱"症状,这些症状是模糊和非特异性的,可能发生在更典型的运动症状出现之前。这些非特异性症状可能包括肌肉和关节的广泛疼痛、高血压、情绪障碍、单侧动作肌张力障碍、便秘、快速眼动睡眠行为障碍、嗅觉减退、嗅觉缺失症和非特异性肢体无力,这些都可能需要神经病变或神经根病变的广泛检查。与路易体沉积有关的痴呆可见于多达 1/3 的帕金森病患者。尽管研究已经确定了帕金森病认知障碍的潜在脑脊髓液(cerebrospinal fluid,CSF)生物标志物,但帕金森病痴呆的病理生理学尚不清楚。

慌张步态(shuffling and festinating gait,FSG)是 PD 患者步态紊乱的典型和病理表现。维持正常姿势和运动的机制包括激活额叶和海马旁回,通过基底神经节的脑干提供输入来启动步态。这是一个复杂的相互作用,同时也是维持中央处理和感官输入机制

之间的微妙平衡,进而使肌肉产生非随意运动和随意运动。功能磁共振成像(MRI)结果显示,PD 中这些正常通路的活性发生了改变,激活的效率较低。Balash 等分阶段描述 PD 步态障碍的变化(表 5.3)。

表 5.3 帕金森病步态模式的临床分期
临床步态特征
第一阶段	• 步长短 • ↓步行速度,手臂摆动减小 • ↑跨步变异性 • 转弯和启动运动时犹豫 • 动作迟缓
第二阶段	• ↑拖着脚走 • 髋关节屈曲无力,踝关节跖屈,影响摆动前期和站立阶段的"脚趾离地" • 双重任务错乱(即走路时不能说话) • ↑↑跨步变异性大
第三阶段	• 冻结步态 • 慌张步态 • ↑↑转弯和启动运动时犹豫,较高的跌倒风险
第四阶段	• ↑↑跌倒 • ↓↓由于足廓清差而步长 • 膝关节和踝关节挛缩,导致支撑相膝关节过度弯曲和踮脚走路

注:引自 Balash Y, Hausdorff JM, Gurevich T, et al. Gait disorders in Parkinson's disease. In: Pfeiffer RF, Wszolek ZK, Ebadi M, eds. Parkinson's Disease. 2nd ed. Boca Raton: CRC Press; 2013.

情景性步态模式,如 FSG 和冻结步态(freezing of gait,FOG),是一种短暂的、不自主的运动,出现在后期,经常干扰步态的同步性。FSG 的定义是不受控制的向前推进与快速的小碎步,感觉像被推着走路。冻结步态特点为短,由于双腿颤抖而不能开始或保持运动的时间短(持续时间少于 30 秒)。冻结步态还会导致整体姿势不稳定,当移动方向改变时,转身的犹豫更大,可能会增加跌倒的风险,这可能是疾病进展的一个迹象。

在 PD 后期,冻结步态成为最严重的运动障碍症状。然而,视觉/感官和心理技巧已经显示出减少这些发作的良好效果。本体感觉和感觉反馈的减少导致了冻结步态,这可能会导致视觉运动感觉的增加,作为失去功能的一种不适应补偿并导致对视觉反馈和控制的过度依赖,以帮助启动运动。换句话说,外部线索可以作为一种方式来替代和弥补从基底神经节经丘脑到初级和补充运动皮质缺乏内部线索的情况。这可能可以解释为什么视觉提示是有益的机制。在 PD 的晚期,跌倒成为大多数患者和护理人员的主要烦恼,这是由于步态连续性的降低,姿势不稳定性增加。其他加重因素包括压力性尿失禁的存在,与无压力性尿失禁的 PD 患者相比,压力性尿失禁患者的跌倒风险增加了 6 倍。

尽管也有外科手术可供选择,如深部脑刺激(deep brain stimulation,DBS),但促进多巴胺作用和降低胆碱能效应的药物通常是一线治疗手段。值得注意的是,伴有痴呆或精神/行为症状的 PD 患者不太适合 DBS。康复主要用于解决与活动障碍、跌倒风险、精细运动控制、认知、言语、吞咽和情绪相关的缺陷,尤其是随着疾病的进展。已证明包括抗阻训练在内的体育锻炼能减缓但不能阻止疾病的发展,运动训练可以增加多巴胺转运体的数量,故可使运动得到恢复,但在动物模型中,多巴胺转运体的数目在黑质纹状体通路中不能恢复。核心力量的锻炼应该被优先考虑,因为已证明腹肌无力比身体其他肌肉更明显。以音乐为基础的运动疗法和舞蹈,如探戈,也显示出积极的效果。

多发性硬化症

多发性硬化症(multiple sclerosis,MS)是一种慢性脱髓鞘、炎症和免疫介导的中枢神经系统疾病,可导致神经和神经心理功能障碍。多发性硬化症还可合并其他神经系统疾病、风湿病和血管疾病,这使得多发性硬化

症成为一个排他性诊断。发病的平均年龄为30 岁,是中青年最常见的致残性神经疾病之一,但在临床表现和病程上却是多变的,由于该病的表现和病程的多变性,预测其对老年人群影响的预后具有一定的挑战性。尽管50 岁以上的成年人很少发病,但 10％～15％的 MS 患者在 40 岁以后有所进展,5％～64％的患者被归为"良性"阶段,它们被以不同方式来定义和描述。最初的症状可能包括运动、感觉或自主神经功能障碍、共济失调、视力改变、视神经炎、疲劳、膀胱失禁或情绪障碍。由于疲劳是最常见的表现症状之一,常常在复发之前出现,因此很难确定疲劳是正常老年进程,还是老年多发性硬化症患者的病理过程。疲劳可能是由睡眠障碍、抑郁和不耐热引起的。抑郁症是老年人群最常见的心理健康问题,也是多发性硬化症最常见的情绪障碍。与多发性硬化症相关的抑郁症患者有更高的自杀风险,这与多发性硬化症的严重程度或持续时间无关,而是与心理社会问题有关。此外,虽然多发性硬化症患者的寿命是正常的,但其他合并症影响多发性硬化症患者的时间要比同龄人早,这大大降低了他们的整体生活质量。与其他长期残疾的患者相比,老年 MS 患者在较早的年龄就被迫考虑在护理人员紧张和自主控制能力丧失的情况下被安置养老院。

在病程早期,多发性硬化症的特点是炎症和间歇性神经功能障碍的复发,同时部分神经功能完全恢复,但随着时间的进展,神经退行性病变逐渐导致残疾。诊断应基于观察对象阳性神经学发现和至少一次复发,如麦克唐纳标准所述。MRI 表现与脑脊液研究(即低克隆条带的存在)可能是支持诊断的,但它们具有有限的特异性,没有黄金标准来验证这些试验,可能有过度治疗和过度诊断的倾向。此外,虽然衰老的生理过程也可能在 MRI 皮质下区域产生高强度信号,但我们

知道多发性硬化症的病变通常涉及脑室、脑干、胼胝体、小脑和脊髓,这有助于鉴别老年多发性硬化症的病理。改善症状的药物,如干扰素,可以长期使用,但权衡风险和益处是重要的。这些制剂处方因为不良反应,如流感样症状、血液和骨髓异常、甲状腺功能障碍,可能会进一步增加老年人跌倒的风险。

认知功能障碍在多发性硬化症患者中占 50%～60%;然而,认知功能障碍与身体残疾、疾病持续时间或病程之间没有直接关系,尽管高认知水平可能有利。已研究了多奈哌齐、银杏叶、美金刚胺和卡巴拉汀等药理选择;然而,它们在改善记忆力方面却有有限的功效。与 MS 相关的认知功能障碍也具有高度的个性化和变异性,记忆和学习功能障碍和处理速度缓慢是最常见的认知功能障碍,可影响患者日常生活活动的多个方面。因此,在为老年 MS 患者制定康复方案时,必须采用个性化、综合性和跨学科的方法。

老年人外伤性脑损伤

老年人外伤性脑损伤(traumatic brain injury,TBI)50% 以上的病例为跌倒所致。与 TBI 相关的住院率、发病率和死亡率最高的是 75 岁以上的成年人,这使得老年 TBI 成为一个重要的公共卫生问题。年龄相关的生物化学和生理变化可能使这一人群在创伤后更易产生应激反应和炎症。医学上的合并症,如需要抗凝障碍的心脏病,会进一步增加跌倒后出血的风险和 ICHs 的进展,这可能与晕厥、步态失衡、直立性低血压、PN、营养不良、电解质紊乱或多药治疗的不良反应有关。由桥静脉损伤引起的硬膜下血肿是最常见的。即时医疗护理的费用和康复所需的时间比一般人要高,但效果较差。虽然老年、合并症、性别和入院前功能能力已被确定为影响 TBI 后恢复和预后的不利因素,但这些变量在老年人群中并没有得到很好的研究。对于该人群,建议采用综合方案来解决病前功能状态下的认知和神经肌肉损伤。

正常压力性脑积水

正常压力性脑积水(normal pressure hydrocephalus,NPH)是一种老年人常见病,以 65 岁及以上人群最为常见,80 岁后发病率增高。定义为伴正常颅内压的交通性脑积水。NPH 的病因和发病机制可能是特发性的,但是脑血管疾病,如脑卒中、脑外伤和引起中枢神经系统炎症变化的心血管疾病,也被认为与 CSF 的流动与吸收有关。临床表现为步态不平衡、精神状态改变和尿失禁;然而,这些症状也可能是非特异性的,表现可能更微妙,因此,临床高度怀疑和排除痴呆症的其他原因是必要的。

步态失调以步幅短、速度慢、步宽大为主要表现,是临床最早、最常见的 NPH 症状,在分流后改善的机会最大。分流后 3 个月步态改善 64%,3 年后步态改善 26%,更具体地说,CSF 分流后步行速度增加 20%。因此,临时脑脊液引流后步态的改善程度是分流手术中一个重要的指标。有趣的是,步态障碍在 PD 和 NPH 中有一些相似之处。例如,两种疾病均会导致步速降低、下肢僵硬、屈曲姿势和姿势反射障碍。然而,PD 和 NPH 之间的比较分析表明,NPH 具有明显较慢的速度和步幅,增加了步长和脚向外旋转,从而形成了 PD 所没有的宽基步态。尽管,NPH 组与 PD 组都存在平衡失调、步幅短、速度慢等问题,但是两者在帕金森症状特点方面存在明显差异。此外,虽然 NPH 组在步行测试中表现较差,但症状持续时间短于 PD 患者,这与上一节描述的 PD 渐进式发展特性是一致的。此外,有助于改善 PD 患者步态失衡的外部感官因素对 NPH 患者几乎没有影响。这些步态损伤的重叠和对治疗干预措施反应的差异可能会对步态改变与基底神经节病理分离的观点提出挑战。从脑室扩大与脑萎缩不成比例的影像学表现可见，脑脊液压力无升高。

现认为，80 岁以上患者的外科分流治疗是安全的；然而，结果可能会有所不同。如前所述，当脑脊液穿刺后步态平衡改善时，手术分流可能是一种治疗选择，而同时存在的抑郁症可能对分流没有那么敏感。有充分的证据表明，分流术在提高 NPH 的各个方面都有效果，但并不是所有方面的效果都一样，包括认知。分流术后常见的并发症包括分流器故障引起的阻塞或过度引流、感染、腹部附近伤口裂开和硬膜下血肿。过度引流的症状包括听力"减弱"，在专门的影像学检查中，有证据表明有少许的硬膜下积液。坐着和站着时头痛加重，但躺着时头痛减轻，这是引流过度最常见的症状，可以通过提高分流压力来纠正。因此，建议在手术后的前 6～12 个月定期进行脑成像，以监测其变化。多达 30％的患者会因分流器故障而导致阻塞，但是很少早期发现和治疗。近 50％有分流器的患者，由于感染和分流器故障，需要在 3 年内进行翻修。在老年人群中，初次分流手术后几周到几个月的短暂恶化并不总是表明分流功能障碍，可能需要对其他病因和并发症进行全面的检查。

小结

影响老年人的中枢神经系统疾病是一种复杂的临床状况，表现为多种多样的症状。为了设计有效的治疗策略，康复专家必须对神经系统以及正常和异常老化过程有一个全面的了解。随着全球老年人群中枢神经系统疾病负担的增加，越来越需要制订治疗和康复计划，以优化功能并协助照顾者的支持。

参考文献

1. Umphred DA, Lazaro RT. Aging and the central nervous system. In: Kauffman TL, Barr JO, Moran M, eds. *Geriatric Rehabilitation Manual*. Edinburgh: Churchill Livingstone Elsevier; 2008: 21–30.
2. Jiang X, et al. Individual differences in cognitive function in older adults predicted by neuronal selectivity at corresponding brain regions. *Front Aging Neurosci*. 2017;9: 103.
3. *Quick Statistics About Hearing*. National Institute of Deafness and Other Communication Disorders; 2017. https://www. nidcd. nih. gov/health/statistics/quick-statistics-hearing.
4. Cuccurullo S, Lee J. *Physical Medicine and Rehabilitation Board Review*. 3rd ed. New York: Demos Medical; 2015: 877–891.
5. Jaramillo C. The geriatric patient. In: Braddom RL, ed. *Physical Medicine and Rehabilitation*. St. Louis: Elsevier Health Sciences; 2016: 653–664.
6. Iwasaki S, Yamasoba T. Dizziness and imbalance in the elderly: age-related decline in the vestibular system. *Aging Dis*. 2015;6(1): 38–47.
7. Johnson JE, et al. A fine structural study of degenerative changes in dorsal column nuclei of aging mice, lack of protection by vitamin E. *J Gerontol*. 1975;20(4): 395–411.
8. Morse CK. Does variability increase with age? An archival study of cognitive measures. *Psychol Aging*. 1993;8: 156–164. https://doi. org/10. 1037/0882-7974. 8. 2. 156.
9. Faulkner JA, Larkin LM, Claflin DR, Brooks SV. Age-related changes in the structure and function of skeletal muscles. *Clin Exp Pharmacol Physiol*. 2007;34: 1091–1096.
10. Doherty T. Invited review: aging and sarcopenia. *J Appl Physiol*. 2003;95(4).
11. Cuypers K, et al. Age-related differences in corticospinal excitability during a choice reaction time task. *Age*. 2013;35(5): 1705–1719. *PMC*. Web. 23 Aug. 2017.
12. Spreng RN, Wojtowicz M, Grady CL. Reliable differences in brain activity between young and old adults: a quantitative meta-analysis across multiple cognitive domains. *Neurosci Biobehav Rev*. 2010;34: 1178–1194.
13. Strong R, Wood GW, Burke WJ. *Central Nervous System Disorders of Aging: Clinical Intervention and Research*. vol. 33. Raven Press; 1988.
14. Hanninen T, Soininen H. Age associated memory impairment. Normal aging or warning of dementia? *Drugs Aging*. 1997;11(6): 480–489.

15. Mangoni A, Jackson S. Age related changes in phar-
    macokinetics and pharmacodynamics: basic principles
    and practical applications. *Br J Clin Pharmacol*.
    2003;57(1): 6 - 14.

16. Aarli JA, Dua T, Janca A, Muscetta A. *WHO
    Definition of Neurologic Disorders: Public Health
    Challenges*. 2006. Available at: http://www. who.
    int/mental_health/neurology/neurological_disorders_
    report_web. pdf.

17. Center for Disease Control, Prevention, National
    Center for Chronic Disease Prevention and Health
    Promotion, Division for Heart Disease and Stroke
    Prevention. *Stroke Fact Sheet*. 2017. Available at:
    https://www. cdc. gov/stroke/facts. htm.

18. Samsa GP, et al. Epidemiology of recurrent cerebral
    infarction: a medicare claims-based comparison of
    first and recurrent strokes on 2-year survival and cost.
    Stroke. 1999;30(2): 338 - 349.

19. O'Brien SR, Xue Y. Inpatient rehabilitation outcomes in
    patients with stroke aged 85 years or older. *Phys
    Ther*. 2016;96(9): 1381 - 1388.

20. Robert-Ebadi H, Le Gal G, Righini M. Use of anti-
    coagulants in elderly patients: practical recommenda-
    tions. *Clin Interv Aging*. 2009;4: 165 - 177.

21. Garwood C, Corbett T. Use of anticoagulation in
    elderly patients with atrial fibrillation who are at risk
    for falls. *Ann Pharmacother*. 2008;42: 523 - 532.

22. Spencer FA, Gore JM, Lessard D, et al. Venous
    thromboembolism in the elderly: a community-based
    perspective. *Thromb Haemost*. 2008;100(5): 780 -
    788.

23. Jacques D, et al. Risk of falls and major bleeds in
    patients on oral anticoagulation therapy. *Am J Med*.
    2012;125(8): 773 - 778.

24. Kampfen P, et al. Risk of falls and bleeding in elderly
    patients with acute venous thromboembolism. *J
    Intern Med*. 2014;276: 378 - 386.

25. Frey PM, et al. Physical activity and risk of bleeding
    in elderly patients taking anticoagulants. *Thromb
    Haemost*. 2014;13: 197 - 205.

26. Winstein CJ, Stein J, Arena R, et al. Guidelines for
    adult stroke rehabilitation and recovery: a guideline
    for health-care professionals from the American Heart
    Association/American Stroke Association. *Stroke*. 2016;
    47(6): e98 - e169.

27. American Psychiatric Association. *Diagnostic and
    Statistical Manual of Mental Disorders: DSM-5*.
    Washington, DC: American Psychiatric Association; 2013.

28. Francis N. Assessment tools for geriatric patients with
    delirium, mild cognitive impairment, dementia, and
    depression. *Top Geriatr Rehabil*. 2012;28(3): 137 - 147.

29. Petersen RC, Smith GE, Waring SC, Ivnik RJ, Tangalos
    EG, Kokmen E. Mild cognitive impairment: clinical

30. characterization and outcome. *Arch Neurol*. 1999;56
    (3): 303 - 308.

30. Petersen RC. Mild cognitive impairment as a diagnostic
    entity. *J Int Med*. 2004;256: 183 - 194.

31. Kahle-Wrobleski K, et al. Sensitivity and specificity
    of the mini-mental state examination for identifying
    dementia in the oldest-old: the 90 + study. *J Am
    Geriatr Soc*. 2012;55: 284 - 289.

32. Shin HW, Chung SJ. Drug induced parkinsonism. *J
    Clin Neurol*. 2012;8(1): 15 - 21.

33. Chou KL, Hurtig HI. Chapter 16: Tremor, rigidity,
    and bradykinesia. In: *Parkinson's Disease*. 2nd ed.
    CRC Press; 2012: 191 - 202.

34. Postuma RB, et al. MDS clinical diagnostic criteria
    for Parkinson's disease. *Mov Disord*. 2015;30(12):
    1591 - 1601.

35. Gonera EG, van't Hof M, Berger HJ, van Weel C,
    Horstink MW. Symptoms and duration of the
    prodromal phase in Parkinson's disease. *Mov Disord*.
    1997;12(6): 871 - 876.

36. Abbott RD, Petrovitch H, White LR, et al. Frequency
    of bowel movements and the future risk of Parkinson's
    disease. *Neurology*. 2001;57(3): 456 - 462.

37. Poewe WH, Lees AJ, Stern GM. Dystonia in
    Parkinson's disease: clinical and pharmacological
    features. *Ann Neurol*. 1988;23(1): 73 - 78.

38. Schenck CH, Bundlie SR, Mahowald MW. Delayed
    emergence of a parkinsonian disorder in 38% of 29
    older men initially diagnosed with idiopathic rapid eye
    movement sleep behaviour disorder. *Neurology*.
    1996;46(2): 388 - 393.

39. Stern MB, Doty RL, Dotti M, et al. Olfactory
    function in Parkinson's disease subtypes. *Neurology*.
    1994;44(2): 266 - 268.

40. Compta Y, et al. Cerebrospinal tau, phospho-tau,
    and beta amyloid and neuropsychological functions in
    Parkinson's disease. *Mov Disord*. 2009; 24: 2203 -
    2210.

41. Modreneau R, et al. Cross-sectional and longitudinal
    associations of motor fluctuations and non-motor
    predominance with cerebrospinal tau and alpha-beta
    as well as dementia-risk in Parkinson's disease. *J
    Neurol Sci*. 2017;373: 223 - 229.

42. Balash Y, Hausdorff JM, Gurevich T, Giladi N.
    Chapter 17: Gait disorders in Parkinson's disease. In:
    Parkinson's Disease. 2nd ed. CRC Press; 2012: 203 -
    218.

43. Giladi N, Shabtai H, Simon ES, Biran S, Tal J, Korczyn
    AD. Construction of freezing of gait questionnaire for
    patients with Parkinsonism. *Parkinsonism Relat Disord*.
    2000;6: 165 - 170.

44. Rubinstein T, Giladi N, Hausdorff JM. The power of
    cueing, circumvent dopamine deficits: a brief review

of physical therapy treatment of gait disturbances in Parkinson's disease. *Mov Disord*. 2002；17：1148 - 1160.

45. Stern GM, Lander CM, Lees AJ. Akinetic freezing and trick movements in Parkinson's disease. *J Neural Transm*. 1980；137 - 141.

46. Morris ME, Iansek R, Matyas TA, et al. The pathogenesis of gait hypokinesia in Parkinson's disease. *Brain*. 1994；117：1169 - 1181.

47. Balash Y, Peretz C, Leibovich G, Herman T, Hausdorff JM, Giladi N. Falls in outpatients with Parkinson's disease：frequency, impact and identifying factors. *J Neurol*. 2005；252(11)：1310 - 1315.

48. Tarsy D, Gordon L. Chapter 51：Clinical diagnostic criteria for Parkinson's disease. In：*Parkinson's Disease*. 2nd ed. CRC Press；2012：703 - 712.

49. Smith BA, Goldberg NRS, Meshul CK. Effects of treadmill exercise on behavioral recovery and neural changes in the substantia nigra and striatum of the 1-methyl-4-phenyl-1, 2, 3, 6-tetrahydropyridine-lesioned mouse. *Brain Res*. 2011；1386：70 - 80.

50. Churchill MJ, Pflibsen L, Sconce MD, Moore C, Kim K, Meshul CK. Exercise in an animal model of Parkinson's disease：motor recovery but not restoration of the nigrostriatal pathway. In：*Neuroscience*. 2017；359：224 - 247.

51. Scandalis TA, Bosak A, Berliner JC, Helman LL, Wells MR. Resistance training and gait function in patients with Parkinson's disease. *Am J Phys Med Rehabil*. 2001；80(1)：38 - 43.

52. Hackney ME, Earhart GM. Short duration, intensive tango dancing for Parkinson disease：an uncontrolled pilot study. *Complement Ther Med*. 2009；17(4)：203 - 207.

53. De Dreu M, et al. *Partnered Dancing to Improve Mobility for People with Parkinson's Disease*. 2015.

54. Degenhardt A, Ramagopalan SV, Scalfari A, Ebers GC. Clinical prognostic factors in multiple sclerosis：a natural history review. *Nat Rev Neurol*. 2009；5：672 - 682.

55. Correale J, Ysrraelit MC, Fiol MP. *Curr Neurol Neurosci Rep*. 2012；12：601.

56. Stern M. Aging with multiple sclerosis. *Phys Med Rehabil Clin North Am*. 2005；16：219 - 234.

57. Buhse M. The elderly person with multiple sclerosis：clinical implications for the increasing life-span. *J Neurosci Nurs*. 2015；47(6)：333 - 337.

58. Shah A, Flores A, Nourbakhsh B, Stüve O. Multiple sclerosis. In：Braddom RL, ed. *Physical Medicine and Rehabilitation*. St. Louis：Elsevier Health Sciences；2016：1029 - 1052.

59. Amato MP, Zipoli V, Portaccio E. Cognitive changes in multiple sclerosis. *Expert Rev Neurother*. 2008；8

(10)：1585 - 1596.

60. Amato MP, Zipoli V, Portaccio E. Multiple sclerosis-related cognitive changes：a review of cross-sectional and longitudinal studies. *J Neurol Sci*. 2006；245(1 - 2)：41 - 46.

61. Sumowski JF, Chiaravalloti N, Deluca J. Cognitive reserve protects against cognitive dysfunction in multiple sclerosis. *J Clin Exp Neuropsychol*. 2009；31 (8)：913 - 926.

62. Krupp LB, Christodoulou C, Melville P, Scherl WF, MacAllister WS, Elkins LE. Donepezil improved memory in multiple sclerosis in a randomized clinical trial. *Neurology*. 2004；63(9)：1579 - 1585.

63. Krupp LB, Christodoulou C, Melville P, et al. Multicenter randomized clinical trial of donepezil for memory impairment in multiple sclerosis. *Neurology*. 2011；76(17)：1500 - 1507.

64. Lovera J, Bagert B, Smoot K, et al. Ginkgo biloba for the improvement of cognitive performance in multiple sclerosis：a randomized, placebo-controlled trial. *Mult Scler*. 2007；13(3)：376 - 385.

65. Lovera JF, Frohman E, Brown TR, et al. Memantine for cognitive impairment in multiple sclerosis：a randomized placebo-controlled trial. *Mult Scler*. 2010；16(6)：715 - 723.

66. Mäurer M, Ortler S, Baier M, et al. Randomised multicentre trial on safety and efficacy of rivastigmine in cognitively impaired multiple sclerosis patients. *Mult Scler*. 2013；19(5)：631 - 638.

67. Wagner AK, Arenth PM, Kwasnica C, McCullough EH. Traumatic brain injury. In：Braddom RL, ed. *Physical Medicine and Rehabilitation*. St. Louis：Elsevier Health Sciences；2016：961 - 998.

68. Wagner AK, McCullough EH, Niyonkuru C, et al. Acute serum hormone levels：characterization and prognosis after severe traumatic brain injury. *J Neurotrauma*. 2011；28：871 - 888.

69. Cifu DX, Kreutzer JS, Marwitz JH, et al. Functional outcomes of older adults with traumatic brain injury：a prospective, multicenter analysis. *Arch Phys Med Rehabil*. 1996；77：883 - 888.

70. Pennings JL, Bachulis BL, Simons CT, et al. Survival after severe brain injury in the aged. *Arch Surg*. 1993；128：787 - 793.

71. Thompson HJ, McCormic WC, Kagan SH. Traumatic brain injury in older adults：epidemiology, outcomes, and future implications. *J Am Geriatr Soc*. 2006；54 (10)：1590 - 1595.

72. Jaraj D, et al. Prevalence of idiopathic normal-pressure hydrocephalus. *Neurology*. 2014；82 (6)：1449 - 1454.

73. Casati M, Arosio B, Gussago C, et al. Down-regulation of adenosine A1 and A2A receptors in peripheral cells

from idiopathic normal-pressure hydrocephalus patients. *J Neurol Sci*. 2016;361: 196 – 199.

74. Israelsson H, Carlberg B, Wikkelsö C, et al. Vascular risk factors in INPH: a prospective case-control study (the INPH-CRasH study). *Neurology*. 2017;88(6): 577 – 585.

75. Williams MA, et al. Objective assessment of gait in normal pressure hydrocephalus. *Am J Phys Med Rehabil*. 2008;87(1): 39 – 45.

76. Hier DB, Michals EA. Chapter 17: Disorders of circulation of cerebrospinal fluid. In: *Hankey's Clinical Neurology*. 2nd ed. CRC Press; 2014: 667 – 678.

77. Stolze H, et al. Comparative analysis of the gait disorder of normal pressure hydrocephalus and Parkinson's disease. *J Neurol Neurosurg Psychiatry*. 2001;70: 289 – 297.

78. Bugalho P, Alves L, Miguel R. Gait dysfunction in Parkinson's disease and normal pressure hydrocephalus: a comparative study. *J Neural Transm*. 2013;120(8): 1201 – 1207.

79. Thompson SD, Shand Smith JD, Khan AA, Luoma AMV, Toma AK, Watkins LD. Shunting of the over 80s in normal pressure hydrocephalus. *Acta Neurochir (Wien)*. 2017;159(6): 987 – 994.

80. Israelsson H, Allard P, Eklund A, Malm J. Symptos of depression are common in patients with idiopathic normal pressure hydrcephalus: the INPH-CRasH study. *Neurosurgery*. 2016;78(2): 161 – 168.

81. Thomas G, McGirt MJ, Woodworth G, et al. Baseline neuropsychological profile and cognitive response to cerebrospinal fluid shunting for idiopathic normal pressure hydrocephalus. *Dement Geriatr Cogn Disord*. 2005;20(2-3): 163 – 168.

82. Katzen H, Ravdin LD, Assuras S, et al. Postshunt cognitive and functional improvement in idiopathic normal pressure hydrocephalus. *Neurosurgery*. 2011; 68(2): 416 – 419. https://doi. org/10. 1227/NEU. 0b013e3181ff9d01.

83. Hellström P, Klinge P, Tans J, Wikkelsø C. The neuropsychology of iNPH: findings and evaluation of tests in the European multicentre study. *Clin Neurol Neurosurg*. 2012; 114 (2): 130 – 134. https://doi. org/10. 1016/j. clineuro. 2011. 09. 014.

84. Williams MA, Malm J. Diagnosis and treatment of idiopathic normal pressure hydrocephalus. *CONTINUUM Life-long Learn Neurol*. 2016;22(2): 579 – 599.

85. Celeste A, Anne-Claire MC. Detection of MCI in the clinic evaluation of the sensitivity and specificity of a computerized test and the MMSE. *Age Aging*. 2009; 38(4): 455 – 460.

86. Sabe L, et al. Sensitivity and specificity of the mini-mental state exam in the diagnosis of dementia. *Behav Neurol*. 1993;6(4): 207 – 219.

87. Nasreddine ZS, et al. The montreal cognitive assessment, MoCA: a brief screening tool for mild cognitive impairment. *J Am Geriatr Soc*. 2005; 53 (4): 695 – 699.

88. Seeher KM, Brodaty H. The general practitioner assessment of cognition (GPCOG). *Cogn Screen Instrum*. 2016: 231 – 239.

89. Modrego P, Gazulla J. The predictive value of the memory impairment screen in patients with subjective memory complaints: a prospective study. *Prim Care Companion CNS Disord*. 2013; 15 (1). https://doi. org/10. 4088/PCC. 12m01435. Published online 2013 Jan 31.

第6章

影响老年人活动的周围神经系统疾病和血管疾病

CHAPTER 6 Peripheral Nervous System and Vascular Disorders Affecting Mobility in Older Adults

SEWON LEE, MD • DENNIS D. J. KIM, MD • MOOYEON OH-PARK, MD

活动能力是指独立且安全地从一个地方转移到另一个地方的能力,这种能力要求完整的身体功能和认知功能。它是健康老龄化和生活质量的基础。老年人行动能力受损与认知能力下降、独立性丧失、抑郁、恐惧和焦虑、住院增加以及死亡有关。老年人行动障碍的病因大致可分为神经系统疾病[中枢神经系统疾病和周围神经系统疾病(peripheral nervous system disorders,PNSD)]以及非神经系统疾病,如肌肉骨骼疾病和血管疾病。尽管 PNSD 和周围血管性疾病(peripheral vascular disorders,PVD)在老年人群中越来越常见,但是它们会导致运动障碍这一现象经常被医疗保健机构忽视。患者和医疗保健机构常常把这些症状仅仅解释为衰老过程的一些方面,从而丧失治疗机会。正确认识和管理这些症状,以最大限度地提高老年人的独立活动能力是很重要的。诊断 PNSD 或 PVD 主要基于良好的病史资料和体检。电诊断(electrodiagnosis,Edx)、影像学检查和实验室检测可证实临床诊断。虽然可以对某些病症进行明确的治疗,但大多数 PNSD 或 PVD 患者需要通过运动、矫形器和辅助设备来帮助控制这些症状。

本章回顾了因 PNSD 和 PVD 而导致行动障碍的老年患者的实用方法和物理治疗,重点讨论了以下问题:

- 老年人中 PNSD 和(或)PVD 有多常见?
- PNSD 和(或)PVD 是否影响老年人的活动能力?
- PNSD 和(或)PVD 患者相关的病史调查和体格检查有哪些?
- 我们如何根据从病史和体检中收集的临床信息为 PNSD 和(或)PVD 患者选择治疗方法?
- 有哪些诊断测试可以加强对患有 PNSD 和(或)PVD 的老年人的评估过程?
- PNSD 和(或)PVD 的多学科管理的组成部分是什么?
- PNSD 和(或)PVD 患者有哪些保守治疗方案?

对有运动障碍和疑似 PNSD 或 PVD 的老年人进行病史调查

在"全国健康访问调查"中,用于筛查行动不便的调查问卷包括:行走三个街区有困难、0.4 km(0.25 英里)、连续走 10 级台阶和(或)站立约 20 分钟。因为根据年龄和性别差异会有各种各样的评价标准,因此应谨慎地解释这些结果。其他有关行动障碍的问卷包括步态的速度(例如能够安全地过马路)、体重变化(体重减轻)、肌肉力量、跌倒史、失去平衡等。由于患者和临床医生往往对运动障碍认识不足,因此,在门诊就诊期间,始终如一地检查老年患者的功能/行动状态是非常重要的。一旦发现行动障碍的问题,收集有关发病模式、进展模式、诱发、加重和缓解因素的信息对于治疗是有用的。然而,从老年人群中获取有关加剧或缓解因素的信息是具有挑战性的,医疗机构人员必须耐心地培养有效沟通的技能。

周围神经系统紊乱

周围神经病变在老年人中越来越常见。根据全国健康与营养调查,34.7%的人在80岁以上的人群中主诉存在感觉障碍,而在40~49岁这一比例为8.1%。据报道,在老年人中,慢性对称性周围神经病变的患病率约为3%。糖尿病周围神经病变是最常见的周围神经病变,其患病率在老年人群中呈上升趋势。在60岁以上的糖尿病患者中,约有50%有糖尿病神经病变的迹象。总的来说,在老年人中,肌病和神经肌肉连接障碍比周围神经病变更少见。然而,包括他汀类相关肌病、包涵体肌炎(inclusion body myositis, IBM)、副肿瘤性肌病和神经肌肉传递障碍(尤其是发生在突触前)在内的一些肌病应被认为是老年人行动障碍的诱因。IBM 是 50岁以上患者最常见的炎症性肌病,与年轻患者相比,它导致老年患者运动功能下降的速度更快。老年患者(60~79 岁)在发病后 5~7 年需要助行器辅助,而年轻患者往往在发病后 10 年以上才需要助行器辅助。他汀类药物引起肌病的风险在 80 岁以上的患者中较高,尤其是合并多种疾病、多药治疗(尤其是纤维酸和环孢霉素)、肌肉衰减症以及肾功能和肝功能受损的患者。

与周围神经病变有关的行动障碍

周围神经病变是一种众所周知的行动障碍的危险因素,它与步态受损、跌倒、害怕跌倒和跌倒相关的伤害有关。此外,周围神经功能差也与日常生活活动的受损和晚年的残疾有关。患有周围神经病变的老年人运动障碍的机制是多因素的,包括不稳定(共济失调)、局灶性肌无力(拖脚、拍击或膝盖屈曲)、疲劳、疼痛受限和(或)害怕跌倒。不稳定(共济失调)步态是继发性的本体感觉丧失,是患者周围神经病变累及大的感觉神经纤维或背根神经节而致。糖尿病神经病变患者在站立时身体摇摆增加,行走时重心移位,体位稳定性受损。拍击、拖拽和跨阈步态可继发于远端肌无力(踝关节背屈肌)。根据受累部位的不同,近端肌肉无力可表现为摇摆步态(继发于髋关节外展肌无力)、髋关节脱位(继发于髋关节伸肌无力)、跪跌(继发于膝关节伸肌无力和髋关节伸肌无力)。肌肉疲劳会减少步行的距离,降低步行的速度,而且因为增加了跌倒风险而危及患者安全。神经性疼痛的患者也会由于疼痛导致活动能力下降。

病史及体格检查

伴有行动障碍的患者的主诉为潜在病因提供了宝贵的信息和重要线索。以感觉和运动神经功能障碍为主的症状,如麻木、刺痛、感觉不良和虚弱,是周围神经病的常见表现。感觉神经相关的症状可进一步分为阳性感觉症状,如感觉异常、疼痛和感觉麻木/针刺觉,阴性感觉症状(本体感觉丧失、神经麻木/麻痹),这些症状与行动能力受损的关系更为密切。在晚期感觉神经病或神经节病中,阴性感官症状更加突出。自主神经症状,如直立性低血压、干燥或出汗过多、阳痿、括约肌障碍、腹泻和便秘,可能提示受累的是有髓或无髓小纤维。根据症状,周围神经病变可分为运动神经病变、感觉神经病变、自主神经病变和混合神经病变。感觉症状的缺失缩小了对运动神经元疾病、运动神经病、神经肌肉连接

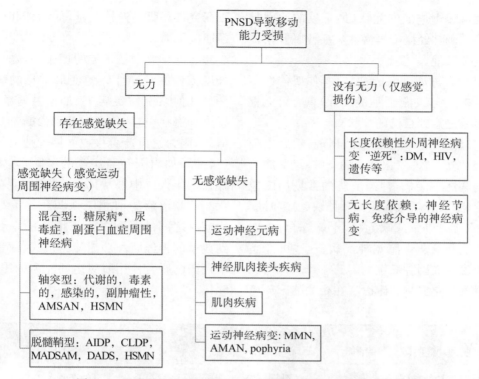

图 6.1 影响活动的常见周围神经系统疾病(PNSDs)的分类方法

糖尿病周围神经病变最常见的类型：AIDP, acute inflammatory demyelinating polyneuropathy, 急性炎症性脱髓鞘性多发性神经病；AMAN, acute motor axonal neuropathy, 急性运动轴突神经病；AMSAN, acute motor sensory axonal neuropathy, 急性运动性轴索神经病；CIDP, chronic inflammatory demyelinating polyneuropathy, 慢性炎症性脱髓鞘性多发性神经病；DADS, distal acquired demyelinating symmetric neuropathy, 获得性远端脱髓鞘对称性神经病；DM, diabetes mellitus, 糖尿病；HIV, human immunodeficiency virus, 人类免疫缺陷病毒；HSMN, hereditary sensory motor neuropathy (Charcot-Marie-Tooth disease), 遗传性感觉运动神经病 (Charcot-Marie-Tooth 病)；MADSAM, multifocal acquired demyelinating sensory and motor neuropathy, 多灶性获得性脱髓鞘感觉和运动神经病

障碍和肌病的鉴别诊断范围；然而,临床医生应该意识到伴随这些情况的感觉神经病变的可能性,这会使临床情况复杂化(图 6.1)。确定受累部位(尤其是薄弱部位)为进一步鉴别诊断提供了线索。累及近端下肢可继发于肌病、腰丛病、神经根神经丛病(肌萎缩)或神经根病。除 IBM、强直性肌营养不良和其他远端肌病等几种肌病外,肌病通常累及近端肌肉,使坐位站起困难(尤其是从较低椅子上)和穿衣困难(头顶活动)。运动神经元疾病,如肌萎缩侧索硬化症,可在远端表现为不对称肌无力,早期表现类似局灶性神经病,进

展为弥漫性对称无力。在晚期多发性单神经病变中,以一种独立的、不一致的方式累及多个周围神经,可引起弥漫性对称性周围神经病变(多发性单神经炎)。

与症状发生和发展方式有关的信息有助于确定潜在病因,对治疗计划产生影响：

• 即刻发病：有明确外伤史的创伤性神经病或有血管危险因素患者的神经血管病变。

• 急性发作：数天或数周的炎症过程(如格林巴利综合征；急性炎性脱髓鞘神经病)。侵入性手术后医源性神经损伤(部分)。

• 渐进性起病："逆死型神经病",对称性

或从远端缓慢进展的症状（最常见的原因是糖尿病周围神经病变），慢性炎症性脱髓鞘多神经病和其他。

很少有进展缓慢的神经病，如遗传性感觉运动神经病（如腓骨肌萎缩症）患者可能直到晚年才注意到自己的症状。

如果感觉症状先在上肢出现，然后出现在下肢，则应考虑感觉神经病变（神经节病）。共济失调性神经病/神经节病的常见病因包括化疗（如长春新碱和顺铂）、钴缺乏症、吡啶（维生素 B_6）过量或缺乏症、干燥综合征、副蛋白血症和亚急性感觉神经病，这些可能是自身免疫性或副肿瘤性的。

昼夜变化提醒临床医生在相关临床环境下研究神经肌肉连接紊乱，如面部和（或）近端肌肉无力。

在老年人中较常见的糖尿病，是"逆死"长度依赖性对称神经病变最常见的病因之一。任何系统性疾病史（如慢性肾病、HIV感染和癌症史）的信息对鉴别诊断都是有价值的，因为它可能直接或间接地造成行动障碍（如增加周围神经病变的风险）。多病共存在老年人群中很常见，这往往使情况复杂化。药物治疗的回顾应强调药物治疗和发病症状之间的时间关系。重要的是要认识到典型的神经肌肉功能障碍模式，评估其与个别药物联合使用时对运动能力的影响（表6.1）。

表 6.1
与神经肌肉功能障碍有关的药物

神经肌肉功能障碍	类别	常见的药物
周围神经病	感觉神经病/神经元病	吡哆醇（维生素 B_6） 顺铂，奥沙利铂，伊沙匹隆 肼苯哒嗪 甲硝哒唑，氯霉素，乙胺丁醇 紫杉醇和紫杉特尔（偶尔感觉和运动神经病变）
	感觉和运动	消炎痛 呋喃妥英，青霉胺，异烟肼 哌克昔林 金 双硫仑 沙利度胺 TNF-α拮抗剂（也可引起多灶性运动神经病变）
	主要涉及运动	氨苯砜 丙咪嗪 某些磺胺类
肌病		他汀类药物，安妥明 齐多夫定（AZT），达托霉素 伊马替尼，环孢菌素 皮质类固醇（也影响神经肌肉传导）
肌病和神经病（肌神经病）		秋水仙碱，胺碘酮，氯喹，青霉胺，苯妥英钠和长春新碱

（续表）

神经肌肉功能障碍	类别	常见的药物
		氨基糖苷类抗生素，四环素，多黏菌素，青霉胺
		锂，吩噻嗪类
		含镁泻药
		普鲁卡因酰胺，奎尼丁/奎宁

注：引自 Weimer LH. Update on medication-induced peripheral neuropathy. Curr Neurol Neurosci Rep. 2009;9(1)：69-75, Vilholm OJ, Christensen AA, Zedan AH, Itani M. Drug-induced peripheral neuropathy. Basic Clin Pharmacol Toxicol. 2014;115(2)：185-192, Jones JD, Kirsch HL, Wortmann RL, Pillinger MH. The causes of drug-induced muscle toxicity. Curr Opin Rheumatol. 2014;26(6)：697-703, Grisold W, Grisold A. Neuromuscular issues in systemic disease. Curr Neurol Neurosci Rep. 2015;15(7)：48, and Krarup-Hansen A, Helweg-Larsen S, Schmalbruch H, Rørth M, Krarup C. Neuronal involvement in cisplatin neuropathy: prospective clinical and neurophysiological studies. Brain. 2007;130(4)：1076-1088.

严重畸形（肌肉萎缩和关节畸形）可能表明激动/拮抗肌肉存在明显的肌肉无力和继发性不协调，提示的潜在的特异性周围神经病变包括：

- 爪趾畸形继发于足内肌早期受累，而足外肌保存较好的长度依赖性周围神经病变。
- 高弓足内翻继发于腓骨短肌/胫骨前肌无力，而腓骨长肌/胫骨后肌保存较好。

腓肠肌紧张伴踝关节跖屈挛缩（踝关节马蹄足）在老年人群中比大多数临床医生认识到的更为常见，在周围神经病变患者中也非常普遍（有周围神经病变的患者中为 37.2%，而没有周围神经病变的患者为 15.3%）。一项阳性的 Silfverskiold 试验表明，在膝关节屈曲伸直过程中，踝关节背屈度下降超过 13 度，表明腓肠肌紧张。触诊皮肤神经过程中是否伴有疼痛（Valleix's phenomenon）是一种有价值的方法，可用于确定局灶性/区域性神经性疼痛的病理位置，也可用于神经传导研究。临床医生应注意远端下肢神经性疼痛的来源（如膝关节隐神经损伤引起踝关节内侧和足部疼痛或足底疼痛综合征引起的足底疼痛）。

当患者走进去时，应注意其异常的步态。步态的姿势、速度、不对称、台阶的宽度和长度都要观察，通常要在冠状面（前后）和矢状面（侧面）进行多次观察。此外，包括闭眼站立、两脚前后站立/步态、单腿站立、脚跟和脚趾行走在内的各种活动能力测试可以阐明活动障碍的程度和潜在病因。

神经学检查包括感觉、运动和深部肌腱反射检查，对诊断周围神经病变以及描述其类型和严重程度尤为重要。对肌颤和肌肉萎缩的观察虽然不足以做出诊断，但可以为某些 PNSD 提供有用的线索。感觉检查应包括粗大神经纤维介导的方式，如轻触、本体感觉和振动阈值。下肢远端振动阈值（高频范围）通常随年龄增长而降低，而本体感觉和光触感下降幅度较小。用刻度音叉（Rydel-Seiffer）对振动灵敏度进行半定量测定可以作为筛选工具，其参考范围为年龄段在 41~60 岁评分为 4.0，年龄段在 61~85 岁的评分为 3.5（0~8 分，0 表示无法感觉振动）。然而，感觉检查可能是有挑战性的，因为每个患者的感知和报告各不相同。此外，颅神经/上运动神经元综合征、认知和心肺检查对鉴别诊断和评估任何伴随病变都很重要，进一步的检查可以根据通过病史采集而作出的初步诊断进行。

PNSD 诊断

诊断是病史和体格检查的延伸。根据形

成的初步诊断,可以考虑进行几个检查来确认诊断,评估严重性并阐明潜在的病因。除非出现严重诊断的危险信号或治疗是侵入性的,否则诊断检查不要推翻最初的管理计划。临床医生应注意到无症状老年人中异常影像学表现的高发生率,因此应根据临床表现来解释这些发现。

电诊断

Edx 是一种评估包括前角细胞和远端节段在内的周围神经系统以及评估神经肌肉传输和肌肉功能紊乱的有效方法。作为病史和体格检查的延伸,检查和得出结论应该在临床环境中进行。Edx 可明确临床诊断并可明确周围神经病变的程度。它在评估细微的肌肉无力和疲劳时特别有用;为神经根、神经丛、周围神经、神经肌肉连接或运动障碍提供肌肉病理的解剖学定位;进一步将病变分为轴突、脱髓鞘或复合型。

了解以下有关 Edx 的适用范围是很重要的:

- 评估孤立小纤维(自主神经系统和疼痛)。

- 轻度局灶性近端病变或局灶性近端感觉病变(如感觉神经根病或轻度神经丛/根病变累及局灶性髓鞘节段)。

- 老年患者下肢感觉神经传导研究:无症状者常无感觉神经传导。

Edx 可用于评估粗大感觉纤维功能障碍引起的共济失调,而不是继发于自主神经病变的姿势不稳定。对老年人下肢正常感觉神经传导的研究是有用的,因为它不利于诊断涉及粗大感觉纤维的周围神经病变。此外,鉴别诊断可以缩小到运动系统受累(运动单位)或中枢神经系统损害。运动神经传导研究可用于局部脱髓鞘病变的定位,发现传导阻滞或传导减慢的病变。运动神经传导迟缓/阻塞可继发于局部嵌压性神经病(如腓骨头腓神经或跗骨小管胫神经)、多灶性运动神

经病或其他脱髓鞘性神经病(如慢性炎性脱髓鞘性神经病或 Lewis-sumner 综合征)。运动单位的持续时间和募集电位可以帮助区分神经病(持续时间延长和募集电位缩短)和肌源性疾病(持续时间缩短和募集时间延长),除了一些例外(例如,混合模式在 IBM 或其他慢性肌病或严重/晚期神经性疾病的肌病模式)。通过针极肌电图(electromyography,EMG)中运动单位的可变性,重复神经刺激(低、高频率)可用于评估神经肌肉传递障碍。针刺肌电图中运动电位和运动单元(如离散的补充模式或远处的运动单元)的振幅也能反映病变的严重程度和预测预后。针极 EMG 可用于评估 2 型纤维性肌病(如激素性肌病)。

实验室检查

对于糖尿病、终末期肾病、甲状腺功能障碍、副蛋白血症(单克隆丙种球蛋白病)、炎症性疾病、癌症等疾病,常用评估周围神经病变病因的血清学测试包括血糖水平、全血细胞计数、化学、尿液分析、甲状腺功能试验、血清和尿蛋白电泳、红细胞沉降率和 c 反应蛋白。肌酸激酶升高在几种肌病中很常见,但通常不是特异性的。

根据临床和 Edx 评估,可以进一步进行以下检查:

- 抗 Hu(抗神经核)抗体,抗 CV2(折叠蛋白反应介质蛋白-5),抗肿瘤副神经病两栖素抗体试验。

- 抗 MAG 抗体,GM-1 抗体和其他神经节苷脂抗体检测脱髓鞘性神经病。

- HIV 相关神经病的 HIV 抗体检测。

- 酶联免疫吸附试验(IgM)或 IgG 免疫印迹法检测莱姆病相关周围神经病变。

- Miller Fisher 综合征抗 GQ lb 和抗 GAD 抗体试验。

- 用于特定风湿性疾病的风湿性检测。

- 肌肉活检检查某些肌病。

- 遗传性疾病的基因测试。

在这一阶段的诊断工作，应适当的转诊到神经肌病专家，以得到一个更全面的评估。

影像学检查

与在中枢神经系统疾病中的重要作用相反，影像学在周围神经病变的评估中应用不足。随着诊室高分辨率超声的应用越来越广泛，对周围神经干和部分分支的快速、可靠成像成为可能，具有覆盖面广（对多灶性病变尤其有用）和动态检查的优点。此外，还可以评估肌肉病变（脂肪浸润伴去神经支配、萎缩）、周围神经的潜在结构病变以及肌肉骨骼疾病。磁共振成像（Magnetic resonance imaging, MRI）更有利于对深部或骨包绕神经结构的评价，为软组织的定性提供了较好的手段。经优化的神经成像的 MRI 技术包括 MR 神经成像、气管造影和使用高强度磁场。一般情况下，超声可作为一种筛查工具来检测神经病变，可作为 Edx 的一个补充部分，当超声检查由于技术上的限制而受到限制时，可使用 MRI。

周围神经病变的康复治疗

周围神经病变的治疗侧重于临床表现的症状管理，因为对于大多数周围神经病变而言初级治疗是不可行的。在某些神经病中，通过静脉注射免疫球蛋白或免疫抑制剂药物进行全身免疫调节是有效的；因此，对慢性炎性脱髓鞘性多发性神经病变、急性期格林-巴利综合征、多灶性运动神经病变、加重性重症肌无力、激素抵抗性炎性肌病等周围神经病变的诊断具有重要意义，应将患者转诊给神经肌病专家。

康复包括治疗性运动，如力量和伸展运动，评估矫正和疼痛管理。用全范围关节运动来牵伸紧张的肌肉是减少不适感和增加关节活动的常用方法，应指导患者每天至少做几次。早期负重和早期的步态训练，即使对

有严重神经肌肉功能障碍的患者，也是达到最佳康复效果的必要条件。早期使用电动轮椅和踏板车是不可取的。温和、低强度的有氧运动，如散步、游泳和固定自行车，可以改善心血管功能，提高肌肉效率，减少疲劳。中等强度的抗阻运动（定义为最大重复次数小于 30%）可以应用于力量等于或高于反重力力量的肌肉。高阻力训练与中等阻力训练相比并没有额外获益，而且由于它会导致过度疲劳的不利影响，因此不鼓励进行高阻力训练。如果肌肉力量等于或低于反重力力量，可以进行低强度的阻力训练。

常见的用于改善周围神经病变患者活动能力的矫形器包括踝足矫形器（ankle-foot orthotics, AFO），例如弹簧矫形器（posterior leaf spring orthotics, PLSO），用于辅助踝关节背屈。如果患者需要双侧矫形器，应允许在正常活动范围内使用关节式 AFO 或者 PLSO 矫形。如果需要部分膝关节控制（如膝关节过伸、屈曲、腓肠肌紧绷等），可首选具有前屈停止或后屈停止功能的关节式 AFO。因为紧绷的鞋子会加重疼痛，所以应该建议患者选择更舒适的鞋子。对于有腓肠肌紧张引起的足部疼痛症状的患者，诸如四分之一英寸的鞋跟提升器等调节装置可能是有效的。跖骨疼痛可以通过在较宽大的鞋子中添加跖骨垫来治疗。除了使用两层袜子和更宽大的鞋子外，还可以使用甜甜圈形状的护垫来减轻鞋子对皮肤神经的局部刺激。

对症治疗神经性疼痛的药物可包括加巴喷丁、普瑞巴林（钙通道 α2 配体阻滞剂）、阿米替林（三环类抗抑郁药）、多洛西汀和文拉法辛（选择性 5-羟色胺-肾上腺素再摄取抑制剂）等。临床医生应充分认识到这些药物的副作用，并应逐步增加剂量。在一线治疗和非药物治疗失败的患者中，可使用阿片类镇痛药。

周围性血管疾病

外周动脉疾病

外周动脉疾病（Peripheral Arterial Disease，PAD）最常见的原因是动脉粥样硬化伴动脉粥样斑块引起的进行性阻塞。其他不太常见的病因包括动脉壁炎症性疾病（血管炎）或非炎症性动脉病变，如纤维肌发育不良。在 55 岁以上人群中的患病率为 11％～16％。动脉粥样硬化性外周动脉疾病与心血管事件发生率高和高死亡率有关。PAD 的危险因素与动脉粥样硬化的危险因素相似，以吸烟和糖尿病最为常见。PAD 患者的 5 年总死亡率为 15％～30％，其中 75％以上为心血管原因所致。

与外周动脉疾病有关的行动障碍

PAD 与运动障碍有关，包括较差的站立平衡、较慢的步行速度和较短的步行距离。PAD 患者的行动障碍常与社交孤立感、无力感、对朋友和家人的负罪感有关。

病史及体格检查

跛行是继发于 PAD 和（或）椎管狭窄引起的活动障碍的最常见症状之一。根据不同的病因，跛行可分为血管性跛行和神经性跛行，具有不同的特点（表 6.2）。

表 6.2
血管性与神经性跛行的特点

	血管性跛行	神经源性跛行
疼痛的类型	紧张、痉挛	隐隐抽筋、疼痛、灼烧
疼痛部位/放射	背部，臀部，腿部，由近端到远端的放射	一般在小腿但可在踝关节或足部，臀部 无近端至远端放射
单侧或双侧	单侧	经常双侧
引发疼痛的行走距离	固定	多变
引发或加重	血管需求增加/血管供应不足	腰椎伸展/侧屈（坐姿）
缓解	休息（停止行走后立即缓解）	腰弯曲（持续疼痛）
止痛时间	停止步行后立即止痛	多变，经常长时间的
走路对疼痛的影响	疼痛发生在固定的运动量之后	不同运动量后的疼痛
上坡 *vs* 下坡	上坡时症状加重	下坡行走症状加重
神经检查	正常	可能是不正常的（通常是轻微的和不对称的）
脉冲	减弱	正常

非典型性腿痛和轻微的功能下降而没有腿痛（也许是最常见的）并不罕见；因此，临床上怀疑 PAD 对不明原因功能下降和行动能力受损的患者至关重要。随着时间的推移，这些跛行患者中 20％～25％的人会有进一步加重的经历。然而，大截肢术很少见，只有 1％～3％的间歇性跛行患者需要在 5 年内进行大截肢术。万一动脉血流严重受损（严重

的肢体缺血），患者在休息时会出现足部疼痛，仰卧时可能会加重病情，腿部处于有支撑状态时则会有所改善。

病史为诊断提供了有用的线索。例如，有心血管疾病史（吸烟、高血压、血脂异常、糖尿病等）的人患 PAD 的风险会增加 2 至 6 倍，而没有心血管疾病史的人患动脉粥样硬化性周围动脉疾病的可能性则会降低。

暴露患者的皮肤对于检查营养变化（脱发、萎缩性指甲变化）、红斑、充血、苍白和（或）伤口（通常是脚趾或外侧的溃疡）很重要，尽管一些结果也可以在没有 PAD 的老年人中观察到。立即抬高腿，然后再放低腿，可以帮助区分充血（布尔格氏征：当腿有依赖性时充血）和持续性红斑，这取决于腿的位置。触诊周围脉搏（髂动脉、股动脉、腘动脉、足背动脉和胫后动脉）可能具有挑战性，但也有助于确定狭窄部位或其他血管病变，如动脉瘤。肢体温度也可以测量。同时建议进行全面的心血管检查以确定共病的心血管疾病。

诊断检查

踝肱指数（ankle-brachial index，ABI）是最常用的 PAD 筛查方法。ABI 由踝部收缩压（足背或胫后动脉收缩压高值）除以肱部收缩压计算，解释如下：

- ABI<0.9：异常。
- ABI 为 0.7~0.89：轻度 PAD。
- ABI 为 0.4~0.69：中度 PAD。
- ABI<0.4：严重 PAD。
- ABI>1.3：钙化或弹性较差的血管（糖尿病或慢性肾病患者）。

其他非侵入性生理检查包括节段肢体压力和脉冲记录、多普勒超声和双相动脉。经皮血氧测定法用于评估严重 PAD 患者的组织氧合情况，以评估缺血创面的愈合潜力。

CT 血管成像（computed tomography angiography，CTA）和磁共振血管成像（magnetic resonance angiography，MRA）是一种高灵敏度和特异性的 PAD 诊断工具。CTA 的辐射暴露、某些金属异物的禁忌证以及 MRA 中晚期肾病的肾源性全身纤维化的风险可能限制其应用。黄金标准成像研究是数字减影动脉造影术，由于其空间分辨率优于 CTA 和 MRA，常用于血管内重建。

外周动脉疾病的康复管理

应立即实施危险因素的修正。戒烟除了可以降低心肌梗死和因血管原因而死亡的风险外，还可减缓 PAD 向严重肢体缺血的进展。对于高血压、糖尿病或血脂异常患者来说，控制血压、控制血糖和降低低密度脂蛋白胆固醇至关重要。抗血小板药物如阿司匹林（75~325 mg/d）和（或）氯吡格雷（75 mg/d）用于降低心血管风险。

运动训练对跛行患者而言是一种有效的干预手段。典型的锻炼方案包括特定的跑步机步行，每周 3~5 次，持续 3~6 个月，据报道步行距离有 35%~200% 的改善。该方案包括在跑步机上运动，以引起中度跛行，然后休息一段时间，以解决重复跛行症状。此外，还可以使用自行车测力器。强烈建议在每个运动之前和之后进行热身活动和整理活动。

提高血管功能能力的药物治疗包括西洛他唑（100 mg，每日 2 次），一种磷酸二酯酶抑制剂被证明能在短期内使步行距离适度提高约 25%。使用降脂剂阿托伐他汀（每天 80 mg，持续 12 个月）可以改善无痛步行时间，但不会增加最大步行时间。血运重建很少被用于跛行患者，仅用于保守治疗失败的患者、症状有改善可能性的患者或严重缺血的患者。血运重建策略应根据病变部位、解剖因素、患者的一般情况和偏好进行个体化制定。常见的外科手术包括局部疾病的动脉内膜切除术，但旁路移植术更为常见。如果解剖允许（主动脉髂动脉），可进行血管内成形术和支架置入术，最好在手术前进行。

静脉系统疾病

常见的慢性静脉疾病包括静脉曲张和慢性静脉功能不全（chronic venous insufficiency，CVI）。CVI 是一种临床表现，范围从美容问题和水肿到严重症状，包括持续静脉高压引起的持续性疼痛和溃疡。尽管静脉曲张是静脉疾病的最常见形式，但 CVI 对老年人的活动能力有更显著的影响，尽管其患病率不断上升，但通常未被医疗工作人员充分认识。在美国大约有 700 万人患有 CVI。虽然 CVI 的基本机制并不清楚，该病包括腓肠肌和其他下肢肌肉泵机制功能障碍导致静脉回流受阻，静脉高压，毛细血管壁扩张并最终导致静脉瓣膜不足和静脉回流系统的破坏、阻塞。

将静脉血泵回心脏需要功能良好的小腿肌肉。小腿肌肉功能障碍与踝关节活动范围的缩小有关，常与神经病有关。小腿肌肉功能障碍除了导致静脉功能不全外，还可能影响自主活动能力。危险因素包括年龄、性别、肥胖、怀孕、静脉炎、既往的腿部受伤和静脉曲张家族史。

临床表现

CVI 的症状包括肿胀、不安、四肢沉重、疲劳、疼痛、搏动感、灼烧感、刺痛感和夜间腿部抽筋。体格检查时可观察到静脉曲张、色素沉着（含铁血黄素沉积）、淤滞性皮炎、萎缩性白斑（既往毛细血管缺乏导致的溃疡部位有白色瘢痕）或脂质皮肤硬化，伴或不伴有压痛。

疼痛和压痛的鉴别诊断包括：

- 深静脉血栓形成。
- 动脉缺血性跛行。
- 贝克囊肿破裂。
- 神经根病变。
- 腓肠肌紧张。

水肿，典型的凹陷（或长期病程伴有的更少凹陷的"肌肉样水肿"），应该被评估并应测量肢体围度。可以通过止血带检查来确定静脉功能不全（浅表、深部或两者兼有）的分布情况。在浅静脉功能不全时，在特伦德堡体位使用止血带，患者坐起来，静脉被清空后会保持塌陷。在深部（或合并的）供血不足时，会出现静脉曲张。

诊断以临床为主，根据病史和体格检查来确定，但多普勒超声可用于检测血流方向，评估静脉反射和可能的静脉阻塞。CT 和 MRI 很少用于评估近端静脉或邻近结构的梗阻。

管理

管理包括改变生活方式，主要包括减肥、腿部抬高和膝关节以下使用压力袜。分级弹性袜在 20 mmHg（近端）至 30 mmHg（远端）下可缓解疼痛和水肿。由于患者在行走过程中腿部周长的变化而产生的动态刚度和压力变化，它们在患者走动时的效果最好。较高的压力（30～40 或者 40～50 mmHg）可能适用于更严重的静脉功能不全或静脉溃疡患者。此外，压力袜可以给小腿提供皮肤刺激，从而可以改善本体感觉和姿势稳定性。在老年人中使用弹性袜是很有挑战性的，因为使用它们很困难。Unna 靴对于静脉功能不全的初始治疗是非常不错的选择。Unna 靴是一种由甘油，水和氧化锌浸渍的特殊的纱布带。半硬性的特点使 Unna 靴成为一种有效的控制疼痛和凹陷性水肿的方式，同时不限制行动。在感染得到控制之前，任何一种加压疗法都不能应用于活动性感染患者，而且在充血性心力衰竭患者中必须谨慎使用。如果怀疑同时存在 PAD，建议在进行加压治疗前进行无创动脉检测。利尿剂和微量纯化黄酮类化合物（地奥司明）可作为 CVI 患者加压治疗的辅助手段。

小结

PNSD 和 PVD 的症状经常被老年人和他们的家人认为是"变老"的一部分。早期识别和管理 PNSD 和 PVD 对老年人最大限度

地独立生活很重要。高度怀疑、病史、体格检查是准确诊断的关键。诊断测试通常用于确认和进一步定位病理。成功的 PNSD 和

PVD 的管理需要多学科的方法，包括修正危险因素、患者教育、治疗练习、家庭运动计划和药物管理。

参考文献

1. Vasunilashorn S, Coppin AK, Patel KV, et al. Use of the short physical performance battery score to predict loss of ability to walk 400 meters: analysis from the InCHIANTI study. *J Gerontol A Biol Sci Med Sci*. 2009;64(2): 223 - 229.

2. Chung J, Demiris G, Thompson HJ. Instruments to assess mobility limitation in community-dwelling older adults: a systematic review. *J Aging Phys Act*. 2015; 23(2): 298 - 313.

3. Iezzoni LI, McCarthy EP, Davis RB, Siebens H. Mobility difficulties are not only a problem of old age. *J Gen Intern Med*. 2001;16(4): 235 - 243.

4. Guralnik JM, Ferrucci L, Simonsick EM, Salive ME, Wallace RB. Lower-extremity function in persons over the age of 70 years as a predictor of subsequent disability. *N Engl J Med*. 1995;332(9): 556 - 561.

5. Kelly-Hayes M, Jette AM, Wolf PA, D'Agostino RB, Odell PM. Functional limitations and disability among elders in the Framingham Study. *Am J Public Health*. 1992;82(6): 841 - 845.

6. van Schie CH. Neuropathy: mobility and quality of life. *Diabetes Metab Res Rev*. 2008;24(suppl 1): S45 - S51.

7. Jahn K, Zwergal A, Schniepp R. Gait disturbances in old age: classification, diagnosis, and treatment from a neurological perspective. *Dtsch Ärzteblatt Int*. 2010; 107(17): 306 - 316.

8. Ward RE, Caserotti P, Cauley JA, et al. Mobility-related consequences of reduced lower-extremity peripheral nerve function with age: a systematic review. *Aging Dis*. 2016;7(4): 466 - 478.

9. Iezzoni LI, McCarthy EP, Davis RB, Siebens H. Mobility problems and perceptions of disability by self-respondents and proxy respondents. *Med Care*. 2000;38(10): 1051 - 1057.

10. Andrews AW, Chinworth SA, Bourassa M, Garvin M, Benton D, Tanner S. Update on distance and velocity requirements for community ambulation. *J Geriatr Phys Ther*. 2010;33(3): 128 - 134.

11. Gregg EW, Sorlie P, Paulose-Ram R, et al. Prevalence of lower-extremity disease in the US adult population ≥ 40 years of age with and without diabetes: 1999 - 2000 national health and nutrition examination survey. *Diabetes Care*. 2004;27(7): 1591 - 1597.

12. Monticelli ML, Beghi E. Chronic symmetric polyneuropathy in the elderly. A field screening investigation in two regions of Italy: background and methods of assessment. The Italian General Practitioner Study Group (IGPSG). *Neuroepidemiology*. 1993;12(2): 96 - 105.

13. Verghese J, Bieri PL, Gellido C, Schaumburg HH, Herskovitz S. Peripheral neuropathy in young-old and old-old patients. *Muscle Nerve*. 2001;24(11): 1476 - 1481.

14. Iwere RB, Hewitt J. Myopathy in older people receiving statin therapy: a systematic review and meta-analysis. *Br J Clin Pharmacol*. 2015;80(3): 363 - 371.

15. Dimachkie MM, Barohn RJ. Inclusion body myositis. *Curr Neurol Neurosci Rep*. 2013;13(1): 321.

16. Benveniste O, Guiguet M, Freebody J, et al. Long-term observational study of sporadic inclusion body myositis. *Brain*. 2011;134(Pt 11): 3176 - 3184.

17. Bhardwaj S, Selvarajah S, Schneider EB. Muscular effects of statins in the elderly female: a review. *Clin Interv Aging*. 2013;8: 47 - 59.

18. Ward RE, Boudreau RM, Caserotti P, et al. Sensory and motor peripheral nerve function and incident mobility disability. *J Am Geriatr Soc*. 2014;62(12): 2273 - 2279.

19. Gwathmey KG. Sensory neuronopathies. *Muscle Nerve*. 2016;53(1): 8 - 19.

20. Viswanathan A, Sudarsky L. Balance and gait problems in the elderly. In: Vinken PJ, Bruyn GW, eds. *Handbook of Clinical Neurology*. vol. 103.;2012: 623 - 634.

21. O'Connor AB. Neuropathic pain: quality-of-life impact, costs and cost effectiveness of therapy. *Pharmacoeconomics*. 2009;27(2): 95 - 112.

22. Frykberg RG, Bowen J, Hall J, Tallis A, Tierney E, Freeman D. Prevalence of equinus in diabetic versus nondiabetic patients. *J Am Podiatr Med Assoc*. 2012; 102(2): 84 - 88.

23. Barouk P, Barouk LS. Clinical diagnosis of gastrocnemius tightness. *Foot Ankle Clin*. 2014;19(4): 659 - 667.

24. Cimino WR. Tarsal tunnel syndrome: review of the literature. *Foot Ankle*. 1990;11(1): 47 - 52.

25. Vinik AI. Clinical practice. Diabetic sensory and motor neuropathy. *N Engl J Med*. 2016;374(15): 1455 - 1464.

26. Benassi G, D'Alessandro R, Gallassi R, Morreale A, Lugaresi E. Neurological examination in subjects over 65 years: an epidemiological survey. *Neuroepidemiology*. 1990;9(1): 27 - 38.

27. Vrancken AF, Kalmijn S, Brugman F, Rinkel GJ, Notermans NC. The meaning of distal sensory loss and absent ankle reflexes in relation to age: a meta-analysis. *J Neurol*. 2006;253(5): 578 – 589.

28. Martina ISJ, van Koningsveld R, Schmitz PIM, van der Meché FGA, van Doorn PA. Measuring vibration threshold with a graduated tuning fork in normal aging and in patients with polyneuropathy. *J Neurol Neurosurg Psychiatry*. 1998;65(5): 743 – 747.

29. Pestronk A, Florence J, Levine T, et al. Sensory exam with a quantitative tuning fork: rapid, sensitive and predictive of SNAP amplitude. *Neurology*. 2004; 62(3): 461 – 464.

30. Van Asseldonk JT, Franssen H, Van den Berg-Vos RM, Wokke JH, Van den Berg LH. Multifocal motor neuropathy. *Lancet Neurol*. 2005;4(5): 309 – 319.

31. Chawla J. Stepwise approach to myopathy in systemic disease. *Front Neurol*. 2011;2: 49.

32. Sharp L, Vernino S. Paraneoplastic neuromuscular disorders. *Muscle Nerve*. 2012;46(6): 839 – 840.

33. Robinson-Papp J, Simpson DM. Neuromuscular diseases associated with HIV-1 infection. *Muscle Nerve*. 2009;40(6): 1043 – 1053.

34. Halperin JJ. Lyme disease and the peripheral nervous system. *Muscle Nerve*. 2003;28(2): 133 – 143.

35. Alexopoulos H, Dalakas MC. Immunology of stiff person syndrome and other GAD-associated neurological disorders. *Expert Rev Clin Immunol*. 2013;9(11): 1043 – 1053.

36. Stoll G, Wilder-Smith E, Bendszus M. Imaging of the peripheral nervous system. In: Vinken PJ, Bruyn GW, eds. *Handbook of Clinical Neurology*. vol. 115.; 2013: 137 – 153.

37. Chhabra A. Peripheral MR neurography: approach to interpretation. *Neuroimaging Clin N Am*. 2014; 24 (1): 79 – 89.

38. Carter GT. Rehabilitation management of peripheral neuropathy. *Semin Neurol*. 2005;25(2): 229 – 237.

39. Gilardin L, Bayry J, Kaveri SV. Intravenous immunoglobulin as clinical immune-modulating therapy. *Can Med Assoc J*. 2015;187(4): 257 – 264.

40. Abresch RT, Carter GT, Han JJ, McDonald CM. Exercise in neuromuscular diseases. *Phys Med Rehabil Clin North Am*. 2012;23(3): 653 – 673.

41. Kerstman E, Ahn S, Battu S, Tariq S, Grabois M. Neuropathic pain. *Handbook of clinical neurology/ edited by PJ Vinken and GW Bruyn*. 2013;110.

42. Baron R, Binder A, Wasner G. Neuropathic pain: diagnosis, pathophysiological mechanisms, and treatment. *Lancet Neurol*. 2010;9(8): 807 – 819.

43. Kullo IJ, Rooke TW. Peripheral artery disease. *N Engl J Med*. 2016;374(9): 861 – 871.

44. Hirsch AT, Haskal ZJ, Hertzer NR, et al. ACC/ AHA 2005 practice guidelines for the management of patients with peripheral arterial disease (lower extremity, renal, mesenteric, and abdominal aortic): a collaborative report from the American Association for Vascular Surgery/Society for Vascular Surgery, Society for Cardiovascular Angiography and Interventions, Society for Vascular Medicine and Biology, Society of Interventional Radiology, and the ACC/AHA Task Force on Practice Guidelines (Writing Committee to Develop Guidelines for the Management of Patients with Peripheral Arterial Disease): endorsed by the American Association of Cardiovascular and Pulmonary Rehabilitation; National Heart, Lung, and Blood Institute; Society for Vascular Nursing; TransAtlantic Inter-Society Consensus; and Vascular Disease Foundation. *Circulation*. 2006;113(11): e463 – e654.

45. Salameh MJ, Ratchford EV. Update on peripheral arterial disease and claudication rehabilitation. *Phys Med Rehabil Clin North Am*. 2009;20(4): 627 – 656.

46. Treat-Jacobson D, Halverson SL, Ratchford A, Regensteiner JG, Lindquist R, Hirsch AT. A patient-derived perspective of health-related quality of life with peripheral arterial disease. *J Nurs Scholarsh*. 2002;34(1): 55 – 60.

47. Aronow WS. Peripheral arterial disease in the elderly. *Clin Interv Aging*. 2007;2(4): 645 – 654.

48. Stewart KJ, Hiatt WR, Regensteiner JG, Hirsch AT. Exercise training for claudication. *N Engl J Med*. 2002;347(24): 1941 – 1951.

49. Falcone RA, Hirsch AT, Regensteiner JG, et al. Peripheral arterial disease rehabilitation: a review. *J Cardiopulm Rehabil*. 2003;23(3): 170 – 175.

50. Ouriel K. Peripheral arterial disease. *Lancet*. 2001; 358(9289): 1257 – 1264.

51. Eberhardt RT, Raffetto JD. Chronic venous insufficiency. *Circulation*. 2014;130(4): 333 – 346.

52. Raju S, Neglen P. Clinical practice. Chronic venous insufficiency and varicose veins. *N Engl J Med*. 2009; 360(22): 2319 – 2327.

53. Heit JA. Epidemiology of venous thromboembolism. *Nat Rev Cardiol*. 2015;12(8): 464 – 474.

54. Eberhardt RT, Raffetto JD. Chronic venous insufficiency. *Circulation*. 2005;111(18): 2398 – 2409.

55. Weingarten MS. State-of-the-art treatment of chronic venous disease. *Clin Infect Dis*. 2001;32(6): 949 – 954.

56. Yim E, Vivas A, Maderal A, Kirsner RS. Neuropathy and ankle mobility abnormalities in patients with chronic venous disease. *JAMA Dermatol*. 2014; 150 (4): 385 – 389.

57. Newland MR, Patel AR, Prieto L, Boulton AJ, Pacheco M, Kirsner RS. Neuropathy and gait disturbances in patients with venous disease: a pilot study. *Arch Dermatol*.

2009；145（4）：485 – 486.

58. Hamdan A. Management of varicose veins and venous insufficiency. *JAMA*. 2012；308（24）：2612 – 2621.

59. Meissner MH，Gloviczki P，Bergan J，et al. Primary chronic venous disorders. *J Vasc Surg*. 2007；46（6，supplement）：S54 – S67.

60. Sundaresan S，Migden MR，Silapunt S. Stasis dermatitis：pathophysiology，evaluation，and management. *Am J Clin Dermatol*. 2017；18（3）.

61. Espeit L，Pavailler S，Lapole T. Effects of compression stockings on ankle muscle H-reflexes during standing. *Muscle Nerve*. 2017；55（4）：596 – 598.

62. Michael JS，Dogramaci SN，Steel KA，Graham KS. What is the effect of compression garments on a balance task in female athletes? *Gait Posture*. 2014；39（2）：804 – 809.

63. Luz BSR，Araujo CS，Atzingen DANCV，Mendonça ARdA，Mesquita Filho M，de Medeiros ML. Evaluating the effectiveness of the customized Unna boot when treating patients with venous ulcers. *An Bras Dermatol*. 2013；88（1）：41 – 49.

64. Weimer LH. Update on medication-induced peripheral neuropathy. *Curr Neurol Neurosci Rep*. 2009；9（1）：69 – 75.

65. Vilholm OJ，Christensen AA，Zedan AH，Itani M. Drug-induced peripheral neuropathy. *Basic Clin Pharmacol Toxicol*. 2014；115（2）：185 – 192.

66. Jones JD，Kirsch HL，Wortmann RL，Pillinger MH. The causes of drug-induced muscle toxicity. *Curr Opin Rheumatol*. 2014；26（6）：697 – 703.

67. Grisold W，Grisold A. Neuromuscular issues in systemic disease. *Curr Neurol Neurosci Rep*. 2015；15（7）：48.

68. Krarup-Hansen A，Helweg-Larsen S，Schmalbruch H，Rørth M，Krarup C. Neuronal involvement in cisplatin neuropathy：prospective clinical and neuro-physiological studies. *Brain*. 2007；130（4）：1076 – 1088.

第7章

关节炎和关节置换术

CHAPTER 7 Arthritis and Joint Replacement

PETER J. MOLEY, MD · ERICK. HOLDER, MD

前言

在本章中,我们将进行骨关节炎的全面概述,特别关注与髋关节有关的骨关节炎。我们讨论了流行病学、病因学、发病机制,推荐的分级系统,从保守治疗措施到关节置换术,术后护理以及与髋关节相关的手术效果。膝关节通常作为比较点,因为文献中关于髋关节和膝关节的介绍经常有重叠部分。

在整个章节中,在正文中穿插了对膝关节相关文献的引用以及单独提到的较大篇幅的"膝骨关节炎临床要点"。以往,我们用于髋关节骨关节炎护理的大多数方法都模仿了基于膝关节研究制定的治疗。我认为,随着我们对髋关节病理学认识的不断提高,髋关节骨关节炎的治疗也有了自己的特色。这是一个巨大且迅速发展的主题。因此,我们希望以互动,有趣和简洁的方式为您提供最相关的科学和临床指南。

骨关节炎流行病学概述

根据美国疾病控制和预防中心的最新数据,骨关节炎影响了美国超过 3 000 万成年人。原发性骨关节炎在老年人群中是引起疼痛和残疾最常见的原因之一。实际上,它是关节炎的最常见形式。然而,在发病年龄、病程进展、相关疼痛和功能受限方面,人与人之

间存在明显的差异。诱发骨关节炎级联反应的根本原因也是多变的。因此,将骨关节炎视为具有多种表型表现的疾病谱而不是单一的疾病过程是合理的。有关节损伤病史(创伤后)、年龄较大、代谢相关病症(肥胖)、遗传、性别、医源性(术后)和解剖因素等是使个体易患骨关节炎的显著风险因素。作为参考,我们讨论了这些风险因素在髋关节骨关节炎发展中的作用。

骨关节炎的发病机制

以往,骨关节炎已经被认为是衰老过程中正常和预期的组成部分。通常,它被通俗地简称为"磨损",属于退行性关节疾病的范畴。然而,随着人们对降低发病率和改善生活质量的兴趣日益增加,而不仅仅是寿命的延长,人们进行了大量研究,致力于进一步深入了解易患骨关节炎的因素以及驱动骨关节炎关节组织破坏的实际潜在病理生理机制。随着我们对骨关节炎发病机制的认识和了解的不断发展,我们已经明确这是一个复杂的过程,简单地称之为"磨损"是相当轻描淡写的。

炎症和原发性骨关节炎

有多种因素可导致骨关节炎发病,目前

已经确定促炎性介质在其中起着重要的作用。促炎介质、蛋白酶和生物力学因素之间的相互作用是一个热门的研究领域。传统上,炎性关节病的诊断部分是通过受影响的关节组织和滑液中的白细胞计数来确定的。从这个意义上讲,典型的细胞炎症并不是骨关节炎的重要特征。一般来说,骨关节炎关节渗出物中的白细胞计数很低,白细胞数量很少超过 2000 个/ml。然而,在炎性关节病中(即类风湿关节炎,强直性脊柱炎),一般认为,关节渗出液中的白细胞数量将超过 2000 个/ml。可能也存在滑膜炎症细胞计数不明确的情况,在确定原发性关节炎的过程中,不能低估全面临床病史和诊断评估的重要性。关于炎性关节病的讨论超出了本章的范围,我们的讨论仍然集中在骨关节炎上。

要了解骨关节炎的炎症成分,我们必须考虑分子水平,其中细胞因子和趋化因子作为促炎介质,它们之间存在相互作用(框7.1)。这些促炎介质在信号传导通路中发挥不可或缺的作用,可导致蛋白水解酶(蛋白酶)的活化。一旦被激活,这些蛋白酶可以分解细胞外基质关节组织。虽然这仍然是一个积极研究的领域,但据推测,过度的力量或异常的关节接触会导致先天免疫反应,从而使关节组织上调促炎因子和蛋白酶进一步介导破坏。

当被活化的促炎介质发出信号时,蛋白酶开始参与细胞外基质蛋白的水解降解过程。涉及几种蛋白酶,包括丝氨酸蛋白酶,半胱氨酸蛋白酶(即组织蛋白酶 K)和基质金属蛋白酶(matrix metalloproteinases, MMPs)。具体而言,ADAMTS - 4(含 I 型血小板结合蛋白基序的解聚蛋白样金属酶),ADAMTS - 5 以及 MMP - 13 分别在聚集体和 II 型胶原蛋白的分解中起重要作用。聚集蛋白聚糖(也称为软骨特异性蛋白多糖核心蛋白或硫酸软骨素蛋白多糖 1)是一种大的高分子量

框7.1

可能在炎症级联中起作用的潜在促炎介质,导致骨关节炎

研究的促炎介质细胞因子
白细胞介素- 1"分解代谢"
肿瘤坏死因子- α
转化生长因子- α
IL - 6
IL - 7
IL - 8
制瘤素 M
与生长有关的致癌基因- α
趋化因子(C-C 基序)配体(CCL19)
巨噬细胞炎症蛋白- 1β
巨噬细胞趋化蛋白- 1
干扰素诱导的蛋白质- 10
干扰素诱导的单核因子
预警素(S100 蛋白)
与损伤相关的分子模式
补体激活

注:IL, interleukin, 白细胞介素。
引自 Loeser RF. Pathogenesis of Osteoarthritis https://www. uptodate. com/contents/pathogenesis-of-osteoarthritis; Liu-Bryan R, Terkeltaub R. Emerging regulators of the inflammatory process in osteoarthritis. Nat Rev Rheumatol. 2015;11(1): 35 - 44; Liu-Bryan R, Terkeltaub R. The growing array of innate inflammatory ignition switches in osteoarthritis. Arthritis Rheum. 2012; 64 (7): 2055 - 2058; Loeser RF, Goldring SR, Scanzello CR, Goldring MB. Osteoarthritis: a disease of the joint as an organ. Arthritis Rheum. 2012; 64(6): 1697 - 1707; Sohn DH, Sokolove J, Sharpe O, et al. Plasma proteins present in osteoarthritic synovial fluid can stimulate cytokine production via Toll-like receptor 4. Arthritis Res Ther. 2012;14(1): R7; Little CB, Fosang AJ. Is cartilage matrix breakdown an appropriate therapeutic target in osteoarthritis-insights from studies of aggrecan and collagen proteolysis? Curr Drug Targets. 2010; 11(5): 561 - 575; and Wang Q, Rozelle AL, Lepus CM, et al. Identification of a central role for complement in osteoarthritis. Nat Med. 2011; 17 (12): 1674 - 1679。

蛋白多糖,在软骨功能和弹性中起着至关重要的作用。II 型胶原蛋白是软骨中最丰富的胶原蛋白。可以想象,人们对制定旨在抑制降解聚集蛋白聚糖和 II 型胶原蛋白酶活化的疾病修饰疗法有相当大的兴趣。

单独关节组件和原发性骨关节炎

关节组织经历破坏性变化的顺序是可变

的,在很大程度上由易感病因决定。骨关节炎发生的主要原因可分为:

(1) 年龄相关。

(2) 创伤(创伤后)。

(3) 医源性(术后)。

(4) 新陈代谢相关(肥胖)。

(5) 解剖学上或遗传上的倾向。

这些原因之间经常存在重叠。无论潜在的病因如何,随着骨关节炎进展到最后阶段,它都会不同程度地影响整个关节。因此,重要的是我们需要回顾骨关节炎级联影响关节每个单独组分的方式,包括关节软骨、滑膜、邻近骨、半月板和关节外软组织。

关节间隙关节软骨常被称为"减震器",因为它能够减少关节软骨下组件感受到的力的传递。虽然这可能是部分准确的,其主要功能是提供一个光滑的关节表面,以允许有效的滑动关节运动。它由紧密胶原网络组成,提供拉伸强度并含有亲水性蛋白聚糖。通常,骨关节炎的病理解剖的最早证据涉及关节软骨,这一点可以通过关节最大负荷下局部区域的纤维性颤动证实。一旦关节软骨的完整性受到损害,胶原网络就会在微观层面展开,允许水流入亲水性蛋白聚糖,因此,软骨扩张。软骨细胞是软骨中唯一的细胞类型,其功能是维持软骨基质。当软骨发生损伤时,软骨细胞的活性上调,有观点认为,一些细胞发生表型转化成为肥大的软骨细胞,产生 X 型胶原和蛋白酶,如 MMP - 13。蛋白酶通过促炎信号通路被激活,从而导致胶原蛋白的进一步破坏。这导致了一个恶性循环,软骨细胞的活性再次被上调,导致产生更多的细胞因子和蛋白酶。

滑膜是一种结缔组织,位于关节的内囊表面并且负责滑膜液的产生。滑液是维持关节空间内的低摩擦状态所必需的并充当润滑剂。透明质酸(hyaluronic acid,HA)是滑液

的组分,对于维持其黏度是重要的。在骨关节炎级联中,大多数个体表现出一定程度的滑膜炎症(滑膜炎),伴或不伴有滑膜肥大。滑膜炎可能非常疼痛。它还可能通过产生促炎因子,如损伤相关的分子模式,进一步促进软骨变性。但是,滑膜炎并不被认为是骨关节炎的主要诱发因素。

软骨下骨以及关节周围的肌肉组织负责承受大部分的关节负荷。当对软骨下骨施加过度的剪切和负荷时,由于不适当矿化的胶原蛋白的产生增加,会形成骨硬化(图 7.1)。此外,骨刺(骨赘)在关节边缘发展(图 7.2 A 和 B)。这些骨赘经常在各种肌肉、肌腱和韧带的插入点处发展。在晚期疾病中,骨囊肿也可见,虽然骨侵蚀是原发性骨关节炎的非典型表现。此外,通过磁共振成像等先进的成像方式,在经受最大机械应力的区域,通常可以看到局部骨性水肿、坏死和纤维化等骨髓损伤。

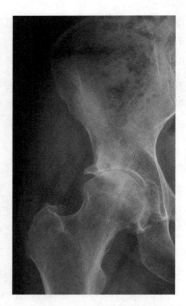

图 7.1　右侧髋部前后位冠状切面图

表现出右侧髋骨骨对骨的骨关节炎改变。有软骨下硬化和囊性变化。值得注意的是,右髋关节的骨质结构相对疏松,部分原因是废用

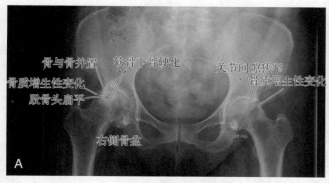
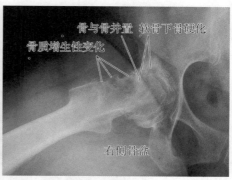

图 7.2　A. 骨盆前后位冠状切面图。B. 右侧髋部髋外旋拉长时的视图

严重的髋关节骨关节炎,右侧大于左侧。右股骨头的上外侧面由于软骨下骨硬化和脓肿伴慢性嵌塞而扁平化。髋臼侧面有骨性增生性变化(骨赘)

需要讨论的其他软组织结构包括半月板(膝),髋臼(髋),韧带,关节囊,关节周围肌肉和神经。这些结构中的每一个都在维持稳定性和促进髋部和膝部的适当关节力学中起重要作用。除软骨下骨和关节周围肌肉组织外,半月板在膝关节中起着显著的承重作用。长期以来,关节组织内稳态需要生理生物力学负荷。在老年人群中,通常在没有已知的创伤事件的情况下,在周围的韧带、盂唇和半月板内可见撕裂。半月板撕裂可能是促炎症介质的起源,也是机械不稳定的明显来源,触发退行性骨关节炎级联反应。同样,盂唇撕裂、肌肉失衡、肌肉无力或神经损伤均可导致不稳定,这极大地改变了关节的生物力学稳态,从而产生增强的剪切应力和负荷并触发骨关节炎级联。

既然我们对骨关节炎已经有了很好的认识,我们将仔细研究骨关节炎及其与髋关节(和膝关节)有关的管理(图 7.3A 和 B)。

髋关节骨关节炎

流行病学

45 岁或 45 岁以上人群的影像学显示髋关节骨关节炎的总体患病率大约为 27.6%,其中 9.7% 的人估计是症状性的。一般来

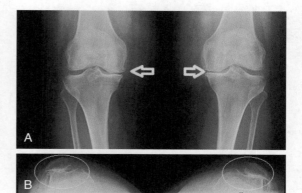

图 7.3　A. 双侧膝关节的前后视图显示骨关节炎优先影响内侧间室,同时丧失正常的外翻功能(箭头)。B. 双膝的俯视图。圆圈表现出严重的双侧髌股关节骨关节炎

说,女性受影响的程度高于男性。文献中报道的髋骨关节炎患病率的差异很大,具体取决于队列的特征和所应用的骨关节炎的定义(自我报告、放射学或临床标准)。对于晚期骨关节炎患者,全髋关节置换术的风险几乎为 10%。在美国,从 1992 年到 2011 年,全髋关节置换率从每 10 万人 139.9 例增加到每 10 万人 306.6 例,增加了 119%。2009年,美国医院用于全髋关节置换术的估计费用为 137 亿美元。随着医疗保健的快速发展和预期寿命的增加,髋关节骨关节炎的中老年患者的手术率将不可避免地继续增加。著

名的髋关节外科骨科专家 Dr. Michael Leunig 和 Dr. Reinhold Ganz 在关于 2014 年国际髋关节学会会议的评论中明确指出："全髋关节置换术是目前外科医生最成功的手术之一。这项手术适用于年龄大于 65 岁的患者，50 岁以下的患者似乎效果不佳。在较年轻的年龄组中避免或至少延迟骨关节炎的发生，可能会对我们年轻患者的生活产生重大影响"。肌肉骨骼专家在识别那些最适合关节置换术的患者中的作用对优化手术结果进行和医疗支出至关重要。

> 膝关节骨关节炎临床指南：2009 年，美国医院中有 620192 例患者因全膝关节置换术出院，相当于支出 285 亿美元。从 2000 年到 2006 年，全膝关节置换手术数增加了 58%，从每 1000 名医疗保险受益人进行 5.5 例增加到 8.7 例行手术治疗。

髋关节的解剖学和生物力学

到目前为止，我们已经讨论了髋关节的基本解剖结构，骨关节炎的发病机制及其对每个关节组件的影响。现在，我们进一步描述髋关节内和关节外组件及其生物力学功能。通过"分层概念/方法"，我们举例说明了一种理解功能性髋关节解剖学的算法方法。

四层方法最初由 Kelly 等人提出，其作为一种系统的方法来辨别哪些与髋关节相关的结构是病理和（或）是疼痛的来源。从根本上说，它是一种辨别年轻、疼痛、非关节炎的髋关节的手段，这在历史上被比喻为黑匣子，即使对精明的临床医生来说也是一个诊断难题。尽管最初并未将此方法描述为诊断难度较低的老年髋关节骨关节炎的评估工具，但无论年龄或病理状况如何，它仍然是系统评估髋关节的有用范例。它将功能性髋关节地解剖划分为骨软骨层、惰性层、收缩层和神经动力层。

第一层是骨软骨层，其由骨盆、髋臼和股骨形成。在正常髋部，该层显示正常关节一致性和正常骨关节运动学，其在髋关节骨关节炎中有很大改变。该层的异常分为三类：静态超负荷、动态撞击和动态不稳定性。有几个因素可能导致静态超负荷，包括前躯干或外侧髋臼覆盖不全（发育不良），股骨前倾或股骨外翻。动态撞击可能是由于股骨髋臼撞击（femoroacetabular impingement，FAI），股骨后倾或股骨内翻引起的。当功能性运动范围要求超过正常运动参数时，可能发生动态不稳定，从而可能导致半脱位和关节内关节损伤。

第二层被描述为"惰性"层，由盂唇、关节囊、韧带复合体和圆韧带组成。这些结构维持髋关节的静态稳定性。如果关节的静态稳定性受到损害，则可能会发生进一步的退化，最终引起骨关节炎级联。

第三层被描述为髋关节和半骨盆的"收缩"层。该层由整个半骨盆肌肉组成，从腰骶部肌肉组织延伸到骨盆底。通过肌肉平衡，第三层不仅有助于促进髋关节，还促进骨盆和躯干的动态稳定性。同样，如在骨关节炎中所看到的，髋关节运动的丧失可能会阻碍整个动力链中的运动，从而易导致其他地方受伤。

第四层被描述为"神经动力"层，由胸腰丛、腰部组织和下肢结构组成。该层为大多数半骨盆肌组织提供神经支配，促进神经机械控制和反馈，启动生理肌肉激活模式并控制神经肌肉本体感受。此外，这一层对骨盆在股骨上方的位置和姿态至关重要。最重要的是了解骨、惰性、收缩和神经动力层的成分如何协同工作，以促进正常的髋关节力学。很明显，如果这四层中任何一层的损伤没有以适当和及时的方式处理，那么退化和骨关节炎发生只是时间问题。接下来我们研究髋关节病理形态学的影响。

髋关节病理形态

在我们对骨关节炎的概述中,我们描述了由异常关节接触引起的超生理力之间的相互作用,导致先天免疫反应,其中关节组织上调促炎因子和蛋白酶,进一步介导破坏。这是一个积极研究的领域。可以说,关于髋关节的文献正在迅速增多。曾经有人认为,大多数髋关节骨关节炎是特发性的。在过去的 15 年到 20 年里,我们在了解髋关节骨关节炎方面取得了巨大进步,其与发育性髋关节病理形态有关,导致了髋关节前期疾病并最终导致骨关节炎。

特别感兴趣的两个领域是 FAI 和髋关节发育不良(developmental dysplasia of the hip, DDH)。发育性髋关节疾病,例如股骨头骨骺滑脱和股骨头缺血坏死病,也与 FAI 形态有关,但被认为少部分患者存在 FAI。尚不清楚为什么某些具有 FAI 形态的个体会出现症状,因为只有一小部分具有 FAI 形态的个体出现症状。从理论上讲,有症状的 FAI 的发展是由于骨骼撞击而引起的髋臼唇和软骨损伤。症状通常被描述为腹股沟或臀部疼痛,这些疼痛随着身体活动而加重,通常与髋关节活动的末端范围的减小有关。

非手术和手术髋关节保守护理呈指数级增长,其目标是减少骨关节炎级联发生以及生命后期需要进行髋关节置换术。髋关节保守护理在整形外科手术中具有很大的潜力。有了这些知识,肌肉骨骼医生一致认为髋关节病理形态学是髋关节骨关节炎病理生理学的主导因素,有充分研究的力学证据支持。

股骨髋臼撞击综合征

髋关节"撞击"的概念并不是一种新的现象,实际上至少已经在史密斯-彼得森 1936 年的文献中描述过。1965 年,Murray 描述了一个轻微的解剖异常,他称之为"倾斜畸形"。他将倾斜畸形描述为股骨头相对于股骨颈的内侧角度,说明了其与后来的髋关节骨关节炎的发展有关。Murray 的发现鼓励了许多人,对这一理论的进一步研究得到了美国的 Harris 及其同事以及南非的 Solomon 和其同事的支持。在 21 世纪初期,Ganz 及其同事描述了 FAI 的概念并且更详细地描述了它与骨关节炎的关系,同时描述了一种治疗该疾病的新的手术技术。Ganz 提供的文献和 21 世纪初关节镜手术引起了人们对 FAI 诊断和治疗的兴趣和相关文献的巨大增长。

FAI 有两种类型:凸轮型形态和钳型形态。然而,联合畸形并不少见。

凸轮型形态

凸轮型形态是由股骨头部和颈部之间的偏移量损失引起的,导致髋臼"由外向内"分层。"偏移"是指头颈部交界处的轮廓,应该是凹的而不是平的或凸的(突出的),这被称为凸轮型畸形(图 7.4)。股骨颈偏移的损伤通常发生在前外侧。据记载,FAI 可以发生在关节内的任何地方,虽然它往往发生在前外侧并且是在屈曲时由股骨内旋引起的。这是由于凸轮病变和髋臼之间的异常接触,从而导致软骨损伤。随着软骨损伤区域的延伸,股骨头在缺损内重新定位,导致关节间隙变窄(joint space narrowing, JSN)。另外,凸

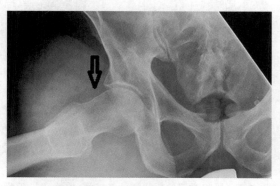

图 7.4 骨盆前后位冠状切面图(重新格式化与骨盆剪裁)

黑色箭头显示出轻微的关节间隙变窄,头颈部交界处的骨突出,表明凸轮型形态

轮病变邻接髋关节的前上唇。最终结果是髋臼软骨与盂唇分离以及髋臼软骨与软骨下骨分层。随着时间的推移，由于股骨头撞击髋臼的慢性影响，软骨下囊肿在股骨头内或头颈交界处附近形成。这种畸形往往在年轻的运动男性中更为普遍。因为前上位骨关节炎，随着时间的推移，存在凸轮型 FAI 的髋关节功能逐渐减退。

钳型形态

钳型形态描述了髋臼对股骨头的过度覆盖（图 7.5）。这导致髋臼边缘对股骨头-颈部交界处的线性冲击，这在孤立的钳形畸形中是正常的形态。受影响的区域往往是前部。与孤立的凸轮病变不同，钳形畸形中第一个受损的结构往往是前上盂唇。随着时间的推移，骨头附着在盂唇旁边的骨边缘上并发展，延长了盂唇的边缘并增强了撞击和继发性盂唇退化。同样地，靠近退化的盂唇的髋臼软骨开始分解，股骨颈受影响的部位

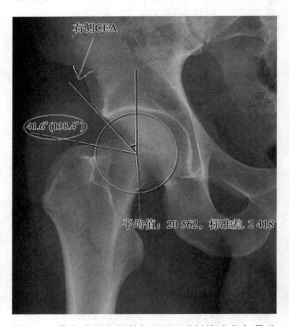

图 7.5　骨盆前后位冠状切面图（重新格式化与骨盆裁剪）

横向中心边缘角度（也称为 Wiberg 的中心边缘角度）用于评估髋臼对股骨头的上外侧覆盖，大于 36°的值表明股骨头可能过度覆盖（钳型形态）

形成了骨痂和骨膜溃疡。在疾病晚期，后下方股骨头软骨/髋臼软骨也会磨损，这被称为"对冲伤"。这种畸形在 30～40 岁的女性中更常见。由于后下性或中央性骨关节炎，具有钳夹型 FAI 的髋部往往会随着时间的推移而功能逐渐减退。

股骨髋臼撞击综合征的处理

2016 年，在华威大学召开了一个国际多学科专家小组会议，就 FAI 综合征患者的诊断和治疗形成共识。专家组将 FAI 综合征定义为"一种与运动相关的髋关节临床疾病，伴有三联症状、临床体征和影像学表现。它代表了股骨近端与髋臼之间的早期接触"。其关键在于要有症状才能诊断 FAI 综合征，其主要症状是疼痛，通常与运动或位置有关。此外，FAI 患者还可能报告有卡住、锁定、僵硬或松动。否则，在无症状患者中，应该将孤立的病等症状理学形态称为凸轮或夹钳形态。

对具有 FAI 综合征的不同患者群体的适当管理需要上述三种资源的可用性。

治疗 FAI 综合征的目的是在短期内缓解疼痛和功能限制并长期限制骨关节炎的发展或进展。治疗策略通常分为三类：保守治疗、康复治疗和手术治疗。建议在发生髋关节骨关节炎之前或在非常轻微的髋关节骨关节炎病例中考虑关节保留手术，因为这些人往往会从手术中比晚期髋关节骨关节炎患者获得更大的治疗效果。虽然迄今为止对髋关节保留治疗进行了大量研究，但目前还没有高水平的证据证明 FAI 综合征的明确治疗选择（表 7.1）。没有明确的证据表明治疗具有凸轮或夹钳形态的个体，将长期降低其发展为 FAI 综合征或骨关节炎的风险。有足够的证据表明凸轮形态与髋关节骨关节炎之间确实存在关联。然而，夹钳形态与髋关节骨关节炎之间是否存在关联尚不明确。最后，由于髋关节保守治疗仍在起始阶段，目前

表 7.1
治疗股骨髋臼撞击综合征的保守、康复或手术方法

治　疗	目　的	结　果
保守治疗	• 患者宣教 • 改变活动 • 改变生活方式 • 非甾体类抗炎药 • 关节内注射类固醇 • 密切随访	• 没有关于单独保守治疗对 FAI 综合征症状的结果的报道
结构化物理治疗	• 髋关节稳定性评估、治疗和宣教 • 神经肌肉控制 • 功能性运动模式评估和治疗 • 腰骶部运动范围	• 物理治疗部分尚未经过充分验证，每个机构和治疗师提供的治疗方法存在差异 • 物理治疗与至少 2 年的治疗改善有关
手术（关节镜或开放式）	• 目标是纠正髋部形态，以允许无撞击运动 • 清创凸轮病变 • 在钳形病变中修剪和（或）重新定位髋臼 • ±纠正股骨扭转 • ±调整股骨颈角度 • 如果需要，切除、修复和重建盂唇或软骨	• 关于手术结果的更多研究已经发表，但是存在设计和样本量不足以及偏倚风险的问题 • 研究表明，症状改善可能至少持续 5～10 年

还没有长期的前瞻性结果研究来确定 FAI 综合征的治疗是否会改变生命后期骨关节炎的发展。有几项正在进行的随机临床试验比较了保守、康复和外科治疗方案，研究结果预计将在未来几年内公布。

髋关节发育不良

DDH 指的是不发育的，浅的或变形的（也可能是不正确方向的）髋臼导致股骨头的髋臼覆盖减少（图 7.6 和 7.7）。DDH 使盂唇和关节软骨易于承受异常接触力，导致髋关节早期退化。它被认为是年轻成人患骨关节炎的主要原因。研究表明，髋臼发育不良可导致 52%～50% 的患者在 52 岁时出现继发性骨关节炎。由于髋臼缘超负荷（常常是前躯干），年轻的成人患者经常主诉髋部疼痛，称为髋臼缘综合征（图 7.8）。患者经常

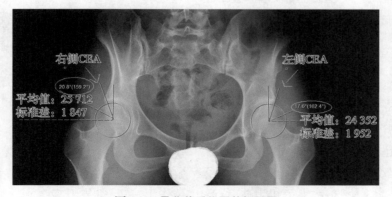

图 7.6　骨盆前后位冠状切面图

对于浅髋臼，双侧股骨头双侧不覆盖（发育不良），横向中心边缘角用于评估髋臼对股骨头的上外侧覆盖。小于 25°的值可能表明股骨头覆盖不足（发育不良）

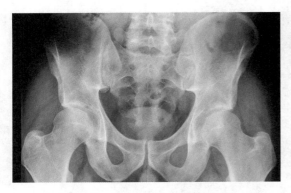

图7.7　骨盆的前后位冠状视图

双侧股骨头外侧裸露（发育不良），双侧髋关节间隙变窄。此外，存在潜在凸轮型形态的细微特征。值得注意的是，这名患者已经48岁了，骨关节炎级联已经开始

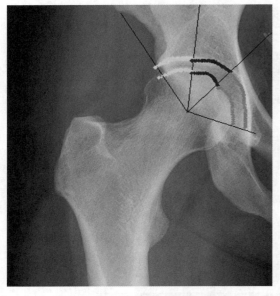

图7.8　骨盆前后位冠状切面图（重新格式化与骨盆剪裁）

关节空间狭窄区域的表现。黄色：上/外关节间隙；蓝色：轴向关节空间；橙色：内侧/下侧关节间隙。该图像中的关节空间保持良好

将这种疼痛描述为突然、尖锐、局限于腹股沟区域，与机械超负荷相关，随着时间的推移逐渐增加严重程度和频率。患有 DDH 的年轻成人患者也可能主诉咬合、锁定和咔哒声，这可能归因于关节内（即唇裂）和关节外的作用过程（即腰肌腱断裂）。不稳定的感觉也很常见。

与 FAI 综合征一样，已经制定了用于治疗 DDH 的髋部保留手术。一旦有症状的患者被诊断为发育异常，就应确定患者是否适合进行髋部保留手术。患者应接受适应证、潜在益处、风险和文献报道的预期结果等全面的宣教。最常推荐用于治疗这种疾病的手术是伯恩髋臼周围截骨术。没有或轻度骨关节炎的患者是这种手术最合适的候选者，其目标是减轻疼痛、恢复功能并减缓髋关节骨关节炎的发展或进展。

髋关节骨关节炎的相关危险因素

性别

女性通常被认为是其他关节发生骨关节炎的危险因素，尽管性别与髋关节骨关节炎之间的关系尚不太清楚，研究结果相互矛盾。对超过 14 000 名参与者参与的 9 项研究进行的大型 meta 分析评估确定，髋关节骨关节炎的严重程度没有显著的性别差异。女性髋关节骨关节炎的发病风险较高，但髋关节骨关节炎的患病率没有明显的性别差异。Framingham 骨关节炎研究发现，男性髋关节骨关节炎的患病率高于女性。不过，男性与女性症状性髋关节骨关节炎的患病率无显著差异。

> 膝关节骨关节炎临床指南：研究表明，与男性相比，女性膝关节骨关节炎的患病率更高。

遗传学和种族

髋关节骨关节炎发展的一个诱发因素是遗传因素。一项经典的双胞胎研究，旨在确定女性对影像学确定的髋关节骨关节炎的遗传作用，表明遗传因素在女性髋关节骨性关节炎的发展中发挥重要作用，占风险的 60%。当考虑到年龄、髋骨密度和身体质量

指数(body mass index，BMI)等潜在的混杂因素时，遗传性的估计值略有下降。如前所述，FAI 已被确定为骨关节炎发展的潜在先兆。Pollard 等比较了接受原发性撞击治疗的 64 位患者的 96 名兄弟姐妹，已确定凸轮畸形患者的兄弟姐妹具有相同畸形的相对风险为 2.8，而钳形畸形患者的兄弟姐妹具有相同畸形的相对风险为 2.0。同样，与对照组相比，兄弟姐妹中双侧畸形的发生率更高。Pelt 等指出在一级、二级和三级亲属中，进行全髋关节镜治疗骨关节炎的相对风险增加。一项关于髋关节和膝关节骨关节炎遗传流行病学范围的研究报告称，原发性骨关节炎的可遗传成分可能占易感性的 50%。到目前为止，已经发现了至少 18 个与骨关节炎相关的基因位点。需要进一步的研究来确定确切的基因，基因突变和相关的诊断性生物标志物，这些标志物是在疾病表现之前准确筛查骨关节炎和制定靶向治疗疾病方案所必需的。

一般认为，髋关节骨关节炎的患病率是基于种族的遗传变异。其中一个例子是 Nevitt 及其同事进行的一项研究，该研究比较了美国和中国老年人髋关节骨关节炎的患病率。经确定，中国成年人(60～89 岁)的影像学上的髋关节骨关节炎的患病率在女性中为 0.9%，在男性中为 1.1%，患病率没有随年龄增加而增加。在中国髋关节骨关节炎与白种人患病率差异的研究中，与白种人女性相比，中国女性的影像学确定的髋关节骨关节炎年龄标准化患病率较低，与年龄匹配的白种人男性相比，中国男性影像学确定的髋关节骨关节炎的患病率较低，总的来说患病率低 80%～90%。在一项基于社区的大型队列研究中，包括非洲裔美国人(African American，AA)和白种人，确定 AA 和白种人表现出相似的影像学确定的髋关节骨关节炎的基线频率，虽然注意到髋关节造影特征

的基线差异，经过 6 年的随访，AA 疼痛和残疾增加，而白种人的影像学确定的髋关节骨关节炎的患病率更多。认为 AA 中残疾的进展是由于这个人群中对髋关节骨关节炎管理的需求未得到满足。

膳食因素

关于饮食因素与骨关节炎的相关性的文献并不完全可靠，研究结果相互矛盾且缺乏有说服力的证据。许多维生素和矿物质被认为可能对骨关节炎的发展，进展或最小化具有保护作用。这些包括维生素 D、维生素 K、维生素 C、维生素 E 以及硒。例如，维生素 D 已被证明对维持骨骼健康和骨骼代谢非常重要。在一项评估血清维生素 D 和髋关节骨关节炎的影像学改变之间关系的研究中，确定了最低(8～22 ng/mL)或中位(23～29 ng/mL)的受试者，与最高三分位数(30～72 ng/mL)的受试者相比，发生髋关节骨关节炎(定义为明确的 JSN)的风险增加。然而，维生素 D 水平与骨赘或新的疾病不相关。最近发表的 meta 分析评估了 25 -(OH)维生素 D 血清水平与骨关节炎之间的关系，结果表明，流行病学研究并没有提供任何 25 -(OH)维生素 D 与髋关节骨关节炎之间独立相关的有力证据。关于其他上述饮食因素相矛盾的结果也有发表。

肥胖

长期以来，肌肉骨骼医学已经确立了一种共识，肥胖是骨关节炎发展或进展的可改变的风险因素，特别是在负重关节中。文献中关于肥胖对髋关节骨关节炎的影响的证据并不像肥胖对膝关节骨关节炎的发展的影响那样明确。然而，有证据表明，肥胖通过生物力学因素和促炎介质的上调来促进髋关节骨关节炎的发展。研究表明，BMI 与双侧髋关节骨关节炎之间存在相关性。在一项研究中，评估了 568 例由于原发性骨关节炎而接

受全髋关节置换术的女性，BMI 较高患者的置换风险增加。BMI 等于或大于 35 kg/m² 的女性因骨关节炎而进行髋关节置换的风险比 BMI 低于 22 kg/m² 的女性增加了两倍。在一项评估 14 项流行病学研究的大型系统评价和 meta 分析中，确定 BMI 与髋关节骨关节炎风险增加密切相关，髋关节骨关节炎的风险与性别、研究设计或骨关节炎定义无关。BMI 每增加 5 个单位，髋关节骨关节炎的风险增加 11%。相反，一项随访 10 年的流行病学研究表明，高 BMI 与膝关节骨性关节炎和手部骨关节炎显著相关，但与髋关节骨关节炎无关。肥胖与髋关节骨关节炎之间的关系尚需要明确，进一步研究将有助于更好地理解这种关联。

> 膝关节骨关节炎临床指南：AAOS 膝关节骨关节炎治疗证据指南，第 2 版（2013 年），建议膝关节症状性骨关节炎和 BMI＞25 kg/m² 患者减轻体重；中等证据。

年龄

不可否认，老龄是所有关节发生骨关节炎的最强危险因素之一。它是多因素的，可能与累积暴露于危险因素和生物衰退有关，如细胞衰老、软骨细胞密度降低导致软骨变薄，肌肉支持减弱和本体感受反馈减弱。实际结果是关节合成和降解之间不平衡，促进骨关节炎级联反应。

职业

人们认为，由于职业而长期进行高强度活动或长期接触高强度运动使个体易患髋关节骨关节炎（以及其他关节）。该机制是由于长期的生物力学应力导致剪切力和增强的负荷，触发骨关节炎级联。流行病学研究表明，髋关节骨关节炎和重度体力劳动之间存在很强的相关性。据记录，农民的风险特别高。

一篇综述回顾了髋关节骨关节炎和繁重体力劳动之间关系的文献，包括农业，建筑和攀登工作，结果表明，负重和髋关节骨关节炎之间存在相关性，其相关性有中到强度的证据支持。具体而言，负荷必须至少为 10～20 kg，持续 10～20 年，才能显示出患髋关节骨关节炎的风险明显增加。有人指出，耕作 10 年后，患髋关节骨关节炎的风险翻了一番。然而，髋关节骨关节炎与建筑工人之间关系的证据有限，没有足够的证据证明爬楼梯或梯子与髋关节骨关节炎之间存在相关性。同样，早期研究表明，髋关节骨关节炎与职业负重的持续时间和重量之间存在直接关系。这项研究也证明了频繁的爬楼梯和髋关节骨关节炎之间的因果关系。

还有人指出，参加高强度运动的运动员患髋关节骨关节炎的风险较高。已经有人提出了几种通常围绕两个概念的机制。第一个概念是高冲击力的生物力学关节负荷和剪切应力导致骨关节炎，在重型体力劳动者中也观察到一种类似的机制。第二个概念与凸轮型形态的高发有关，其可能发生在青少年期间，而骨质发育仍在进行，青年通过运动参与频繁的侧切、旋转和高冲击活动。人们认为，在这个关键的发育阶段，经常参与这些活动，产生的这些力会导致股骨近端骨骺的重复损伤，导致凸轮型形态。

总的来说，虽然长期参与重型体力劳动或高强度运动的人已被证明易患髋关节骨关节炎，但尚缺乏流行病学证据来支持运动或身体活动对一般人群髋关节有不利影响的观点。

髋关节和膝关节骨关节炎的临床诊断标准

1981 年，美国风湿病协会［现称为美国风湿病学会（American College of Rheumatology，ACR）］要求诊断和治疗标准委员会建立一个小组委员会,重点关注骨关节炎分类标准的制定。Altman 及其同事们在 1986 年首次公布了膝关节骨关节炎的分类标准,随后在 1991 年发表了膝关节骨关节炎的分类标准。这些研究是肌肉骨骼医学文献中最常引用的文章之一并保持相关性。在膝关节的初步研究期间,人们认为没有一套单一的标准可以满足膝关节骨关节炎标准适用的所有情况。因此,小组委员会设计了不同的分类标准集,可根据情况和诊断人员可用的工具使用(表

7.2)。研究人员确定骨赘的存在,似乎能最好地区分骨关节炎和非骨关节炎介导的膝关节病理。

1991 年,ACR 创建了髋关节骨关节炎分类的标准,确定没有影像学评估的临床标准是相当敏感的,但不是特别具有特异性(表 7.3)。值得注意的是,内旋和髋屈曲减少具有重要的临床意义。与之前的研究相似,疼痛被认为是髋关节骨关节炎的主要症状,尽管疼痛的部位和诱发疼痛的体力活动特征在

表 7.2 美国风湿病协会膝关节骨关节炎的分类和报告标准		
临床＋实验室检查	临床＋影像学检查	临床 φ
膝关节疼痛和(至少 9 个中的 5 个): • 年龄＞50 岁 • 晨僵＜30 min • 关节弹响 • 骨质增生 • 骨性压痛 • 无明显皮温增高 • ESR＜40 mm/h • RF＜1∶40 • SF OA 92％敏感性 75％特异性	膝关节疼痛,骨赘和(3 个中至少 1 个): • 年龄＞50 岁 • 晨僵＜30 min • 关节弹响 92％敏感性 86％特异性	膝关节疼痛和(至少 6 个中的 3 个): • 年龄＞50 岁 • 晨僵＜30 min • 关节弹响 • 骨质增生 • 骨性压痛 • 无明显皮温增高 95％敏感性 69％特异性

注:ESR,orythrocyte sedimentation rate,红细胞沉降率;RF,rheurnatoid factor,类风湿因子;SF OA,synovial fluid signs of osteoarthritis,骨关节炎的滑液体征(透明、黏稠或白细胞计数＜2 000 细胞/mm³);φ,临床类别的选项若是 6 个中的 4 个,则 84％敏感性,89％特异性。

引自 Altman R, Asch E, Bloch D, et al. Development of criteria for the classification and reporting of osteoarthritis. Classification of osteoarthritis of the knee. Diagnostic and Therapeutic Criteria Committee of the American Rheumatism Association. Arthritis Rheum. 1986;29(8):1047.

表 7.3 美国风湿病学会髋关节骨关节炎的分类和报告标准		
临床标准组 I	临床标准组 II	临床＋影像学标准
髋部疼痛和臀部内旋＜15°,ESR≤45 mm/hr(如果 ESR 不可用,请用≤115°的髋关节屈曲代替)	髋部疼痛和臀部内旋≥15°,臀部内旋转疼痛,臀部晨僵≤60 分钟,年龄＞50 岁	髋部疼痛和至少两个以下特征:ESR＜20 mm/h 股骨和(或)髋臼骨赘影像学显示关节间隙变窄[上,轴向和(或)内侧]

注:ESR,红细胞沉降率。

髋关节骨关节炎患者中并不一致,与其他原因引起的髋关节疼痛患者之间没有显著差异。在影像学特征中,骨赘是最能区分髋关节骨关节炎和其他原因引起的髋关节疼痛的特征。

髋关节和膝关节骨关节炎分级

已经存在几种分级系统来描述基于影像学标准的骨关节炎的严重性。髋关节骨关节炎通常通过总体视觉定性评估工具或通过分析关节间隙宽度(joint space width, JSW)(表 7.4~7.5;框 7.2;表 7.6)来评估。最常见的是,Tönnis 和 Heinecke 分类系统以及 Kellgren 和 Lawrence 分类系统被用于评估髋关节骨关节炎,而膝关节骨关节炎最常用 Kellgren 和 Lawrence 分类系统(表 7.3~7.5)。无论分级评估工具如何,都必须保持观察者内部和之间的一致。通常在一个机构内,建议所有的肌肉骨骼从业者都接受培训,使用相同的评分系统,以便有强大的观察者内部和观察者之间的可靠性。全球视觉评估工具一直受到批评,因为它们在某种程度上具有主观性,由于等级之间的模糊区分,常常是考官对评估结果的主观解释。

表 7.4
Tönnis 和 Heinecke 分类系统

分级	特 征
0	没有骨关节炎的迹象
1	关节间隙略微变窄,关节边缘轻微滑脱,股骨头或髋臼轻度硬化
2	股骨头或髋臼小囊肿,关节脊柱变窄,股骨头球形度适度丧失
3	大囊肿,关节间隙严重缩小或闭塞,股骨头严重畸形,缺血性坏死

注:引自 Tönis D, Heinecke A. Acetabular and femoral anteversion: relationship with osteoarthritis of the hip. J Bone Joint Surg Am. 1999;81(12): 1747 - 1770.

表 7.5
Kellgren 和 Lawrence 分类系统

分级	特 征
无(0)	无骨关节病的 X 射线变化
可疑(1)	可疑的关节间隙变窄和骨赘
轻度(2)	前后负重 X 线片上可见确定的骨赘和可能的关节间隙变窄
中度(3)	多发性骨赘,明确的关节间隙变窄,硬化,可能的骨性畸形
重度(4)	大骨赘,明显的关节间隙变窄,严重硬化,确定的骨性畸形

注:最初作为手、腕、脊柱、髋关节和膝关节的分级工具进行研究。当前,它更常用于对髋关节和膝关节的骨关节炎进行分级。

引自 Kellgren JH, Lawrence JS. Radiological assessment of osteo-arthrosis. Ann Rheum Dis. 1957;16(4): 494 - 502s and O'Brien WM. In: Lawrence JS, ed. Rheumatism in Populations. London: William Heinemann Medical Books; 1977: 572 pp. Arthritis Rheum. 1978;21(3): 398.

框 7.2
Croft 等人对髋关节骨关节炎的影像学指标进行比较,以确定流行病学上对该病的最佳定义

侧关节空间
上方的关节空间
内侧关节空间
最小的关节间隙
软骨下硬化的最大厚度
最大骨赘的大小
整体定性评估(表 7.6)

注:引自 Croft P, Cooper C, Wickham C, et al. Defining osteoarthritis of the hip for epidemiologic studies. Am J Epidemiol. 1990;132(3): 514 - 522.

在经常被引用的 1990 年 Croft 等的研究中,作者比较了 7 项髋关节骨关节炎的影像学指标,以确定用于流行病学调查的该疾病的最佳定义(框 7.2;表 7.6)。在 759 名男性的一个子集中,最小的关节间隙和软骨下硬化的厚度是最能预测髋部疼痛的影像学特征。最小关节间隙定义为从股骨头边缘到髋臼的最短距离。最后,Croft 等人得出结论:

表 7.6
Croft 等人设计的髋关节骨关节炎整体定性评估工具

分级	特 征
0 级	无骨关节炎改变
1 级	仅有骨质疏松症
2 级	仅关节间隙狭窄
3 级	骨赘、关节间隙狭窄，软骨下硬化和囊肿形成中的两个表现
4 级	骨赘、关节间隙狭窄，软骨下硬化和囊肿形成中的三个表现
5 级	同 4 级，但有股骨头畸形

注：引自 Croft P, Cooper C, Wickham C, et al. Defining osteoarthritis of the hip for epidemiologic studies. Am J Epidemiol. 1990;132(3)：514-522。

"最小关节间隙是一个简单，可重复利用的髋关节骨关节炎指数，与疾病的其他影像学特征和症状相关，适用于流行病学研究。我们检查的其他影像学指标都没有达到这些标准。"(框 7.2)因此，最小的关节间隙显示了最佳的观察者内和观察者间的可重复性。这项研究的一个主要局限性是它只包括年龄在 60~75 岁的男性。

2004 年，雅各布森等人对 3 807 名受试者(1 448 名男性和 2 359 名女性)进行了一项大型队列研究，发现女性的平均最小 JSW 比男性要窄。此外，他们确定，无论性别如何，最小 JSW 在生命的第 4 个十年之后下降，女性更是如此。最后，当使用 JSW 的 2.0 mm 截止值时，无论骨关节炎的其他影像学特征如何，60 岁以上的参与者中，髋关节骨关节炎的患病率从 4.4% 到 5.3% 不等。最小的 JSW 小于 2.0 mm 与主诉髋关节疼痛有着最强的联系。在一项研究中，比较了最小 JSW 方法，Kellren 和 Lawrence 分级系统以及 Croft 分级系统，Terjesen 等人确定最小 JSW 方法(在本研究中定义为小于 2.0 mm)是对

DDH 患者进行髋关节骨关节炎评分时最简单、最可靠和可重复的分类方法。

在日常实践中，症状和影像学检查结果往往不一致。根据影像学标准有骨关节炎证据的患者是无症状的，而主诉关节疼痛的患者缺乏骨关节炎的影像学证据，这并不少见。因此，对髋关节的解剖学和生物力学的基本了解以及临床和影像诊断标准，对直接护理至关重要。最后值得一提的是，磁共振成像比 X 线更有助于发现骨关节炎的早期结构变化。

老年髋、膝关节骨关节炎患者的照护

老年人的骨关节炎对于曾经功能良好，活跃和独立的老年患者来说是一个沉重的负担。因此，敏锐的实践者应该意识到向他/她寻求建议的老年患者的身体和心理障碍。临床评估的关键部分应该集中于评估混杂的社会心理因素，包括情绪障碍、睡眠障碍、家庭、人际关系或工作压力。应当考虑患者的合并症、社会支持、日常生活活动和功能目标，以形成综合、整体的患者管理方法。

从历史上看，髋关节和膝关节骨关节炎治疗的临床指南已合并，原因是缺乏针对髋关节的研究。关于膝关节骨关节炎的文献更多，这可能是因为膝关节骨关节炎的患病率较高，膝关节可以更容易地被评估和获取临床干预。尽管存在重叠，但基于我们对骨关节炎的发病机制和髋关节特有的病理形态学的讨论，很明显，这种广义的治疗分组存在根本缺陷。正如亨特及其同事明确指出："尽管人们越来越多地认为骨关节炎并不是一个影响关节的单一疾病，而是一系列不同的病症，每种病症都有独特的病因和可能的治疗方法，这些病因在最终途径上有共同点。"

骨关节炎患者的健康宣教
老年骨关节炎患者的治疗的关键组成部

分是通过患者宣教奠定基础。应该通过简洁易懂的术语，个性化的以患者为中心的方法，尽相当大的努力来解释导致其症状的潜在病理。可以使用几种不同的模式，包括与参与患者治疗的医生或物理治疗师的讨论、书面讲义、自我管理程序、支持组和正式网站。重要的是，患者在治疗计划中扮演主动而非被动的角色，结合根据偏好和目标而设定的共享的决策模式。目前治疗症状性骨关节炎患者的标准包括活动和生活方式改变、适当的辅助装置、物理治疗、口服和局部治疗以及关节内注射。如果经过保守治疗症状仍然难以控制，则可能需要手术干预。

活动和生活方式改善

骨关节炎的保守治疗旨在保持关节的完整性，缓解疼痛并维持患者的整体功能。有鉴于此，减轻体重和运动一直被认为是关节骨关节炎非药物治疗的基石。对于那些因 BMI 标准 $> 25\,kg/m^2$ 而被归类为超重或肥胖的下肢骨关节炎患者，通常建议减肥。以往，关于减肥和运动治疗对骨关节炎的益处的建议是基于对膝关节的研究而得出的，被认为适用于髋关节。一般而言，对髋关节骨关节炎患者进行保守治疗缺乏有力的研究证据。

然而，正如人们凭直觉所预料的那样，最近的文献初步证明，通过运动、体重减轻和饮食调理的结合，可以实现患有髋关节骨关节炎的超重患者改善身体功能和疼痛。然而，这项研究被认为是初步的，目前没有针对髋关节骨关节炎患者的减肥干预的随机试验。同样，虽然运动被广泛推荐用于治疗髋关节骨关节炎，但研究是有限的，证明了在减少疼痛和改善功能方面可获得适度的益处。相比之下，膝关节的文献更加稳健和令人信服。

一项随机研究评估了运动疗法和患者宣教与单独患者宣教（对照）对轻度至中度症状性髋关节骨关节炎患者 6 年生存率的疗效。患者（$n = 109$）被随机分配到运动/患者教育组和对照组（患者教育组）。我们确定运动/患者教育组 55 例患者中只有 22 例接受了全髋关节置换术，而 54 例中对照组进行全髋关节置换的平均时间为 3.5 年，而运动/患者教育组为 5.4 年。尽管运动治疗组在研究结束前或在进行全髋关节置换术前有更好的髋关节功能，但两组之间的疼痛或僵硬度无显著差异。作者指出，这可能表明，髋关节功能可能比髋关节疼痛在延迟全髋关节置换术中发挥更大的作用。运动疗法计划专为髋关节骨关节炎患者设计，至少每周一次，维持 3 个月的有监督的疗程以及每周 2～3 次的家庭锻炼。然而，除了其他局限性之外，没有关于 12 周后继续进行运动治疗计划的数据。

需要进一步研究以最终确定运动和体重减轻作为管理髋关节骨关节炎和推迟髋关节置换的保守措施的长期效果。关于运动的类型、频率、模式（即陆上或水上）和时间需要进一步说明。无论如何，渥太华专家组的指南建议，在进行负重运动之前超重或肥胖患者应考虑减轻体重，以避免进一步的关节破坏。总的来说，建议运动、饮食和减肥计划应针对每位患者的独特要求而制定。

物理治疗计划

髋关节或膝关节骨关节炎治疗模式的一个重要组成部分是确定是否将患者纳入物理治疗计划，以增强其功能和整体健康。有氧运动和强化运动是髋关节或膝关节骨关节炎非手术治疗中最常使用的干预措施。老年髋关节或膝关节骨关节炎患者的结构化治疗方案尤为重要，因为合并症常常在依从性和运动的耐受性方面起着混淆作用。此外，制订治疗方案以改善疼痛、僵硬和功能，而不引起疼痛并激励患者长期坚持该方案的挑战可能是艰巨的。

令人惊讶的是,在 2010 年之前,文献中没有发现专门针对髋关节骨关节炎的锻炼计划。在开具物理治疗方案之前,应在初次临床接触期间完成对患者关节活动范围、力量、耐力、运动控制和功能的有针对性的评估。一般而言,针对髋关节或膝关节骨关节炎的有针对性的治疗性锻炼计划应包括热身、力量训练、功能锻炼和柔韧性/伸展性训练。应注意频率、总就诊次数和参与性预防措施以及患者的合并症、功能和疼痛限制。

热身应根据患者的情况进行个性化设置,但经常包括在跑步机上轻松行走或使用固定或斜躺式自行车。如果行走是可以耐受的,应特别注意步态力学,包括对称性和节奏并在需要时评估辅助装置的改进。在热身时,应根据患者的个人需求,由物理治疗师自行决定采用手法治疗和方式。力量训练有许多潜在的好处。病例对照研究显示,髋关节骨关节炎患者的肌力下降和肌肉萎缩。正如预期的那样,随机对照试验显示了年轻人和老年人强化训练和功能锻炼的益处。应进行核心肌肉组织的强化训练,同时髋关节周围支持肌的强化训练也应作为髋关节肌肉激活的一部分。

还应该结合患者日常活动的需求进行功能性治疗练习。治疗方案的一个目标是通过添加动态运动,减少支撑的基础和(或)潜在地增加运动的范围来增加功能锻炼的难度。伸展/柔韧性项目应该包括由物理治疗师机械启动的被动放松动作以及由患者启动的主动运动和动态伸展。重要的是治疗师要适应运动范围的限制,这些限制是由真正的肌肉组织引起的,而不是结构性的(即髋关节球窝结构),因为这是增加功能性活动范围不可或缺的,而不会加剧与潜在骨关节炎相关的疼痛。

关于髋关节骨关节炎和物理治疗,应该提到几个注意事项。首先,在肌肉骨骼领域,关于物理治疗在髋关节骨关节炎治疗中的作用存在争议。一些研究人员争论说,除了自我锻炼计划的预期效果外,治疗的效果微乎其微。Bennell 及其同事完成了一项随机、安慰剂对照,参与者和评估者双盲的研究,比较了物理治疗组与假治疗组,没有发现组间疼痛或功能的差异。相比之下,一些研究表明,接受运动疗法的患者的原生髋关节的生存时间增加,身体功能改善,疼痛减轻。

膝关节骨关节炎临床指南:AAOS 膝关节骨关节炎治疗循证指南,第 2 版(2013 年),强烈建议患有症状性膝关节骨关节炎的患者参与自我管理计划、力量训练、低强度有氧运动和神经肌肉相关知识的宣教,参与符合国家指南的体育活动。他们无法提供支持或反对手法治疗或方式的建议。

此外,对于患有髋关节骨关节炎的患者,最佳运动剂量(即运动次数、重复次数和每次治疗的持续时间和治疗程序)尚不清楚,比较运动方案参数的研究有限。目前来自几项随机对照试验和系统评价的最佳证据表明,手法治疗(即关节松动技术、肌肉拉伸及软组织按摩)作为髋关节和膝关节骨关节炎患者运动项目的辅助治疗,在改善身体功能、运动范围和参与者评估改善方面不太可能提供任何额外的好处。需要进一步的高质量研究来明确说明哪一组髋关节炎患者对物理治疗反应较好,以及最佳治疗的治疗方法、时间、频率和持续时间。

辅助设备:强大的手杖

手杖和人类历史交织在一起。在第六王朝(公元前 2830 年)的埃及墓葬中就有手杖的插图。从历史上看,手杖是时尚和高贵的象征。随着人口老龄化的发展,手杖已变得与衰弱、活力下降联系在一起。然而，布朗特在1956年发表的哨兵文章中的陈述（"不要扔掉手杖"）仍然中肯和有价值。他敏锐地说，"渐渐地，我们要把眼镜，听觉装置和假牙看作是对生活的欢迎，而不是衰老的耻辱。它们应该被接受为更丰富生活的组成部分。手杖，也应该被恢复为防止疲劳和微跛步态的手段，而不是作为恶化迹象的标志"。

通常止痛的（跛行）的步态是蹒跚的、疲劳的，经常会对腰椎产生压力，可能导致股骨头上的压力（高达体重的四倍），加剧了髋关节的进一步恶化。在髋关节关节炎的对侧手（即右手，左髋）使用拐杖可减少穿过髋关节的力，减少了同侧髋关节外展肌（即左髋）在单支撑（即左腿）站立阶段支撑体重时所需的拉力。因此，手杖应该与受影响的肢体一起向前移动，这就是所谓的三点步态模式。手杖能够为受影响的肢体分担高达20%的体重。

手杖是一种有效的、支持性的装置和本体感受辅助器，有可能延长原生髋关节骨关节炎患者的寿命，同时增强健康和功能。应与患者进行有关手杖效用的知情讨论，此讨论应包括对患者当前局限性、骨关节炎程度、疼痛、合并症和功能目标的现实评估，因为手杖可能不是在每种情况下都是合适的辅具。目标是为患者提供使其积极参与治疗计划所需的所有信息和工具。

> 膝关节骨关节炎临床指南：AAOS膝关节骨关节炎治疗证据指南，第2版（2013年），无法提供支持或反对外翻导向力支架（内侧间室卸载器）的建议。同样，根据中等证据，委员会不能建议将外侧楔形鞋垫用于有症状的膝关节内侧间室骨关节炎患者。

药理管理

从历史上看，骨关节炎的药理学管理一直是姑息治疗并侧重于症状缓解。另外，已经有几种疾病修饰性骨关节炎药物在临床前试验中表现出很大的前景，但不幸的是在临床研究中却没有表现出相同的预期。本文提供了更常用的药物治疗的简要概述。迄今为止，对髋关节骨关节炎患者进行的试验很少。通常，髋关节骨关节炎患者的治疗方式与膝关节骨关节炎患者相似。

本章的作者建议参考美国骨科医师学会（American Academy of Orthopaedic Surgeons, AAOS）、ACR、国际骨关节炎研究会的临床指南和美国国家卫生与保健优化研究所"骨关节炎：成人治疗和管理"，以获取有关骨关节炎治疗建议的最新信息。在考虑骨关节炎患者的医疗管理时，没有一种单一的"食谱"来指导治疗。应根据患者的功能水平、疼痛、合并症、价值观和目标对每位患者进行个性化评估。因此，指南应该作为一种工具使用而且不是绝对的，因为患者症状和对所提供治疗的反应存在差异。有关髋关节骨关节炎管理的ACR和AAOS建议摘要，请参阅框7.3和表7.7。另请参阅"膝关节骨关节炎临床指南"，了解ACR和AAOS对膝关节骨关节炎治疗的高收益率建议。

补充剂

"补充剂"通常与"营养保健品"交替使用，"补充剂"是起源于"营养"和"药物"的术语，实质上描述的是"具有健康益处的食品，包括预防和（或）治疗疾病"。经常被提及的骨关节炎补充剂包括硫酸葡糖苷、软骨素、蝶呤、鳄梨、大豆不皂化物和姜黄。关于这些补充剂在治疗骨关节炎中的功效的文献是高度异质的，部分原因是研究参数的变化、赞助偏倚、缺乏足够的长期随访以及将疼痛作为主要结果具有主观性。然而，根据大量的文献，可以公平地说，没有明确的证据表明补充剂

框 7.3
美国风湿病学会 2012 年关于髋关节骨关节炎药物治疗的建议

ACR 髋关节骨关节炎药物管理建议（2012）

有条件地推荐以下内容：
- 对乙酰氨基酚
- 口服非甾体类抗炎药
- 关节内皮质类固醇注射
- 曲马多

有条件地不建议以下内容：
- 硫酸软骨素
- 氨基葡萄糖

不建议：
- 局部 NSAIDs
- 关节内注射透明质酸盐
- 度洛西汀
- 阿片类镇痛药

注意：这些是 ACR 最新发布的建议，基于截至 2010 年底的可用证据而得出。获取有关任何修订或更新，请定期参阅 ACR 网站（http://www.rheumatology.org/）。本表中的信息可能早于本章中提到的许多研究。

注：ACR，美国风湿病学会；NSAIDs，非甾体类抗炎药。

引自 Hochberg MC，Altman RD，April KT，et al. American College of Rheumatology 2012 recommendations for the use of nonpharmacologic and pharmacologic therapies in osteoarthritis of the hand，hip，and knee. Arthritis Care Res (Hoboken). 2012;64(4)：471.

表 7.7
2017 年美国骨科医师学会关于髋关节骨关节炎的循证临床实践指南的建议摘要

AAOS 髋关节骨关节炎循证临床实践指南（2017）	建议
非麻醉管理	强有力证据支持非甾体类抗炎药可以改善症状性髋关节骨关节炎患者的短期疼痛、功能或两者兼有
氨基葡萄糖硫酸盐	中度证据不支持使用氨基葡萄糖硫酸盐，因为它不能比安慰剂更好地改善有症状的髋关节骨关节炎患者的功能，减少僵硬，减轻疼痛
关节内皮质类固醇	强有力的证据支持使用关节内皮质类固醇在短期内改善有症状的髋关节骨关节炎患者的功能并减轻疼痛
关节内透明质酸	强有力的证据不支持使用关节内 HA，因为它对于有症状的髋关节骨关节炎患者的功能，僵硬和疼痛的改善效果不如安慰剂
物理治疗作为保守治疗	强有力的证据支持使用物理疗法作为一种治疗方法，以改善髋关节骨关节炎和轻度至中度症状患者的功能并减轻疼痛
术前物理治疗	有限的证据支持使用术前物理疗法改善全髋关节置换术后症状性髋关节骨关节炎患者的早期功能
特别说明：生物注射剂	在制定这些指南时，还没有高质量的随机对照试验比较关节内注射干细胞或增生疗法与安慰剂的效果。三项研究比较了关节腔内注射富血小板血浆与 HA 或 PRP 或 HA 的组合，但没有高质量的研究比较 PRP 与安慰剂的效果

注：得到了北美儿科骨科学会，美国物理治疗协会和美国放射学会的认可。

HA，透明质酸；PRP，富血小板血浆。

引自 American Academy of Orthopaedic Surgeons Board of Directors. Management of Osteoarthritis of the Hip：Evidence Based Clinical Practice Guideline；2017. Available at：https://www.aaos.org/uploadedFiles/PreProduction/Quality/Guidelines_and_Reviews/OA%20Hip%20CPG_5.22.17.pdf.

改变了骨关节炎的自然进展。然而,它们通常具有低副作用的特征并且耐受性良好。在某些情况下,一些补充剂已被证明有益于减轻疼痛和增强功能。

> 膝关节骨关节炎临床指南:ACR(2012 年)有条件地建议从业者避免使用营养补充剂(即硫酸软骨素,葡萄糖胺)。AAOS 膝关节骨关节炎治疗循证指南,第 2 版(2013 年),强烈建议不要使用氨基葡萄糖和软骨素治疗有症状的膝关节骨关节炎患者。

对乙酰氨基酚

出于安全原因,指南经常建议使用对乙酰氨基酚作为治疗骨关节炎病症的一线药物制剂。然而,这一点备受争议,因为一些研究表明,与安慰剂相比,对于骨关节炎,对乙酰氨基酚的作用有限。强有力的证据表明,与安慰剂相比,对乙酰氨基酚对髋或膝关节骨关节炎患者具有显著但很小的短期益处。此外,强有力证据表明,频繁使用对乙酰氨基酚会增加肝功能异常的风险,尽管其临床相关性尚不清楚。ACR 有条件地建议髋关节骨关节炎患者使用对乙酰氨基酚。如果使用对乙酰氨基酚,本章的作者建议在最短的时间内使用最低有效剂量,以尽可能减轻疼痛。根据美国食品和药物管理局的建议,推荐的最大日剂量为 4 000 mg。

> 膝关节骨关节炎临床指南:ACR(2012 年)有条件地建议从业者在有症状的膝关节骨关节炎患者中使用对乙酰氨基酚。AAOS 膝关节骨关节炎治疗循证指南,第 2 版(2013 年),无法提供支持或反对使用对乙酰氨基酚治疗症状性膝关节骨关节炎的建议。

非甾体类抗炎药物

非甾体类抗炎药(Nonsteroidal antiinflammatory drugs,NSAIDs)通常被认为是治疗骨关节炎的主要类型。在美国,大约 65% 的骨关节炎患者使用 NSAIDs 作为首选药物。NSAIDs 已被充分研究并被证实了具有缓解骨关节炎症状的作用。然而,只有部分 NSAIDs 在缓解骨关节炎疼痛中一直表现出临床证实的益处。无论如何,在选择 NSAIDs 时,应考虑进行谨慎地风险与效益分析。特别是在老年人群中,在选择 NSAIDs 之前,应仔细评估患者的合并症和当前的药物,因为该药的副作用特征存在差异。无论如何,鉴于 NSAIDs 会带来已证实的心血管,肾脏和胃肠道不良反应,只有在需要的情况下,才应在短时间内使用最低有效剂量,向患者提供有关最佳摄入方法的详细说明(即食物和水)。此外,应告知患者药物的潜在副作用。最后,NSAIDs 可以口服或外用。外用 NSAIDs 已被证明有助于缓解膝关节骨关节炎,但由于髋关节的深度,因此没有建议将其用于髋关节骨关节炎。

替代口服药剂

对于未能对初始治疗方案表现出充分反应的患者,可考虑其他选择。度洛西汀是一种中枢作用的选择性去甲肾上腺素和 5 - 羟色胺再摄取抑制剂,已被证实在缓解骨关节炎相关的膝关节疼痛中有效。一项已发表的研究包括一小部分髋关节骨关节炎患者以及大量的膝关节骨关节炎患者,也显示了度洛西汀治疗骨关节炎引起的慢性疼痛的有利结果。进一步的致力于评估度洛西汀在减轻髋关节骨关节炎疼痛方面的疗效的研究是必要的。

如果所有其他措施都失败或禁忌,可考虑使用曲马多,它是一种弱阿片类药物。但是,应仔细评估副作用并与患者讨论。正如 ACR 2012 年建议中所指出的,曲马多被认为与其他阿片类药物不同,因为它具有中枢镇痛作用，"这被认为不仅是由弱阿片受体激动剂作用介导的，而且还通过调节血清素和去甲肾上腺素水平来介导"。否则，通常不建议将阿片类药物用于治疗膝关节或髋关节骨关节炎，因为在老年人中，其带来的不良反应常常超过的益处。

> 膝关节骨关节炎临床指南：AAOS 膝关节骨关节炎治疗循证指南，第 2 版（2013 年），无法提供支持或反对使用阿片类药物或疼痛贴剂治疗症状性膝关节骨关节炎的建议。

关节内注射

骨关节炎的关节内注射治疗是一个非常令人感兴趣的领域，因为它直接作用在关节内且相对不会引起全身反应。对于通过非药物和口服药物治疗措施而无法缓解的患者，通常考虑注射选择。通常，这些患者因为各种因素不太适合进行髋关节置换或者适合但是选择推迟置换。无论如何，本章的作者建议所有的髋关节内注射均应在超声或透视引导下进行。

皮质类固醇注射：国际指南支持用关节内类固醇注射（intraarticular steroid injections，IASIs）来治疗髋关节骨关节炎，尽管这些建议通常基于膝关节骨关节炎的研究而被认为是适用的。从历史上看，已有研究表明皮质类固醇在膝关节骨关节炎中的短暂疗效，ACR 指南有条件地建议医务人员将膝关节 IASIs 作为治疗选择。然而，最近关于在膝关节骨关节炎中使用 IASIs 的文献存在矛盾，引起了人们对 IASIs 对膝关节的风险与益处的关注（更多细节参见以下膝关节骨关节炎临床要点）。

> 膝关节骨关节炎临床指南：最近一项为期两年的随机安慰剂对照双盲试验，

对症状性膝关节骨关节炎并且超声提示滑膜炎的 140 名患者，每三个月行关节内注射 40 mg 曲安奈德或生理盐水治疗。关节内注射曲安奈德导致的软骨体积损失明显大于生理盐水，组间膝关节疼痛无显著差异。这些结果与先前较小但被高度引用的研究的结果相矛盾，该研究发现，在影像学检查中关节间隙丢失率无差异，但对缓解膝关节疼痛有益处。AAOS 膝关节骨关节炎治疗证据指南，第 2 版（2013 年），无法提供支持或反对使用 IASIs 治疗症状性膝关节骨关节炎的建议。

一项大规模的系统综述表明，"髋关节 IASIs 可能对髋关节骨关节炎短期有效，但是临床意义显著，可减轻患者的疼痛，也可能短暂改善功能"。但是，有必要重申的是，在有症状的髋关节骨关节炎患者中进行的研究数量很少，证据质量相对较差，与膝关节研究相比，总体参与者较少。因此，有可能"高估治疗效果的大小或在没有治疗效果时报告显著效果"。在评估的研究中，大多数参与者正在等待或候补全髋关节置换，提示严重的终末期髋关节骨关节炎。因此，这些结果不能推广到髋关节骨关节炎病情较轻的患者。需要进一步的研究来确定理想的类固醇适用者，评估最佳的类固醇制剂和剂量，确认 IASIs 治疗髋关节骨关节炎的有效性和安全性。

透明质酸：内源性透明质酸（hyaluronan，HA）被描述为在滑液中发现的线性大糖胺聚糖，在关节的衬里层细胞中生成。它通过淋巴循环与关节隔离，被肝内皮细胞分解。其主要功能是提供润滑，黏弹性和组织水合作用。它通过充当渗透缓冲液来维持蛋白质稳态，从而防止大的液体移位。20 世纪 60 年代，商业用 HA 首次从公鸡的鸡冠和脐带组织中分离出来，用于治疗关节炎和眼科手术。

> 膝关节骨关节炎临床指南：ACR（2012 年）关于膝关节骨关节炎的药理学管理的建议，"我们没有关于使用关节内透明质酸盐的建议"（以及度洛西汀和阿片类镇痛药）。AAOS 膝关节骨关节炎治疗循证指南，第 2 版（2013 年），不建议对有症状的膝关节骨关节炎患者使用 HA。

"黏性补给"的基本原理是替代骨关节炎中由于内在 HA 产生和质量的降低而损失的特性。尽管已经投入了相当大的努力来研究 HA 发挥其潜在治疗益处的方法，但仍然不清楚，缺乏"恢复流变学性质"的重要证据。简单地说，人们认为可能涉及两个阶段：初始机械阶段和次生理阶段。初始机械阶段的益处被认为是由于注射 HA 可恢复弹性黏度，因此提供了滑液的润滑和减震能力。生理学益处是指注射 HA 的长期持续益处，持续时间超过 HA 的停留时间（数小时至数天），这主要基于临床前研究。总体而言，关于 HA 对髋关节骨关节炎疗效的文献存在较大的差异并相互矛盾。目前，临床指南不推荐使用 HA 注射治疗髋关节骨关节炎。

生物注射剂：关于使用基于细胞的疗法，如富血小板血浆（platelet-rich plasma，PRP）和间充质干细胞（mesenchymal stem cells，MSCs）来治疗髋关节骨关节炎的文献非常有限，现在就疗效和结果做出任何明确的结论还为时过早。相比之下，已有几项前瞻性、随机对照临床研究评估膝关节骨关节炎和症状调节的生物干预治疗，其中一些研究已显示出一些益处。然而，由于治疗方案、生物注射制剂、研究长度、治疗的膝关节骨关节炎的严重程度、基线患者特征以及使用的对照组和测量的主要结果等方面存在很大的差异，使得难以制定共识声明。因此，没有美国食品和药物管理局（Food and Drug Administration，FDA）许可或 FDA 批准的生物疗法或程序来阻止骨关节炎关节的级联退行性变化。一般而言，有结果表明 PRP 的使用是安全的，骨髓抽吸浓缩物是 MSCs 的安全且可行的来源。两种治疗方法至少在短期内都有可能减轻骨关节炎症状。

在充分认识到临床疗效和成本效益之前，需要进一步的高质量研究来确定最佳患者人群、生物制剂方案和作用机制。关于 PRP 和 MSCs 临床研究评估的最低报告要求的专家共识已经发表，旨在解决报告对结果至关重要的科学数据的局限性，创建更严格的研究参数，以改进生物制剂研究。

> 膝关节骨关节炎临床指南：ACR（2012 年）关于膝关节骨关节炎药理学管理的指南没有提出有关生物制剂的任何建议。这是可以理解的，因为绝大多数调查生物学（PRP，MSCs 治疗膝关节骨关节炎）的随机对照临床研究发生在指南公布日期之后。同样，AAOS 膝关节骨关节炎治疗循证指南，第 2 版（2013 年），无法为有症状的膝关节骨关节炎患者提供支持或反对生长因子注射和（或）PRP 的建议。

全关节置换术（关节成形术）

在患有严重骨关节炎的患者中，存在疼痛、功能受限和所有保守措施的难治性，应该考虑进行全关节置换手术。全髋关节置换术已经从一个为最虚弱的患者保留的效果不佳的手术发展成为目前最成功的骨科手术之一。美国和英国的研究表明，在 10 年随访时植入物存活率超过 95%，25 年随访时植入体存活率超过 80%。大约 65% 的全髋关节置换术发生在 65 岁及以上的老年患者中。

发生率和患病率

关节置换手术的总发生率相当高,美国每年进行的全髋关节和全膝关节置换手术超过 100 万例。截至 2010 年,据估计,整个美国人口中全髋关节置换术和全膝关节置换术的患病率分别为 0.83% 和 1.52%。这相当于 2% 的美国人口进行了全髋关节或全膝关节置换,估计有 700 万人接受了这两种手术,其中 620 000 人同时接受了这两种手术。两种手术的患病率均随着年龄的增长而增加,全膝关节置换的患病率要比全髋关节置换的患病率更稳定(表 7.8)。对于这两种手术,女性患病率均高于男性。鉴于髋关节和膝关节置换术在改善生活质量和功能方面取得的总体成功,预计全髋关节和膝关节置换术的发生率和患病率将会在未来几年继续增加(图 7.9—7.11)。

表 7.8
2010 年按年龄分类的全髋关节和全膝关节置换的患病率估计

年龄	美国全髋关节置换术患病率(%)	美国全膝关节置换术患病率(%)
50 岁	0.58	0.68
60 岁	1.49	2.92
70 岁	3.25	7.29
80 岁	5.26	10.38
90 岁	5.87	8.48

注:这些数据不包括接受全髋关节或全膝关节置换以外的关节置换技术(即部分髋关节或部分膝关节置换)的个体。

引自 Maradit Kremers H, Larson DR, Crowson CS, et al. Prevalence of total hip and knee replacement in the United States. J Bone Joint Surg Am. 2015;97(17):1387.

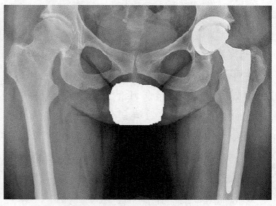

图 7.9　非骨水泥材质左髋关节置换术后前后位冠状切面图(重新格式化与裁剪)的影像解剖学研究。右髋关节间隙缩小,微小骨赘

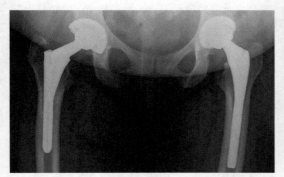

图 7.10　采用非骨水泥股骨和髋臼假体的左、右全髋关节置换术后的材质前后位冠状切面图(重新格式化与裁剪)

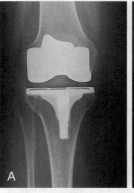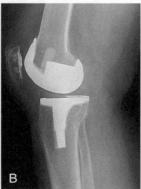

图 7.11　右侧膝关节置换术后的(A)正视图和(B)侧视图状态

髋关节成形术患者和植入物选择

通过仔细筛选患者,可以优化手术效果。肥胖、高龄和医学合并症并非绝对的禁忌证,但应考虑进行谨慎地风险—效益评估。根据2017年AAOS髋关节临床实践指南,中等强度的证据支持当肥胖患者与非肥胖并患有症状性髋关节骨关节炎的患者进行比较时,他们的绝对结果评分可能较低,但全髋关节置换术后患者满意度、疼痛和功能相对改善的程度相似。中等强度证据还表明,年龄增加与髋关节骨关节炎全髋关节置换患者的功能和生活质量降低有关。最后,中等强度证据表明,心理健康障碍,如抑郁、焦虑和精神病,与全髋关节置换术后功能、疼痛缓解和生活质量下降有关。

对患者进行综合评估,以确定哪种植入物设计或手术技术效果最佳。有几种轴承表面可供选择,包括金属对聚乙烯、金属对金属、陶瓷对陶瓷和金属对陶瓷,还有表面置换技术。然而,每个轴承表面都具有一定的益处和风险(即聚乙烯磨损,金属磨损碎片导致铬和钴的血清水平增加,陶瓷组件破裂)。骨水泥或非骨水泥组件(或两者的混合物)可用于全髋关节置换。非骨水泥柄使用更多且具有良好的效果。在美国,60%~90%的全髋关节置换术使用非骨水泥柄。无骨水泥固定的理论优势之一是骨-种植体界面的重塑。表面置换被认为是最常见的骨保护选择,建议年轻、活跃的患者使用,其使用是有争议的。与全髋关节置换术相比,它在技术上要求更高,无菌性松动和翻修手术的风险可能增加。

目前,AAOS指南表明,中等强度证据支持,对于症状性骨关节炎行全髋关节置换术的患者,与手术入路相关的以患者为导向的结果没有临床显著差异。国家注册机构已经彻底改变了我们在国家和全球范围内评估患者预后,手术技术和植入物存活率的能力。

全髋关节置换术并发症

虽然全髋关节置换术通常非常成功,但可能会出现并发症。尽管全髋关节置换手术的技术和植入体设计取得了进展,但在过去的几十年中,翻修率保持不变。翻修手术的常见原因包括不稳定(22%)、机械松动(20%)、感染(15%)、植入失败(10%)、骨质溶解(7%)和假体周围骨折(6%)。翻修后失败的最常见因素包括感染(30%)、不稳定(25%)和松动(19%)。

有限的强有力证据支持肥胖或吸烟患者在全髋关节置换术后发生并发症的风险增加。此外,有限的强有力证据支持接受全髋关节置换术治疗的症状性髋关节骨关节炎患者的年龄增长和死亡风险增加之间的关联。无论如何,中等水平的证据支持术后物理治疗的使用。人们普遍认为,术后物理治疗可以比没有物理治疗管理更大程度地改善早期功能。有关全膝关节置换指南的比较数据,请参阅表7.9。

全髋关节置换术生存率

无论使用何种假体,人造髋关节的存活率都非常好。多年来,手术技术和植入物设计已经进行了多次修订和升级。相信患者可以期望其假体持续使用超过20年。虽然可能会发生并发症,但绝大多数患者并未出现这些并发症。

未来的考虑因素

关节保护治疗的科学正在迅速发展。将治疗范式从终末期骨关节炎的姑息治疗转向关注疾病前兆的早期阶段的趋势将不可避免地继续进行微调。在最近的15~20年,我们对异常髋关节形态学,特别是FAI和DDH,在晚年发生髋关节骨关节炎中的作用的理解有了相当大的进展。髋关节镜检查越来越多地用于矫正关节病理形态,以期能够减少骨

美国骨科医师学会基于证据的 膝关节骨关节炎外科治疗 临床实践指南（2015 年）	建　议
表 7.9 膝关节骨关节炎手术治疗循证临床实践指南的建议摘要	
肥胖	强有力的证据支持肥胖患者在全膝关节置换术后的结果改善较少
术前物理治疗	有限的证据支持 TKA 之前的有监督运动可能会改善手术后的疼痛和身体功能
聚乙烯胫骨组件	强有力的证据支持在膝关节置换术中使用全聚乙烯或模块化胫骨组件，因为结果没有差异
骨水泥与非骨水泥胫骨组件	强有力的证据支持在 TKA 中使用骨水泥或非骨水泥的胫骨假体固定，因为功能结果、并发症和再次手术的发生率相似
骨水泥股骨和胫骨组件与非骨水泥股骨和胫骨组件	由于相似的并发症和再次手术率，中等证据支持在 KA 中使用骨水泥股骨和胫骨组件或非骨水泥股骨和胫骨组件
连续被动运动	强有力的证据支持 KA 之后的 CPM 不会改善结果
术后活动和住院时间	强有力的证据支持在 TKA 当天开始的康复减少了住院时间
术后活动和疼痛/功能	中等证据支持在 TKA 当天开始康复，与术后第 1 天开始康复相比，可减轻疼痛并改善功能
早期有监督的运动计划以及功能和疼痛	中等证据支持 TKA 后 2 个月内的有监督的锻炼计划可改善身体机能。有限的证据支持能减轻疼痛

注：由美国麻醉医师协会支持。得到了膝关节协会，美国髋关节和膝关节外科医师协会，美国放射学会，北美关节镜协会和 AGS 老年医疗专业人员的认可。请参阅 AAOS 指南以获取完整的建议列表。总体而言，关于膝关节骨关节炎的 AAOS 指南和建议比提供给髋关节骨关节炎的指南和建议更全面。

TKA, total knee arthroplasty, 全膝关节置换术；KA, knee arthroplasty, 膝关节置换术；CPM, continuous passive motion, 连续被动运动。

引自 American Academy of Orthopaedic Surgeons Board of Directors. Surgical Management of Osteoarthritis of the Knee：Evidence-Based Clinical Practice Guideline；2015. Available at：https://www. aaos. org/uploadedFiles/ PreProduction/Quality/Guidelines_and_Reviews/guidelines/SMOAK％20CPG_4. 22. 2016. pdf.

关节炎级联反应。无论如何，进一步的临床试验和长期、前瞻性、观察性的研究对于我们真正了解髋关节镜检查与保守治疗措施在降低髋关节骨关节炎风险方面的作用仍然至关重要。髋关节和膝关节全关节置换已被证明是非常成功的手术，可以预期到手术技术和植入物将继续改善。

关于在膝关节骨关节炎中使用生物治疗的文献正在迅速增多，类似的研究也越来越多地应用于髋关节。最近，有史以来第一次就临床研究评估 PRP 和 MSCs 的最低报告要求达成了共识，预计共识参数只会提高生物制剂研究的质量。对于遗传学在骨关节炎发展中所起作用的进一步研究也可能被继续用于基因特异性靶向治疗的制定。

参考文献

1. *Osteoarthritis Fact Sheet*. https://www. cdc. gov/arthritis/basics/osteoarthritis. htm.

2. Loeser RF. *Pathogenesis of Osteoarthritis*. https://www.uptodate.com/contents/pathogenesis-of-osteoarthritis.

3. Liu-Bryan R, Terkeltaub R. Emerging regulators of the inflammatory process in osteoarthritis. *Nat Rev Rheumatol*. 2015;11(1): 35 - 44.

4. Liu-Bryan R, Terkeltaub R. The growing array of innate inflammatory ignition switches in osteoarthritis. *Arthritis Rheum*. 2012;64(7): 2055 - 2058.

5. Loeser RF, Goldring SR, Scanzello CR, Goldring MB. Osteoarthritis: a disease of the joint as an organ. *Arthritis Rheum*. 2012;64(6): 1697 - 1707.

6. Sohn DH, Sokolove J, Sharpe O, et al. Plasma proteins present in osteoarthritic synovial fluid can stimulate cytokine production via Toll-like receptor 4. *Arthritis Res Ther*. 2012;14(1): R7.

7. Little CB, Fosang AJ. Is cartilage matrix breakdown an appropriate therapeutic target in osteoarthritis-insights from studies of aggrecan and collagen proteolysis? *Curr Drug Targets*. 2010;11(5): 561 - 575.

8. Wang Q, Rozelle AL, Lepus CM, et al. Identification of a central role for complement in osteoarthritis. *Nat Med*. 2011;17(12): 1674 - 1679.

9. Troeberg L, Nagase H. Proteases involved in cartilage matrix degradation in osteoarthritis. *Biochim Biophys Acta*. 2012;1824(1): 133 - 145.

10. Tonge DP, Pearson MJ, Jones SW. The hallmarks of osteoarthritis and the potential to develop personalised disease-modifying pharmacological therapeutics. *Osteoarthr Cartil*. 2014;22(5): 609 - 621.

11. Loeuille D, Chary-Valckenaere I, Champigneulle J, et al. Macroscopic and microscopic features of synovial membrane inflammation in the osteoarthritic knee: correlating magnetic resonance imaging findings with disease severity. *Arthritis Rheum*. 2005; 52 (11): 3492 - 3501.

12. Baker K, Grainger A, Niu J, et al. Relation of synovitis to knee pain using contrast-enhanced MRIs. *Ann Rheum Dis*. 2010;69(10): 1779 - 1783.

13. Taljanovic MS, Graham AR, Benjamin JB, et al. Bone marrow edema pattern in advanced hip osteoarthritis: quantitative assessment with magnetic resonance imaging and correlation with clinical examination, radiographic findings, and histopathology. *Skeletal Radiol*. 2008;37(5): 423 - 431.

14. Brophy RH, Rai MF, Zhang Z, Torgomyan A, Sandell LJ. Molecular analysis of age and sex-related gene expression in meniscal tears with and without a concomitant anterior cruciate ligament tear. *J Bone Joint Surg Am*. 2012;94(5): 385 - 393.

15. Jordan JM, Helmick CG, Renner JB, et al. Prevalence of hip symptoms and radiographic and symptomatic hip osteoarthritis in African Americans and Caucasians: the Johnston county osteoarthritis project. *J Rheumatol*. 2009;36(4): 809 - 815.

16. Bennell K. Physiotherapy management of hip osteoarthritis.

17. Murphy NJ, Eyles JP, Hunter DJ. Hip osteoarthritis: etiopathogenesis and implications for management. *Adv Ther*. 2016;33(11): 1921 - 1946.

18. Culliford DJ, Maskell J, Kiran A, et al. The lifetime risk of total hip and knee arthroplasty: results from the UK general practice research database. *Osteoarthr Cartil*. 2012;20(6): 519 - 524.

19. Helmick CG. *Arthritis*. http://www.boneandjoint-burden. org/2013-report/iv-arthritis/iv.

20. Murphy L, Helmick CG. The impact of osteoarthritis in the United States: a population-health perspective. *Am J Nurs*. 2012;112(3 suppl 1): S13 - S19.

21. Leunig M, Ganz R. Editorial comment: 2014 international hip society proceedings. *Clin Orthop Relat Res*. 2015;473(12): 3714 - 3715.

22. Poultsides LA, Bedi A, Kelly BT. An algorithmic approach to mechanical hip pain. *HSS J*. 2012;8(3): 213 - 224.

23. Clohisy JC, Callaghan JJ. Editorial comment: 2015 International Hip Society proceedings. *Clin Orthop Relat Res*. 2016;474(10): 2112 - 2114.

24. Ganz R, Leunig M, Leunig-Ganz K, Harris WH. The etiology of osteoarthritis of the hip: an integrated mechanical concept. *Clin Orthop Relat Res*. 2008;466 (2): 264 - 272.

25. Kuhns BD, Weber AE, Levy DM, Wuerz TH. The natural history of femoroacetabular impingement. *Front Surg*. 2015;2: 58.

26. Tibor LM, Leunig M. The pathoanatomy and arthroscopic management of femoroacetabular impingement. *Bone Joint Res*. 2012;1(10): 245 - 257.

27. Smith-Petersen MN. The classic: treatment of malum coxae senilis, old slipped upper femoral epiphysis, intrapelvic protrusion of the acetabulum, and coxa plana by means of acetabuloplasty. 1936. *Clin Orthop Relat Res*. 2009;467(3): 608 - 615.

28. Griffin DR, Dickenson EJ, O'Donnell J, et al. The Warwick Agreement on femoroacetabular impingement syndrome (FAI syndrome): an international consensus statement. *Br J Sports Med*. 2016; 50 (19): 1169 - 1176.

29. Murray RO. The aetiology of primary osteoarthritis of the hip. *Br J Radiol*. 1965;38(455): 810 - 824.

30. Murray RO, Duncan C. Athletic activity in adolescence as an etiological factor in degenerative hip disease. *J Bone Joint Surg Br*. 1971;53(3): 406 - 419.

31. Solomon L. Patterns of osteoarthritis of the hip. *J Bone Joint Surg Br*. 1976;58(2): 176 - 183.

32. Solomon L. Geographical and anatomical patterns of osteoarthritis. *Br J Rheumatol*. 1984;23(3): 177 - 180.

33. Solomon L. Studies on the pathogenesis of osteoarthritis

J Physiother. 2013;59(3): 145 - 157.

of the hip. *Trans Coll Med South Afr*. 1981: 104-124.

34. Solomon L, Beighton P. Osteoarthrosis of the hip and its relationship to pre-existing in an African population. *J Bone Joint Surg Br*. 1973;55: 216-217.

35. Solomon L, Schnitzler CM, Browett JP. Osteoarthritis of the hip: the patient behind the disease. *Ann Rheum Dis*. 1982;41(2): 118-125.

36. Harris WH. Etiology of osteoarthritis of the hip. *Clin Orthop Relat Res*. 1986;(213): 20-33.

37. Harris WH. Primary osteoarthritis of the hip: a vanishing diagnosis. *J Rheumatol*. 1983; (suppl 9): 64.

38. Harris WH, Bourne RB, Oh I. Intra-articular acetabular labrum: a possible etiological factor in certain cases of osteoarthritis of the hip. *J Bone Joint Surg Am*. 1979; 61(4): 510-514.

39. Stulberg SD. Unrecognized childhood hip disease: a major cause of idiopathic osteoarthritis of the hip. In: *Paper Presented at: The Hip: Proceedings of the Third Open Scientific Meeting of the Hip Society*. 1975. St. Louis, MO.

40. Stulberg SD, Harris WH. Acetabular dysplasia, development of osteoarthritis of the hip. In: *Paper Presented at: The Hip: Proceedings of the Second Open Scientific Session of the Hip Society*. 1974. St. Louis, MO.

41. Ganz R, Gill TJ, Gautier E, Ganz K, Krugel N, Berlemann U. Surgical dislocation of the adult hip a technique with full access to the femoral head and acetabulum without the risk of avascular necrosis. *J Bone Joint Surg Br*. 2001;83(8): 1119-1124.

42. Ganz R, Parvizi J, Beck M, Leunig M, Notzli H, Siebenrock KA. Femoroacetabular impingement: a cause for osteoarthritis of the hip. *Clin Orthop Relat Res*. 2003;(417): 112-120.

43. Clohisy JC, Carlisle JC, Beaule PE, et al. A systematic approach to the plain radiographic evaluation of the young adult hip. *J Bone Joint Surg Am*. 2008; 90 (suppl 4): 47-66.

44. Beck M, Kalhor M, Leunig M, Ganz R. Hip morphology influences the pattern of damage to the acetabular cartilage: femoroacetabular impingement as a cause of early osteoarthritis of the hip. *J Bone Joint Surg Br*. 2005;87(7): 1012-1018.

45. Leunig M, Beck M, Kalhor M, Kim YJ, Werlen S, Ganz R. Fibrocystic changes at anterosuperior femoral neck: prevalence in hips with femoroacetabular impingement. *Radiology*. 2005;236(1): 237-246.

46. Werlen S, Leunig M, Ganz R. Magnetic resonance arthrography of the hip in femoroacetabular impingement: technique and findings. *Oper Tech Orthop*. 2005;15(3): 191-203.

47. Hunt D, Prather H, Harris Hayes M, Clohisy JC.

Clinical outcomes analysis of conservative and surgical treatment of patients with clinical indications of prearthritic, intra-articular hip disorders. *PM R*. 2012;4(7): 479-487.

48. Wall PD, Fernandez M, Griffin DR, Foster NE. Nonoperative treatment for femoroacetabular impingement: a systematic review of the literature. *PM R*. 2013;5(5): 418-426.

49. Emara K, Samir W, Motasem el H, Ghafar KA. Conservative treatment for mild femoroacetabular impingement. *J Orthop Surg* (*Hong Kong*). 2011;19 (1): 41-45.

50. Wall PD, Brown JS, Parsons N, Buchbinder R, Costa ML, Griffin D. Surgery for treating hip impingement (femoroacetabular impingement). *Cochrane Database Syst Rev*. 2014;(9): Cd010796.

51. Palmer DH, Ganesh V, Comfort T, Tatman P. Midterm outcomes in patients with cam femoroacetabular impingement treated arthroscopically. *Arthroscopy*. 2012;28(11): 1671-1681.

52. Steppacher SD, Anwander H, Zurmuhle CA, Tannast M, Siebenrock KA. Eighty percent of patients with surgical hip dislocation for femoroacetabular impingement have a good clinical result without osteoarthritis progression at 10 years. *Clin Orthop Relat Res*. 2015; 473(4): 1333-1341.

53. Kemp JL, MacDonald D, Collins NJ, Hatton AL, Crossley KM. Hip arthroscopy in the setting of hip osteoarthritis: systematic review of outcomes and progression to hip arthroplasty. *Clin Orthop Relat Res*. 2015;473(3): 1055-1073.

54. Agricola R, Heijboer MP, Bierma-Zeinstra SM, Verhaar JA, Weinans H, Waarsing JH. Cam impingement causes osteoarthritis of the hip: a nationwide prospective cohort study (CHECK). *Ann Rheum Dis*. 2013;72 (6): 918-923.

55. Agricola R, Waarsing JH, Arden NK, et al. Cam impingement of the hip: a risk factor for hip osteoarthritis. *Nat Rev Rheumatol*. 2013;9(10): 630-634.

56. Thomas GE, Palmer AJ, Batra RN, et al. Subclinical deformities of the hip are significant predictors of radiographic osteoarthritis and joint replacement in women. A 20 year longitudinal cohort study. *Osteoarthr Cartil*. 2014;22(10): 1504-1510.

57. Saberi Hosnijeh F, Zuiderwijk M, Versteeg M, et al. The shape of the hip joint as a risk factor for osteoarthritis. *Osteoarthr Cartil*. 2016;24: S21-S22.

58. Garbuz DS, Masri BA, Haddad F, Duncan CP. Clinical and radiographic assessment of the young adult with symptomatic hip dysplasia. *Clin Orthop Relat Res*. 2004;(418): 18-22.

59. Cooperman DR, Wallensten R, Stulberg SD. Acetabular dysplasia in the adult. *Clin Orthop Relat Res*.

1983;(175);79－85.

60. Ganz R，Klaue K，Vinh TS，Mast JW. A new periacetabular osteotomy for the treatment of hip dysplasias. Technique and preliminary results. *Clin Orthop Relat Res*. 1988;(232);26－36.

61. Srikanth VK，Fryer JL，Zhai G，Winzenberg TM，Hosmer D，Jones G. A meta-analysis of sex differences prevalence, incidence and severity of osteoarthritis. *Osteoarthr Cartil*. 2005;13(9);769－781.

62. Kim C，Linsenmeyer KD，Vlad SC，et al. Prevalence of radiographic and symptomatic hip osteoarthritis in an urban United States community; the Framingham osteoarthritis study. *Arthritis Rheumatol*. 2014;66(11);3013－3017.

63. MacGregor AJ，Antoniades L，Matson M，Andrew T，Spector TD. The genetic contribution to radiographic hip osteoarthritis in women; results of a classic twin study. *Arthritis Rheum*. 2000;43(11);2410－2416.

64. Pollard TC，Villar RN，Norton MR，et al. Genetic influences in the aetiology of femoroacetabular impingement; a sibling study. *J Bone Joint Surg Br*. 2010;92(2);209－216.

65. Pelt CE，Erickson JA，Peters CL，Anderson MB，Cannon-Albright L. A heritable predisposition to osteoarthritis of the hip. *J Arthroplast*. 2015;30(9 suppl);125－129.

66. Zengini E，Finan C，Wilkinson JM. The genetic epidemiological landscape of hip and knee osteoarthritis; where are we now and where are we going? *J Rheumatol*. 2016;43(2);260－266.

67. Nevitt MC，Xu L，Zhang Y，et al. Very low prevalence of hip osteoarthritis among Chinese elderly in Beijing，China，compared with whites in the United States; the Beijing osteoarthritis study. *Arthritis Rheum*. 2002;46(7);1773－1779.

68. Foley B，Cleveland RJ，Renner JB，Jordan JM，Nelson AE. Racial differences in associations between baseline patterns of radiographic osteoarthritis and multiple definitions of progression of hip osteoarthritis; the Johnston County Osteoarthritis Project. *Arthritis Res Ther*. 2015;17;366.

69. Zhang Y，Jordan JM. Epidemiology of osteoarthritis. *Clin Geriatr Med*. 2010;26(3);355－369.

70. Lane NE，Gore LR，Cummings SR，et al. Serum vitamin D levels and incident changes of radiographic hip osteoarthritis; a longitudinal study. Study of Osteoporotic Fractures Research Group. *Arthritis Rheum*. 1999;42(5);854－860.

71. Bergink AP，Zillikens MC，Van Leeuwen JP，Hofman A，Uitterlinden AG，van Meurs JB. 25-Hydroxyvitamin D and osteoarthritis; a meta-analysis including new data. *Semin Arthritis Rheum*. 2016;45(5);539－546.

72. Tepper S，Hochberg MC. Factors associated with hip osteoarthritis; data from the first national health and nutrition examination survey（NHANES-I）. *Am J Epidemiol*. 1993;137(10);1081－1088.

73. van Saase JL，Vandenbroucke JP，van Romunde LK，Valkenburg HA. Osteoarthritis and obesity in the general population. A relationship calling for an explanation. *J Rheumatol*. 1988;15(7);1152－1158.

74. Grotle M，Hagen KB，Natvig B，Dahl FA，Kvien TK. Obesity and osteoarthritis in knee，hip and/or hand; an epidemiological study in the general population with 10 years follow-up. *BMC Musculoskelet Disord*. 2008;9;132.

75. Heliovaara M，Makela M，Impivaara O，Knekt P，Aromaa A，Sievers K. Association of overweight，trauma and workload with coxarthrosis. A health survey of 7,217 persons. *Acta Orthop Scand*. 1993;64(5);513－518.

76. Karlson EW，Mandl LA，Aweh GN，Sangha O，Liang MH，Grodstein F. Total hip replacement due to osteoarthritis; the importance of age，obesity，and other modifiable risk factors. *Am J Med*. 2003;114(2);93－98.

77. Jiang L，Rong J，Wang Y，et al. The relationship between body mass index and hip osteoarthritis; a systematic review and meta-analysis. *Joint Bone Spine*. 2011;78(2);150－155.

78. *Treatment of Osteoarthritis of the Knee; Evidence-Based Guidelines*. 2nd ed. 2013. https://www.aaos.org/research/guidelines/TreatmentofOsteoarthritisoftheKneeGuideline.pdf.

79. Martin JA，Buckwalter JA. The role of chondrocyte senescence in the pathogenesis of osteoarthritis and in limiting cartilage repair. *J Bone Joint Surg Am*. 2003;85-A (suppl 2);106－110.

80. Vignon E，Arlot M，Patricot LM，Vignon G. The cell density of human femoral head cartilage. *Clin Orthop Relat Res*. 1976;(121);303－308.

81. Buckwalter JA，Roughley PJ，Rosenberg LC. Age-related changes in cartilage proteoglycans; quantitative electron microscopic studies. *Microsc Res Tech*. 1994;28(5);398－408.

82. Loeser RF. Age-related changes in the musculoskeletal system and the development of osteoarthritis. *Clin Geriatr Med*. 2010;26(3);371－386.

83. Harris EC，Coggon D. HIP osteoarthritis and work. *Best Pract Res Clin Rheumatol*. 2015;29(3);462－482.

84. Jensen LK. Hip osteoarthritis; influence of work with heavy lifting，climbing stairs or ladders，or combining kneeling/squatting with heavy lifting. *Occup Environ Med*. 2008;65(1);6－19.

85. Coggon D，Kellingray S，Inskip H，Croft P，Campbell L，Cooper C. Osteoarthritis of the hip and occupational

lifting. *Am J Epidemiol*. 1998;147(6): 523 – 528.

86. Packer JD, Safran MR. The etiology of primary femoroacetabular impingement: genetics or acquired deformity? *J Hip Preserv Surg*. 2015;2(3): 249 – 257.

87. Altman R, Alarcon G, Appelrouth D, et al. The American College of Rheumatology criteria for the classification and reporting of osteoarthritis of the hip. *Arthritis Rheum*. 1991;34(5): 505 – 514.

88. Altman R, Asch E, Bloch D, et al. Development of criteria for the classification and reporting of osteoarthritis. Classification of osteoarthritis of the knee. Diagnostic and therapeutic criteria Committee of the American Rheumatism Association. *Arthritis Rheum*. 1986;29(8): 1039 – 1049.

89. Kellgren JH, Lawrence JS. Radiological assessment of osteo-arthrosis. *Ann Rheum Dis*. 1957;16(4): 494 – 502.

90. Croft P, Cooper C, Wickham C, Coggon D. Defining osteoarthritis of the hip for epidemiologic studies. *Am J Epidemiol*. 1990;132(3): 514 – 522.

91. Tönnis D, Heinecke A. Acetabular and femoral anteversion: relationship with osteoarthritis of the hip. *J Bone Joint Surg Am*. 1999;81(12): 1747 – 1770.

92. Jacobsen S, Sonne-Holm S. Hip dysplasia: a significant risk factor for the development of hip osteoarthritis. A cross-sectional survey. *Rheumatology (Oxford)*. 2005;44(2): 211 – 218.

93. Terjesen T, Gunderson RB. Radiographic evaluation of osteoarthritis of the hip: an inter-observer study of 61 hips treated for late-detected developmental hip dislocation. *Acta Orthop*. 2012;83(2): 185 – 189.

94. O'Brien WM. In: Lawrence JS, ed. *Rheumatism in Populations*. London: William Heinemann Medical Books; 1977. 572 pp. *Arthritis Rheum*. 1978; 21 (3): 398.

95. Jacobsen S, Sonne-Holm S, Soballe K, Gebuhr P, Lund B. Radiographic case definitions and prevalence of osteoarthrosis of the hip: a survey of 4 151 subjects in the Osteoarthritis Substudy of the Copenhagen City Heart Study. *Acta Orthop Scand*. 2004;75(6): 713 – 720.

96. Pereira D, Peleteiro B, Araujo J, Branco J, Santos RA, Ramos E. The effect of osteoarthritis definition on prevalence and incidence estimates: a systematic review. *Osteoarthr Cartil*. 2011;19(11): 1270 – 1285.

97. Hochberg MC, Altman RD, April KT, et al. American College of Rheumatology 2012 recommendations for the use of nonpharmacologic and pharmacologic therapies in osteoarthritis of the hand, hip, and knee. *Arthritis Care Res (Hoboken)*. 2012;64(4): 465 – 474.

98. Fernandes L, Storheim K, Nordsletten L, Risberg MA. Development of a therapeutic exercise program for patients with osteoarthritis of the hip. *Phys Ther*. 2010;90(4): 592 – 601.

99. Paans N, van den Akker-Scheek I, Dilling RG, et al. Effect of exercise and weight loss in people who have hip osteoarthritis and are overweight or obese: a prospective cohort study. *Phys Ther*. 2013;93(2): 137 – 146.

100. Zhang W, Doherty M, Arden N, et al. EULAR evidence based recommendations for the management of hip osteoarthritis: report of a task force of the EULAR Standing Committee for International Clinical Studies Including Therapeutics (ESCISIT). *Ann Rheum Dis*. 2005;64(5): 669 – 681.

101. Brosseau L, Wells GA, Tugwell P, et al. Ottawa Panel evidence-based clinical practice guidelines for the management of osteoarthritis in adults who are obese or overweight. *Phys Ther*. 2011;91(6): 843 – 861.

102. Fransen M, McConnell S, Harmer AR, Van der Esch M, Simic M, Bennell KL. Exercise for osteoarthritis of the knee. *Cochrane Database Syst Rev*. 2015;1: Cd004376.

103. Fransen M, McConnell S, Hernandez-Molina G, Reichenbach S. Exercise for osteoarthritis of the hip. *Cochrane Database Syst Rev*. 2014;(4): Cd007912.

104. Svege I, Nordsletten L, Fernandes L, Risberg MA. Exercise therapy may postpone total hip replacement surgery in patients with hip osteoarthritis: a long-term follow-up of a randomised trial. *Ann Rheum Dis*. 2015;74(1): 164 – 169.

105. Zhang W, Moskowitz RW, Nuki G, et al. OARSI recommendations for the management of hip and knee osteoarthritis, part I: critical appraisal of existing treatment guidelines and systematic review of current research evidence. *Osteoarthr Cartil*. 2007;15(9): 981 – 1000.

106. Malanga GA, Aydin SM, Holder EK, Petrin Z. Functional therapeutic and core strengthening. In: Seidenberg Md FFRPH, Bowen Md FCRCJD, King Md DJ, eds. *The Hip and Pelvis in Sports Medicine and Primary Care*. Cham: Springer International Publishing; 2017: 185 – 214.

107. Waldhelm A, Li L. Endurance tests are the most reliable core stability related measurements. *J Sport Health Sci*. 2012;1(2): 121 – 128.

108. Arokoski JP, Kankaanpaa M, Valta T, et al. Back and hip extensor muscle function during therapeutic exercises. *Arch Phys Med Rehabil*. 1999;80(7): 842 – 850.

109. Rasch A, Bystrom AH, Dalen N, Berg HE. Reduced muscle radiological density, cross-sectional area, and strength of major hip and knee muscles in 22 patients with hip osteoarthritis. *Acta Orthop*. 2007;78(4):

505－510.

110. Chodzko-Zajko WJ，Proctor DN，Fiatarone Singh MA，et al. American College of Sports Medicine position stand. Exercise and physical activity for older adults. *Med Sci Sports Exerc*. 2009；41（7）：1510－1530.

111. French HP，Cusack T，Brennan A，et al. Exercise and manual physiotherapy arthritis research trial （EMPART）for osteoarthritis of the hip：a multicenter randomized controlled trial. *Arch Phys Med Rehabil*. 2013；94（2）：302－314.

112. Bennell KL，Buchbinder R，Hinman RS. Physical therapies in the management of osteoarthritis：current state of the evidence. *Curr Opin Rheumatol*. 2015；27（3）：304－311.

113. Wang Q，Wang TT，Qi XF，et al. Manual therapy for hip osteoarthritis：a systematic review and meta-analysis. *Pain Physician*. 2015；18（6）：E1005－E1020.

114. Bennell KL，Egerton T，Martin J，et al. Effect of physical therapy on pain and function in patients with hip osteoarthritis：a randomized clinical trial. *JAMA*. 2014；311（19）：1987－1997.

115. Blount WP. Don't throw away the cane. *J Bone Joint Surg Am*. 1956；38-a（3）：695－708.

116. Shatzer M. *Physical Medicine and Rehabilitation Pocketpedia*. Wolters Kluwer Health；2012.

117. Kalra EK. Nutraceutical-definition and introduction. *AAPS Pharm Sci*. 2003；5（3）：E25.

118. Percope de Andrade MA，Campos TV，Abreu ESGM. Supplementary methods in the nonsurgical treatment of osteoarthritis. *Arthroscopy*. 2015；31（4）：785－792.

119. Clegg DO，Reda DJ，Harris CL，et al. Glucosamine，chondroitin sulfate，and the two in combination for painful knee osteoarthritis. *N Engl J Med*. 2006；354（8）：795－808.

120. Machado GC，Maher CG，Ferreira PH，et al. Efficacy and safety of paracetamol for spinal pain and osteoarthritis：systematic review and meta-analysis of randomised placebo controlled trials. *BMJ*. 2015；350：h1225.

121. Zhang W，Jones A，Doherty M. Does paracetamol （acetaminophen）reduce the pain of osteoarthritis? A meta-analysis of randomised controlled trials. *Ann Rheum Dis*. 2004；63（8）：901－907.

122. Towheed TE，Maxwell L，Judd MG，Catton M，Hochberg MC，Wells G. Acetaminophen for osteoarthritis. *Cochrane Database Syst Rev*. 2006；（1）：Cd004257.

123. Zhang W，Nuki G，Moskowitz RW，et al. OARSI recommendations for the management of hip and knee osteoarthritis：part Ⅲ：changes in evidence following systematic cumulative update of research

published through January 2009. *Osteoarthr Cartil*. 2010；18（4）：476－499.

124. da Costa BR，Reichenbach S，Keller N，et al. Effectiveness of non-steroidal anti-inflammatory drugs for the treatment of pain in knee and hip osteoarthritis：a network meta-analysis. *Lancet*. 2016；387（10033）：2093－2105.

125. Gore M，Tai KS，Sadosky A，Leslie D，Stacey BR. Use and costs of prescription medications and alternative treatments in patients with osteoarthritis and chronic low back pain in community-based settings. *Pain Pract*. 2012；12（7）：550－560.

126. Derry S，Conaghan P，Da Silva JA，Wiffen PJ，Moore RA. Topical NSAIDs for chronic musculo-skeletal pain in adults. *Cochrane Database Syst Rev*. 2016；4：Cd007400.

127. Chappell AS，Ossanna MJ，Liu-Seifert H，et al. Duloxetine，a centrally acting analgesic，in the treatment of patients with osteoarthritis knee pain：a 13-week，randomized，placebo-controlled trial. *Pain*. 2009；146（3）：253－260.

128. Chappell AS，Desaiah D，Liu-Seifert H，et al. A doubleblind，randomized，placebo-controlled study of the efficacy and safety of duloxetine for the treatment of chronic pain due to osteoarthritis of the knee. *Pain Pract*. 2011；11（1）：33－41.

129. McCabe PS，Maricar N，Parkes MJ，Felson DT，O'Neill TW. The efficacy of intra-articular steroids in hip osteoarthritis：a systematic review. *Osteoarthr Cartil*. 2016；24（9）：1509－1517.

130. McAlindon TE，LaValley MP，Harvey WF，et al. Effect of intra-articular triamcinolone vs saline on knee cartilage volume and pain in patients with knee osteoarthritis：a randomized clinical trial. *JAMA*. 2017；317（19）：1967－1975.

131. Raynauld JP，Buckland-Wright C，Ward R，et al. Safety and efficacy of long-term intraarticular steroid injections in osteoarthritis of the knee：a randomized，double-blind，placebo-controlled trial. *Arthritis Rheum*. 2003；48（2）：370－377.

132. National Clinical Guideline C. *National Institute for Health and Clinical Excellence：Guidance. Osteoarthritis：Care and Management in Adults*. London：National Institute for Health and Care Excellence （UK）；2014. Copyright （c）National Clinical Guideline Centre，2014.

133. Rivera F. Single intra-articular injection of high molecular weight hyaluronic acid for hip osteoarthritis. *J Orthop Traumatol*. 2016；17（1）：21－26.

134. Qvistgaard E，Christensen R，Torp-Pedersen S，Bliddal H. Intra-articular treatment of hip osteoarthritis：a randomized trial of hyaluronic acid，corticosteroid，and isotonic saline. *Osteoarthr Cartil*. 2006；14（2）：

163 - 170.

135. Atchia I, Kane D, Reed MR, Isaacs JD, Birrell F. Efficacy of a single ultrasound-guided injection for the treatment of hip osteoarthritis. *Ann Rheum Dis*. 2011;70(1): 110 - 116.

136. Migliore A, Granata M, Tormenta S, et al. Hip viscosupplementation under ultra-sound guidance reduces NSAID consumption in symptomatic hip osteoarthritis patients in a long follow-up. Data from Italian registry. *Eur Rev Med Pharmacol Sci*. 2011;15(1): 25 - 34.

137. Lieberman JR, Engstrom SM, Solovyova O, Au C, Grady JJ. Is intra-articular hyaluronic acid effective in treating osteoarthritis of the hip joint? *J Arthroplast*. 2015;30(3): 507 - 511.

138. *Management of Osteoarthritis of the Hip: Evidence-Based Guidelines*. 2nd ed. 2017. https://www. aaos. org/Quality/Clinical _ Practice _ Guidelines/ Clinical_Practice_Guidelines.

139. Battaglia M, Guaraldi F, Vannini F, et al. Platelet-rich plasma (PRP) intra-articular ultrasound-guided injections as a possible treatment for hip osteoarthritis: a pilot study. *Clin Exp Rheumatol*. 2011;29(4): 754.

140. Battaglia M, Guaraldi F, Vannini F, et al. Efficacy of ultrasound-guided intra-articular injections of platelet-rich plasma versus hyaluronic acid for hip osteoarthritis. *Orthopedics*. 2013;36(12): e1501 - e1508.

141. Dallari D, Stagni C, Rani N, et al. Ultrasound-guided injection of platelet-rich plasma and hyaluronic acid, separately and in combination, for hip osteoarthritis: a randomized controlled study. *Am J Sports Med*. 2016;44(3): 664 - 671.

142. Bennell KL, Hunter DJ, Paterson KL. Platelet-rich plasma for the management of hip and knee osteoarthritis. *Curr Rheumatol Rep*. 2017;19(5): 24.

143. Shapiro SA, Kazmerchak SE, Heckman MG, Zubair AC, O'Connor MI. A prospective, single-blind, placebocontrolled trial of bone marrow aspirate concentrate for knee osteoarthritis. *Am J Sports Med*. 2017;45(1): 82 - 90.

144. Cerza F, Carni S, Carcangiu A, et al. Comparison between hyaluronic acid and platelet-rich plasma, in-tra-articular infiltration in the treatment of gonar-throsis. *Am J Sports Med*. 2012;40(12): 2822 - 2827.

145. Riboh JC, Saltzman BM, Yanke AB, Fortier L, Cole BJ. Effect of leukocyte concentration on the efficacy of platelet-rich plasma in the treatment of knee osteoarthritis. *Am J Sports Med*. 2016;44(3): 792 - 800.

146. Filardo G, Di Matteo B, Di Martino A, et al. Platelet-rich plasma intra-articular knee injections show no superiority versus viscosupplementation: a randomized controlled trial. *Am J Sports Med*.

2015;43(7): 1575 - 1582.

147. Cole BJ, Karas V, Hussey K, Pilz K, Fortier LA. Hyaluronic acid versus platelet-rich plasma: a prospective, double-blind randomized controlled trial comparing clinical outcomes and effects on intra-ar-ticular biology for the treatment of knee osteoarthri-tis. *Am J Sports Med*. 2017;45(2): 339 - 346.

148. Hart R, Safi A, Komzak M, Jajtner P, Puskeiler M, Hartova P. Platelet-rich plasma in patients with tibiofemoral cartilage degeneration. *Arch Orthop Trauma Surg*. 2013;133(9): 1295 - 1301.

149. Patel S, Dhillon MS, Aggarwal S, Marwaha N, Jain A. Treatment with platelet-rich plasma is more effective than placebo for knee osteoarthritis: a prospective, double-blind, randomized trial. *Am J Sports Med*. 2013;41(2): 356 - 364.

150. Campbell KA, Saltzman BM, Mascarenhas R, et al. Does intra-articular platelet-rich plasma injection provide clinically superior outcomes compared with other therapies in the treatment of knee osteoarthritis? A systematic review of overlapping meta-analyses. *Arthroscopy*. 2015;31(11): 2213 - 2221.

151. Sanchez M, Fiz N, Azofra J, et al. A randomized clinical trial evaluating plasma rich in growth factors (PRGF-Endoret) versus hyaluronic acid in the short-term treatment of symptomatic knee osteoarthritis. *Arthroscopy*. 2012;28(8): 1070 - 1078.

152. Simental-Mendia M, Vilchez-Cavazos JF, Pena-Martinez VM, Said-Fernandez S, Lara-Arias J, Martinez-Rodriguez HG. Leukocyte-poor platelet-rich plasma is more effective than the conventional therapy with acetaminophen for the treatment of early knee osteoarthritis. *Arch Orthop Trauma Surg*. 2016;136(12): 1723 - 1732.

153. Smith PA. Intra-articular autologous conditioned plasma injections provide safe and efficacious treatment for knee osteoarthritis: an FDA-sanctioned, randomized, double-blind, placebo-controlled clinical trial. *Am J Sports Med*. 2016;44(4): 884 - 891.

154. Murray IR, Geeslin AG, Goudie EB, Petrigliano FA, LaPrade RF. Minimum information for studies evaluating biologics in orthopaedics (MIBO): platelet-rich plasma and mesenchymal stem cells. *J Bone Joint Surg Am*. 2017;99(10): 809 - 819.

155. Dieppe PA, Lohmander LS. Pathogenesis and management of pain in osteoarthritis. *Lancet*. 2005;365: 965 - 973.

156. Maradit Kremers H, Larson DR, Crowson CS, et al. Prevalence of total hip and knee replacement in the United States. *J Bone Joint Surg Am*. 2015;97 (17): 1386 - 1397.

157. Pivec R, Johnson AJ, Mears SC, Mont MA. Hip arthroplasty. *Lancet*. 2012;380(9855): 1768 - 1777.

158. Kurtz S, Ong K, Lau E, Mowat F, Halpern M. Projections of primary and revision hip and knee arthroplasty in the United States from 2005 to 2030. *J Bone Joint Surg Am*. 2007;89(4): 780 – 785.

159. *National Joint Registry for England and Wales*. *7th Annual Report*. 2010.

160. Varnum C. Outcomes of different bearings in total hip arthroplasty — implant survival, revision causes, and patient-reported outcome. *Dan Med J*. 2017;64 (3).

161. Keurentjes JC, Pijls BG, Van Tol FR, et al. Which implant should we use for primary total hip replacement? A systematic review and meta-analysis. *J Bone Joint Surg Am*. 2014;96(suppl 1): 79 – 97.

162. Smith TO, Nichols R, Donell ST, Hing CB. The clinical and radiological outcomes of hip resurfacing versus total hip arthroplasty: a meta-analysis and systematic review. *Acta Orthop*. 2010;81(6): 684 – 695.

163. *Surgical Management of Osteoarthritis of the Knee: Evidence-Based Clinical Practice Guidelines*. 2015. https://www. aaos. org/uploadedFiles/PreProduction/Quality/Guidelines_and_Reviews/guidelines/SMOAK%20CPG_4.22.2016. pdf.

第 8 章

医院获得性失用症的预防

CHAPTER 8   Prevention of Hospital-Acquired Deconditioning

DER-SHENG HAN, MD, PHD · SHIH-CHING CHEN, MD, PHD

失用症的流行病学及影响因素

医院和机构中经常存在不必要的卧床，从而导致失用症。衰弱(失用症)在疾病和有关健康问题的国际统计分类第 10 版(ICD-10)中的诊断编码为 R53.81。许多文章解释过失用症的概念，其同义词包括衰弱，整体无力，虚弱以及制动综合征。上述的功能下降如何解释？功能状态代表了完成基础的日常生活活动的能力，比如洗澡、穿衣、从床上转移到椅子上、如厕以及大便控制。据估计有34%～50%的老年人在住院期间至少体会到一种基本生活活动能力的降低。患者生活活动能力的降低大多发生在洗澡和穿衣方面，最早在住院的第 3 天就开始出现下降。住院相关失用症患者存在更高的死亡率和疗养机构的需求。医疗工作者必需注意到，积极避免不必要的卧床是非常重要的。

失用症的原因有多种，包括发病前差的功能状态、久坐、医源性并发症、全身炎症、营养不良、贫血、疼痛、睡眠障碍、疲劳、抑郁等。

久坐会导致多器官系统的不良反应(表8.1)。在肌肉骨骼系统中，久坐导致肌力/耐力下降，肌肉萎缩，代谢和氧气利用率降低。在循环系统中，久坐导致心脏功能下降(包括心输出量和心脏工作负荷)，直立性低血压和深静脉血栓形成。骨质疏松是久坐的并发症之一。

表 8.1
久坐的并发症

系统	并发症
肌肉骨骼	肌肉衰减综合征(肌萎缩无力)、关节挛缩、骨质疏松、高钙血症
循环和呼吸系统	体液积聚，直立性低血压，心排血量减少，深静脉血栓形成，肺功能受损，肺炎
代谢和内分泌	电解质失衡、葡萄糖耐受不良、内分泌功能障碍、甲状旁腺功能亢进
其他	尿石症、尿路感染、食欲不振、便秘、感觉丧失、焦虑/抑郁、意识模糊、认知障碍、平衡障碍和协调障碍

卧床休息和久坐的影响

肌肉骨骼系统

卧床休息对肌肉骨骼系统主要有三个影响：

(1) 肌肉衰减综合征(肌肉萎缩和无力)。

(2) 关节挛缩。

(3) 骨质疏松。

肌肉衰减综合征

卧床休息，失用，去重力情况导致的活动相关的肌肉衰减综合征，是继发性肌肉衰减综合征的一种。根据欧洲老年肌肉衰减综合征工作组提出的诊断标准，肌肉衰减综合征指的是肌肉量减少，肌力下降或体力下降。握力降低被认为是肌力下降，步速常作为身体功能的评估指标。肌肉量可以用生物阻抗分析仪和双能 X 线骨密度测定仪(dual-energy X-ray absorptiometry，DXA)测定。DXA 诊断肌量低下的标准值是男性低于 7.23kg/m^2，女性低于 5.67kg/m^2。活动相关的肌肉衰减综合征的原因是多因素的，包括心血管功能的降低，肌肉萎缩，运动神经丧失。Berg 等做了一项经典实验，发现卧床休息 6 周后，健康的青年男性的最大自主等长收缩和向心膝伸力矩降低 25%～30%，股四头肌横截面积降低 14%。肌力的下降比肌肉的横断面积下降更明显，这表明神经控制效率或者神经递质分泌和其他因素的变化同样会引起肌力下降。另一项研究表明，卧床休息 29 天导致年轻健康男性的股四头肌体积下降 10%，腓肠肌/比目鱼肌体积下降 16%。久坐和肌肉失用导致肌肉萎缩，从而引起肌肉无力和功能降低。一项针对老年人的研究表明，卧床休息 10 天会导致肌肉蛋白的合成下降、总瘦体重、四肢瘦体重降低。对老年人的影响比对卧床 28 天的年轻人的影响更加严重。早期结束久坐可缩短住院时间、降低住院费用、降低久坐导致的并发症的发生率。

总体上来看，在完全休息的情况下，刚开始两天肌肉量下降的不明显，但在接下来的 10 天其下降速度加快，在第 8～10 天大幅度下降，然后进一步下降。10%～15% 的肌肉力量在 1 周内丧失(每天 1%～3%)。3～5 周后，尚存一半的肌力。肌肉萎缩的主要原因是蛋白质合成减少，而不是降解增加。肌肉生长抑制素是一种负性的肌肉生长调节剂，在分解状态下表达更为活跃。在久坐和做血透的患者中，血清肌肉生长抑素肽浓度呈上升趋势。尽管胶原蛋白合成也降低了，但是其下降速度比较慢，所以胶原蛋白的比例相对增加。在正常的尿液中，肌酐水平很低，但处于久坐和去重力环境中，肌酐排泄增加。

组织学改变伴随着肌肉无力而发生，但是在临床上很少表现。久坐 4 周后，肌量下降 69%。Ⅱ 型肌纤维(负责快速运动)的平均横截面积降低 46%，Ⅰ 型肌纤维(负责慢运动)的平均横截面积降低 69%。同时，线粒体的大小和数量减少，导致有氧呼吸减少。

在代谢方面，休息时能量的主要来源是碳水化合物和脂肪，久坐时氮的损失增加。主要原因是肌肉活动减少，导致蛋白质合成减少，从而导致血液蛋白减少。这由于食欲不振、蛋白质消化吸收不良，便秘和其他消化道因素而加剧。久坐时，正常人每天失去 2g 氮，营养不良的患者每天失去 12g 氮，长骨骨折的患者每天失去 8g 氮。卧床休息的第 5 天或第 6 天，氮损失增加，在第 2 周达到最高。氮的丢失伴随着肌肉血流量、代谢和肌肉耐力的降低。

肌肉耐力降低的主要原因是肌肉环氧化酶活性降低，导致血液中氮利用率和乳酸耐受性下降，之后伴随着终板大小和形状的改变。此外，肌肉内糖原储存和脂质利用减少，乙酰胆碱受体功能改变也会导致肌肉耐力降低。

随着胶原蛋白相对浓度的增加，会出现

肌肉紧张和肌源性挛缩,尤其是影响下肢的
Ⅰ型肌纤维。股四头肌持续收缩时,以Ⅰ型
肌纤维为主的股中间肌会发生较大的组织学
变化。当肌肉处于缩短状态时,肌纤维会失
去 40% 的肌节段,而连续连接的肌节段的减
少会导致静息状态下肌肉长度的减少。每天
做半小时的拉伸运动可以防止肌节段的丢
失,这表明拉伸是维持肌节段功能的重要因
素。肌肉萎缩的速度因肌肉而异,股四头肌、
伸髋肌群、背伸肌群迅速萎缩,逐渐导致行走
耐力降低和背部疼痛。

关节挛缩

挛缩是关节、肌肉或软组织的被动或者
主动活动度受限的临床表现。关节活动受限
的原因包括关节疼痛、麻痹和纤维化。但是
最重要的因素是关节缺少活动。其他导致挛
缩的因素包括肢体位置不适宜、久坐的时间
太长、原有疾病、关节肿胀、血肿以及局部
缺血。

结缔组织是一个复杂且动态变化的结
构。这一组织对于结构的稳定性和活动是很
重要的,外部的机械压力会导致结缔组织的
改变。当结缔组织发生损伤或者炎症时,受
伤区域将被修复,根据拉伸运动的力度和方
向进行重组。胶原蛋白是人体内最充足的蛋
白质,其合成和分解保持动态平衡。创伤、炎
症、缺血以及退化会导致胶原蛋白合成增加。
当缺少拉伸,就会导致纤维化,从而影响正常
的功能。肌肉中的胶原蛋白可以修复肌肉纤
维,它的合成随着活动以及拉伸的增加而增
加,但随着久坐而减少。导致肌源性挛缩的
主要原因是肌纤维膜的短缩和肌纤维的长度
缩短。

异位骨化是指软组织中出现骨累积的异
常病理状态。在关节手术(尤其是髋关节)、
外伤以及脊髓损伤和罹患中枢神经系统疾病
的患者中最常见。疾病的病因尚不清楚,但
是可能与局部代谢、血流量的变化以及全身

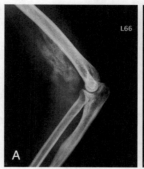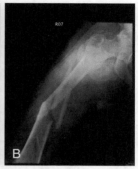

图 8.1　疗养机构患者(A)肘关节和(B)髋关节异位
骨化

的钙代谢异常有关(图 8.1)。预防性的措施
主要包括尽早结束卧床。治疗必须保持关节
活动度,只有当骨化过程结束时才能进行手
术切除。如果手术进行的太早会导致大量的
骨累积。

挛缩的主要临床影响是患者的活动性降
低,日常生活活动能力降低,皮肤护理的难度
增加。髋关节屈曲挛缩限制了髋关节的伸
展,影响了步态,步行过程中增加了 60% 的
能量消耗。从生物物理角度来看,髋关节屈
曲挛缩导致腘绳肌缩短,进而导致膝关节和
踝关节挛缩。踝关节跖屈挛缩会在步态周期
中妨碍足跟触地,增加步行时能量的消耗。
髋关节伸展挛缩很罕见,但是其会造成轮椅
使用困难。膝关节屈曲挛缩导致上下车困
难。多种关节挛缩会影响患者床上体位摆
放、站立、活动能力、会阴和皮肤护理。

对挛缩的全面评估有助于制定治疗方
案。主要的评估要点有:

(1)分析造成挛缩的原因,鉴别实际挛
缩的位置。

(2)仔细测量主动和被动关节活动度。

当主动和被动关节活动度不同时,有必
要区分是否有肌肉无力或者痉挛出现,因为
快速的关节运动会导致痉挛。如果没有其他
方法来区分,则可以用神经阻滞的方法来帮
助确定。

骨质疏松

由于压力负荷导致骨量增加,而零重力或肌肉活动减少会导致骨量减少。正常骨量在 31~50 岁开始下降,绝经后的 5~7 年急剧下降。因为低体力活动,脊髓损伤患者有明显的骨质流失。久坐导致骨密度下降。骨质疏松的标准是相比较于健康年轻女性来说,T 值小于 -2.5。这种类型骨质疏松的原因是破骨细胞活性增加,导致明显的长骨骨骺端和干骺端松质骨中钙和羟脯氨酸流失,而尿液和粪便中钙的排泄增加。卧床休息 12 周后,骨密度降低了近 50%,骨吸收的原因尚不清楚,骨质减少是髋部骨折的危险因素之一。此外,在非负重条件下,骨矿化变差,容易导致骨折。在骨质减少症中,由于久坐,骨矿化持续减少 5~8 周,即使在恢复活动后也是如此。

心血管和呼吸系统

对心血管系统的影响

每久坐 2 天会导致基础心率增加 1 次/min,从而导致心动过速。卧床休息 2 周后,每搏输出量降低 15%(可能因为血容量下降)。尽管心率增加,但在正常的负荷下心输出量降低。卧床休息 3 周后,基础心率增加 10~12 次。同一个人,在运动前卧床休息 3 周后,使其在 10% 斜坡上以 5.6 km/h 的速度行走半小时,其心率会比正常情况下增加 35~45 次。外周血管阻力增加会导致收缩压增加,而且心脏射血和充盈时间减少,导致每搏输出量和总血容量减少。

久坐也导致体液的重新分布。正常情况下,20% 血液分配在动脉中,5% 血液分配在毛细血管中,75% 血液分配在静脉中。与站立位和坐立位相比,当卧位时,500 ml 的血液会进入胸腔,心率会降低,心输出量增加 24%。在卧床休息第 14 天时,血容量减少最明显。血浆容量降低比红细胞降低更明显,这导致血液的黏滞度增加,也增加了血栓栓塞的危险性。卧床休息 1 天,血浆容量减少 5%;卧床休息 6 天,血浆容量减少 10%;卧床休息 14 天,血浆容量减少 20%。进行运动可减少正常人血浆容。

对呼吸系统的影响

由久坐导致的呼吸系统并发症可能是致命的。主要改变包括①仰卧位限制了胸腔的活动;②重力引起灌注变化即卧位导致静脉压和肺动脉灌注增加。当从站立位变为仰卧位时,肺活量降低 2%,肺总气量降低 7%。长时间卧床休息后,肺活量和肺总气量降低 25%~50%。可能的机制是体位变化使膈肌偏移减少,胸廓的关节活动度降低,呼吸变得浅快。

气体交换减少与血液灌注增加会引起显著的肺动静脉分流。如果上肺部排出分泌物的能力降低(由于腹肌力量下降和纤毛功能障碍导致咳嗽能力下降),就很容易导致肺不张和肺炎。

直立性低血压

正常人卧床休息几天后,从卧位到站立位时,有 500 ml 血液会从胸腔流到下肢,踝静脉压力会从 15 cmH_2O 增加到 120 cmH_2O。血管内血容量的减少,静脉壁顺应性的改变和静脉潴留导致每搏心输出量和心排血量下降,从而导致收缩压降低。正常情况下,交感神经系统的激活将使心率增加,维持血压稳定,预防低血压。卧床休息后,正常的交感神经反馈无法被诱发,直立性低血压就发生了。

直立性低血压是指与平躺位相比,站立位下 3 分钟内收缩压降低 20 mmHg 或舒张压降低 10 mmHg。直立性低血压的症状包括眩晕,轻度的头晕和下肢的烧灼感。有心脏病史的患者甚至会因冠状动脉供血不足而发生心绞痛。对于卧床 3 周的正常人,这种调节机制会丧失,完全恢复需要 20~72 天(老年人甚至需要更久)。四肢瘫痪的患者更容易发生直立性低血压。

深静脉血栓

久坐导致静脉淤血和凝血增加。如果存在血管壁损伤,血栓形成的可能性增加。瘫痪、卧床休息以及创伤都会导致深静脉血栓形成的风险增加。脑卒中患者偏瘫侧深静脉血栓的发生率是对侧的 10 倍。不能行走的患者血栓形成的风险是能步行 50 英尺的患者的 5 倍。深静脉血栓更容易在久坐的第一周发生。栓子一般隐藏在深静脉里,最常见的是在小腿静脉,20% 在膝和大腿的静脉里,其中一半有导致肺栓塞的危险。血液淤滞导致栓子形成,使得血小板聚集,血栓发生。血液淤滞的风险因素包括使静脉回流的小腿肌肉收缩力量降低、近期手术史、高龄、肥胖、心衰以及其他有凝血倾向的情况,例如癌症或血液黏稠度高。

深静脉血栓有时是致命的。临床一线人员应该在临床工作中注意观察患者的一些症状,比如水肿、压痛、红斑以及静脉扩张。深静脉血栓的表现类似于蜂窝织炎,并且两者之间不容易区分。肺栓塞是一种严重的并发症。其很难被诊断,症状包括呼吸困难、心动过速、呼吸过慢以及胸痛。肺栓塞的诊断需要利用动脉血气分析,呼吸系统放射性核素检查以及血管造影。

常用的临床诊断工具包括:

(1) 多普勒超声检查准确率高且最常用。

(2) 放射性核素扫描对大血管有很高的敏感性和特异性,但不能检测到小腿栓塞。

(3) 血管造影:诊断的金标准。然而,它的使用因其侵入性高、耗时长而且可及性差而受到限制。

代谢和内分泌系统

久坐导致体内成分发生改变。总瘦体重下降、取而代之的是脂肪量增加,同时出现骨量下降。总瘦体重减少会导致代谢率降低,最大耗氧量降低,骨骼肌肉系统障碍。

久坐导致钠、钙、钾和磷酸盐的失衡。卧床休息导致低钠血症和多尿。低钠血症的症状包括嗜睡、意识模糊、定向障碍、食欲不振,甚至抽搐。老年人尤其易发。卧床休息的最初几周,钾也可能减少,但是很少导致严重的并发症。

久坐的第三天出现糖耐量异常,14 天后组织葡萄糖摄取降低了 50%,随着卧床时间延长而加重。糖耐量异常可以通过大肌群的等张收缩得到改善,而等长运动是无效的。糖耐量异常不是因为血清胰岛素缺乏,而是因为胰岛素抵抗增加。因此,高血糖或者高胰岛素血症可能是因为胰岛素受体数量下降或亲和力不够或下游靶器官受体的改变而引起的。

卧床休息后,甲状旁腺激素水平增高,导致高钙血症的原因至今仍不明确。其他的内分泌系统的变化包括尿皮质醇增加、肾上腺促肾上腺皮质激素 (adreno-corticotropic hormone,ACTH)反馈下降、糖皮质激素水平升高、去甲肾上腺素水平降低。卧床休息 1 个月会使 ACTH 水平增加 3 倍,而恢复正常需要运动 20 天。此外,总胆固醇含量不增加。

其他系统

久坐能明显引起膀胱或者肾结石以及尿路感染。结石形成是因为高钙尿,高磷尿以及高尿潴留(主要原因是仰卧位时排尿困难)。肾结石导致细菌繁殖,影响抗生素的疗效。膀胱黏膜受刺激使患者易于感染。分解尿素的细菌能够碱化尿液并析出钙离子和镁离子。功能性尿失禁是指由于身心障碍导致不能及时上厕所。卧床休息导致的谵妄或者久坐是常见的原因。

卧床休息导致肠道蠕动减少,食欲降低,降低血液中蛋白质水平,从而导致营养不良。仰卧位摄食会使食物残渣在肠道内停留的时间过长,而站立位可以加速食管蠕动,缩短食物停留的时间。因此,抬高头部可以预防和治疗胃食管返流。

便秘的病因包括:①久坐使肾上腺激素分泌增加,胃肠蠕动受抑制,括约肌收缩增强;②脱水导致大便干结;③便盆让患者心生尴尬,导致无法正常排便。

社交孤立导致情感障碍和焦虑。久坐和社交孤立一起导致患者对人、时间和地点的定向力障碍,意识模糊和谵妄,甚至疼痛、敌对、失眠、抑郁以及烦躁。卧床休息和孤立2周会导致上述症状。这些症状进一步影响功能状态和独立自主能力,从而导致一系列恶性循环。这种由久坐导致的平衡和协调障碍可能是因为神经控制的变化而引起的,和肌肉无力无关。

住院会导致认知功能变差。超过 $50\%\sim60\%$ 的住院老年患者在院期间会发展为谵妄(详见第 13 章中的详细介绍,老年精神和认知障碍:抑郁症、痴呆、谵妄)。

评定

老年综合评估(Comprehensive geriatric assessment,CGA)用于制定住院老年患者的康复计划。CGA 的一个特定目标是早期识别老年人康复需要以提供干预措施,从而减少包括失用在内的高风险事件的发生。CGA 应包括对日常生活活动和工具性日常生活活动表现的评估,也应包括认知,视力和听力,社会支持以及心理健康评估。许多老年评估工具可用于住院老年患者的初评和持续评估。

急性住院期卧床休息并发症的预防

对于住院患者,一般情况发生恶化不仅是因为疾病本身的原因引起的,而且是由疾病的间接影响以及随后发生的活动受限引起的。以下方面需要注意还要进行综合干预,以预防医院获得性失用症。在急性住院期,住院患者最重要的是预防肺炎、尿路感染、关节挛缩、压疮、直立性低血压以及深静脉血栓等并发症。

肺炎

进行胸部或腹部手术的患者手术之前或者有肺部疾病的患者,应该指导其进行呼吸训练。一旦发现患有肺炎,应立即实施胸部叩诊和体位引流。对于有潜在的吞咽困难的患者,应该选择合适的食物以及特定的吞咽技巧以防止误咽。

尿路感染和功能性尿失禁

充分且适当地液体摄入是有必要的。对于使用尿不湿和导尿管的患者,应该注意会阴护理和导尿管护理。对于老年功能性尿失禁患者,应首先强调非药物保守治疗。行为疗法包括注意力训练、膀胱训练、骨盆肌肉训练、有规律的排尿以及体能结合日常生活活动能力训练。除此之外,环境因素也应该被纳入考虑,以提高可及性。例如,患者到卫生间的路线应该设计的易于通过和整洁,以免耽误患者如厕或者跌倒。

关节挛缩

床上进行姿势转换是有必要的。为了保持功能,拉伸运动是非常重要的。对于一些特定的神经系统损伤的患者,认识并消除导致肌张力增加和僵硬的因素是至关重要的,有些患者可以考虑使用矫形器。

压力性损伤(压疮)

预防压力性损伤(压疮)是护理最基本的要求之一,特别是对意识障碍和感觉障碍的患者。压疮好发于骨性突出或皮肤薄弱的区域。骶骨周围、坐骨结节、股骨大转子、腓骨小头以及外踝、后脚跟和枕骨是最易发生压疮的部位。

使用合适的枕头和垫子以进行良好的体

位摆放，每 2 小时翻身，预防皮肤剪切力，补充营养以预防贫血或者低蛋白血症，这些对于预防压疮而言是十分重要的。

直立性低血压

卧床休息是导致直立性低血压发生的主要因素，站立床或斜板训练应该在允许的情况下立刻实施。患有瘫痪、糖尿病、心血管疾病、自主神经紊乱的患者易发生直立性低血压，应该加强管理，以防摔倒。

深静脉血栓

为了预防深静脉血栓，需要利用下肢静脉泵进行足部和腿部肌肉间歇性收缩。早期频繁步行运动和弹力袜也有效。对于高风险患者，间歇性充气加压装置可以改善循环。如果没有禁忌证，抗凝应作为标准治疗方法。

重症康复

由于重症监护医学的进步，使更多的严重疾病的患者幸存下来。然而，很多幸存者发生新的或者更严重的身体、认知、心理功能障碍，即重症监护后综合征。早期康复和活动在预防神经肌肉并发症、减少谵妄、缩短住院时间、提高生活质量上起重要作用。早期康复和活动安全且可行，要在疾病稳定后立刻开始，这可能包括那些需要机械通气的患者。康复要从正确的体位摆放开始，被动关节活动度训练、呼吸训练、上下肢主动训练，从床边坐位转移到椅子，然后下地行走。早期干预也减少了久坐的负面影响，比如压疮、深静脉血栓、异位骨化、肺并发症、关节挛缩以及功能失调。重症监护医疗保健团队可能包括各种专业人士，包括康复医生，主管医生，神经科医师，外科医师，护士，精神科医生，药剂师，营养师，物理治疗师，职业治疗师，言语治疗师和社会工作者。早期进行重症康复可降低发病率和死亡率，强烈建议康复医师积极参与此干预。

重症康复的亚急性期

在亚急性期，情况逐步稳定，这是患者开始进行全面康复的最佳时间。康复的目的是恢复已恶化的一般状况和恢复独立功能。康复训练的任务包括综合运动功能训练，认知训练，日常生活活动能力训练，辅助技术及设备的应用。

运动功能训练

对于瘫痪的患者，运动功能训练是通过适当的运动来预防残疾或者恢复功能的核心策略。物理疗法可以保持一定的关节活动范围，维持肌力和耐力，应该应用于躯干及上、下肢体的训练。训练躯干肌肉，包括呼吸机、腹部核心肌群，可以使患者有良好的肺功能，确保良好的躯干支持力。因为患者一旦久坐，其肌力下降非常快，因此肢体肌肉训练应该作为一种床旁训练开始。但是，要在合适的时间内为不同类型的疾病选择等长或者等张训练，还需要专业的康复医生指导。

认知康复和心理支持

对于脑卒中、创伤性脑损伤或者其他中枢神经系统疾病的患者尤其重要。它可以由经过特定培训的康复专业人员提供。患者住院期间经常出现焦虑和抑郁，尤其是在与疾病有关的失能病例中。这些都是已知的干扰治疗和预后的负面预测因素。在考虑药物干预之前，康复团队和家人的心理支持可以有效消除焦虑和抑郁。认知障碍、抑郁、谵妄在第 13 章老年精神疾病和认知障碍：抑郁，痴呆和谵妄中有详细讨论。

家庭和社会的支持有神奇的力量，可以治愈身体和心灵。中国最近的一项研究表明，对于老年人情绪健康而言，家庭和朋友的支持是必需的。家庭的支持在减少消极影响方面有更大的作用，例如沮丧、压抑、敌对、焦虑或者无耐心。与家庭支持相比,朋友,包括同事或邻居的支持在增加积极影响方面发挥了重要的作用,可以使老年人更加开心、友好、能干。

日常生活活动能力训练

"尽量给他更多独立活动的机会"这一概念应该在给失能患者的干预中提倡。日常生活活动能力训练是实现独立生活最直接的方法,该训练需要专业的康复方法。辅助技术和设备可以帮助失用症患者改善运动和日常生活活动能力。关于辅助技术的具体描述参见第 16 章老年人的辅助技术。

营养和代谢障碍

慢性疾病通常伴随营养缺乏和代谢紊乱。贫血、低蛋白血症和电解质失衡是最常见的问题。疾病和相关的问题会导致恶性循环。补充营养和纠正失衡很重要。咀嚼和吞咽困难在老年人中很常见,这可能会干扰老年人摄取足够的营养。营养支持和吞咽困难详见第 10 章老年人的营养和吞咽问题。

小结

体力活动可以维持和提高人体各个系统的功能。仰卧位卧床休息会导致多系统功能障碍和恶化。早期运动是预防失用症的基础。作为医学专业人员,我们应该避免让患者卧床休息,促进住院或机构内患者的活动。

参考文献

1. Kortebein P. Functional decline: deconditioning. In: Means KM, Kortebein PM, eds. *Geriatrics*. Demos Medical Publishing; 2014.
2. WHO. http://apps.who.int/classifications/icd10/browse/2016/en#/R53; 2016.
3. King BD. Functional decline in hospitalized elders. *Medsurg Nurs*. 2006;15(5): 265 – 271.
4. Inouye SK, Wagner DR, Acampora D, et al. A predictive index for functional decline in hospitalized elderly medical patients. *J Gen Intern Med*. 1993;8: 645 – 652.
5. Gill TM, Allore HG, Holford TR, et al. Hospitalization, restricted activity, and the development of disability among older persons. *JAMA*. 2004;292: 2115 – 2124.
6. Creditor MC. Hazards of hospitalization of the elderly. *Ann Intern Med*. 1993;118: 219 – 223.
7. Cruz-Jentoft AJ, Baeyens JP, Bauer JM, et al. Sarcopenia: European consensus on definition and diagnosis. Report of the European Working Group on sarcopenia in older people. *Age Ageing*. 2010;39(4): 412 – 423.
8. Han DS, Chang KV, Li CM, et al. Skeletal muscle mass adjusted by height correlated better with muscular functions than that adjusted by body weight in defining sarcopenia. *Sci Rep*. 2016;6: 19457.
9. Berg HE, Larsson L, Tesch PA. Lower limb skeletal muscle function after 6wk of bed rest. *J Appl Physiol*. 1997;82(1): 182 – 188.
10. Alkner BA, Tesch PA. Efficacy of a gravity-independent resistance exercise device as a countermeasure to muscle atrophy during 29-day bed rest. *Acta Physiol Scand*. 2004;181: 345 – 357.
11. Kortebein P, Ferrando A, Lombeida J, et al. Effect of 10 days of bed rest on skeletal muscle in healthy older adults. *JAMA*. 2007;297(16): 1772 – 1774.
12. Zimmers TA, Davies MV, Koniaris LG, et al. Induction of cachexia in mice by systemically administered myostatin. *Science*. 2002;296: 1486 – 1488.
13. Han DS, Chen YM, Lin SY, et al. Serum myostatin levels and grip strength in normal subjects and patients on maintenance hemodialysis. *Clin Endocrinol*. 2011; 75(6): 857 – 863.
14. Ohira Y, Yoshinaga T, Ohara M, et al. Myonuclear domain and myosin phenotype in human soleus after bed rest with or without loading. *J Appl Physiol*. 1999;87(5): 1776 – 1785.
15. Mack PB, Montgomery KB. Study of nitrogen balance and creatine and creatinine excretion during recumbency and ambulation of five young adult human males. *Aerosp Med*. 1973;44(7): 739 – 746.
16. Funato K, Matsuo A, Yata Y, et al. Changes in force-velocity and power output of upper and lower extremity musculature in young subjects following 20 days bed rest. *J Gravit Physiol*. 1997;4(1): S22 – S30.
17. Karpakka J, Vaananen K, Orava S, et al. The effects of preimmobilization training and immobilization on collagen synthesis in rat skeletal muscle. *Int J Sports*

Med. 1990;11(6): 484 – 488.

18. Cipriano CA, Pill SG, Keenan MA. Heterotopic ossification following traumatic brain injury and spinal cord injury. *J Am Acad Orthop Surg*. 2009;17(11): 689 – 697.

19. Kanis JA, et al. The diagnosis of osteoporosis. *J Bone Miner Res*. 1994;9: 1137 – 1141.

20. Chang KV, Hung CY, Chen WS, Lai MS, Chien KL, Han DS. Effectiveness of bisphosphonate analogues and functional electrical stimulation on attenuating post-injury osteoporosis in spinal cord injury patients-a systematic review and meta-analysis. *PLoS One*. 2013;8(11): e81124.

21. Taylor HL. The effects of rest in bed and of exercise on cardiovascular function. *Circulation*. 1968; 38: 1016 – 1017.

22. Van Beaumont W, Greenleaf JE, Juhos L. Disproportional changes in hematocrit, plasma volume, and proteins during exercise and bed rest. *J Appl Physiol*. 1972;33(1): 55 – 61.

23. West JB. *Ventilation Blood Flow and Gas Exchange*. 3rd ed. Oxford, UK: Blackwell Scientific Publications; 1977.

24. Lanier JB, Mote MB, Clay EC. Evaluation and management of orthostatic hypotension. *Am Fam Physician*. 2011;84(5): 527 – 536.

25. Greenleaf JE, Wade CE, Leftheriotis G. Orthostatic responses following 30-day bed rest deconditioning with isotonic and isokinetic exercise training. *Aviat Space Environ Med*. 1989;60(6): 537 – 542.

26. Warlow C, Ogston D, Douglas AS. Deep venous thrombosis of the legs after strokes. Part I-incidence and predisposing factors. *Br Med J*. 1976;1(6019): 1178 – 1181.

27. Zorbas YG, Merkov AB, Nobahar AN. Nutritional status of men under hypokinesia. *J Environ Pathol Toxicol Oncol*. 1989;9(4): 333 – 342.

28. Dolkas CB, Greenleaf JE. Insulin and glucose responses during bed rest with isotonic and isometric exercise. *J Appl Physiol*. 1977;43: 1033 – 1038.

29. Lerman S, Canterbury JM, Reiss JE. Parathyroid hormone and the hypercalcemia of immobilization. *J Clin Endocrinol Metab*. 1977;45(3): 425 – 428.

30. Anderson RL, Lefever FR, Francis WR, et al. Urinary and bladder responses to immobilization in male rats. *Food Chem Toxicol*. 1990;28(8): 543 – 545.

31. Gillick MR, Serrell NA, Gillick LS. Adverse consequences of hospitalization in the elderly. *Soc Sci Med*. 1982;16(10): 1033 – 1038.

32. Moore JG, Datz FL, Christian PE, et al. Effect of body posture on radionuclide measurements of gastric emptying. *Dig Dis Sci*. 1988;33: 1592 – 1595.

33. Downs FS. Bed rest and sensory disturbances. *Am J Nurs*. 1974;74(3): 434 – 438.

34. Li CM, Chen CY, Li CY, Wang WD, Wu SC. The effectiveness of a comprehensive geriatric assessment intervention program for frailty in community-dwelling older people: a randomized, controlled trial. *Arch Gerontol Geriatr*. 2010;50(suppl 1): S39 – S42.

35. Meyer P. Algorithms and urinary incontinence in the elderly. Assessment, treatment, recommendations and levels of evidence. Review. *Prog Urol*. 2017;27(3): 111.

36. Needham DM, Davidson J, Cohen H, et al. Improving long-term outcomes after discharge from intensive care unit: report from a stakeholders' conference. *Crit Care Med*. 2012;40(2): 502 – 509.

37. Tipping C, Harrold M, Holland A, Romero L, Nisbet T, Hodgson C. The effects of active mobilisation and rehabilitation in ICU on mortality and function: a systematic review. *Intensive Care Med*. 2017;43: 171 – 183.

38. Morris PE, Goad A, Thompson C, Taylor K, et al. Early intensive care unit mobility therapy in the treatment of acute respiratory failure. *Crit Care Med*. 2008;36(8): 2238 – 2243.

39. Parker A, Needham DM, Society of Critical Medicine. *The Importance of Early Rehabilitation and Mobility in the ICU*; 2013. Online. Available: http://www.sccm.org/Communications/Critical-Connections/Archives/Pages/Importance-Early-Rehabilitation-Mobility-ICU.aspx.

40. Li H, Ji Y, Chen T. The roles of different sources of social support on emotional well-being among Chinese elderly. *PLoS One*. 2014;9(3): e90051. https://doi.org/10.1371/journal.pone.0090051.

拓展阅读

1. Brown CJ, Friedkin RJ, Inouye SK. Prevalence and outcomes of low mobility in hospitalized older patients. *J Am Geriatr Soc*. 2004;52: 1263 – 1270.

2. Halar EM, Bell KR. Physical inactivity: physiological and functional impairments and their treatment. In: Frontera WR, ed. *DeLisa's Physical Medicine & Rehabilitation*. 5th ed. Lippincott Williams & Wilkins; 2010.

3. Inouye SK, Bogardus ST, Baker DI, Leo-Summers L, Cooney LM. The hospital elder life program: a model of care to prevent cognitive and functional decline in older hospitalized patients. *J Am Geriatr Soc*. 2000; 48: 1697 – 1706.

4. Bartels, Prince. Acute medical conditions. In: Cifu DX, ed. *Braddom's Physical Medicine and Rehabilitation*. 5th ed. Saunders; 2016.

第9章

多重用药和活动

CHAPTER 9　Polypharmacy and Mobility

MANISHA S. PARULEKAR，MD，FACP，CMD・CHRISTOPHER K. ROGERS，MPH

多重用药定义为同时使用多种用药治疗单一疾病或病症，或单一患者同时使用多种用药治疗一种或多种病症。随着人口老龄化，多重用药已经成为老年人预后不良的重要危险因素。一般来说，老年人的多重用药治疗是由于三个因素造成的：人口因素、健康因素和获得医疗保健的机会。多重用药的重要危险因素参见图9.1。随着医学的进步，我们有更多的药物可用，包括处方药和非处方药。此外，各种营养和抗衰老补充剂的数量激增，导致多重用药和相关的不良事件的发生率增加。框9.1提供了美国多重用药导致的不良药物事件（adverse drug events，ADEs）的事实。

流行病学

多重用药是美国人群中的重要的健康问题，尤其是老年人。目前，65岁及以上的人占美国人口的13%，他们使用了33%的处方药。到2040年，这些人口的比例将增加到25%，使用50%的处方药（图9.2）。大约82%的美国成年人在1周内至少服用一种药

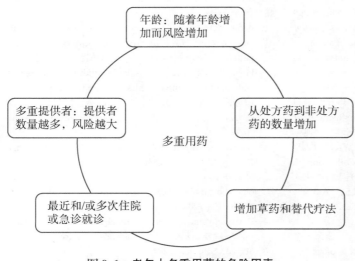

图9.1　老年人多重用药的危险因素

框9.1
多重用药在美国造成的不良药物事件的事实

- 82%的美国成年人至少服用一种药物。
- 25%的美国成年人服用五种或更多种药物。
- ADEs每年导致超过100万次急诊就诊和28万次住院治疗。
- 每年花费35亿美元用于ADEs的超额医疗费用。
- 可以节省40%的与门诊（非住院）ADEs相关的费用。

注：引自美国疾病控制与预防中心（Centers for Disease Control and Prevention，CDC）. Medication Safety Basics. Available at：https://www.cdc.gov/medication safety/basics.html。

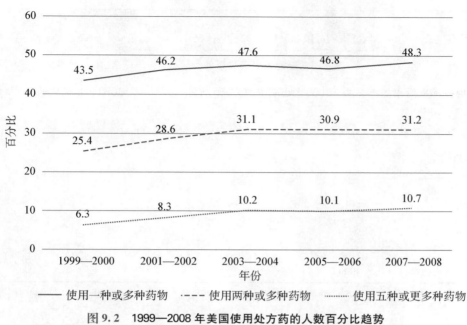

图 9.2　1999—2008 年美国使用处方药的人数百分比趋势

引自 Gu Q，Dillon CF，Burt VL. Prescription drug use continues to increase：U. S. prescription drug data for 2007－2008. NCHS Data Brief. 2010；(42)：1

表 9.1
多重用药对老年患者影响的著名研究

设置	参考文献	目标人群	多重用药的程度	主要结局
医院	Flaherty 等	64 岁及以上	5 种或更多 7 种或更多 10 种或更多	与非住院患者相比，住院患者分别更可能服用 7 种或更多种药物和 10 种或更多种药物
门诊	Kaufman 等	18 岁及以上	1 种或更多 5 种或更多 10 种或更多	与老年男性相比，老年女性的处方药使用率更高，其中 23％的女性在前一周服用至少 5 种药物，而男性为 19％。 合并症是多重用药治疗的最常见原因
疗养院	Morin 等	42 岁及以上 (平均年龄 82.5 岁)	12 种或更多	处方药的平均数量为 12.7 种（范围 0～30）
疗养院	Beers 等	65 岁及以上 (平均年龄 84 岁)	7 种或更多	疗养院患者的平均药物总数为 7.2 种

物。文献报道了各种医疗机构中老年人多重用药的流行情况（表 9.1）。在老年人中，87.7％的人至少使用一种药物。美国老年人的多重用药率为 35.8％。65 岁以上的患者平均服用 2～6 种处方药和 1～3.4 种非处方药。健康人群 2000 年最终审查（美国卫生统计中心，2001 年）确认了多重用药及相关的不良后果是涉及到安全的问题。

表 9.2
美国医院住院患者药物不良反应的原因(2011 年,32 个州)

药物相关不良后果的产生原因	入院时不良药物事件	住院期间不良药物事件
	每 10 000 个出院中的 ADEs 数量	每 10 000 个出院中的 ADEs 数量
抗生素和抗感染药	90.9	28.0
全身性药剂	52.8	8.5
激素	46.3	20.7
止痛药	45.6	16.2
所有其他一般药物和非特异性不良药物事件原因	215.1	64.7
任何不良药物事件原因	388.0	128.7

注:ADEs,药物不良事件。在 32 个州的大约 2020 万次出院中,估计入院时发生了 782 800 次 ADEs,在住院期间发生了 259 700 次 ADEs。

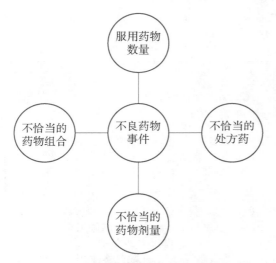

图 9.3 导致药物不良事件的老年药理学因素

引自 Gallagher LP. Thepotential for adverse drug reactions in elderly patients. Appl Nurs Res. 2001;14(4):220 – 224

老年患者发生 ADEs 和药物相互作用的风险增加。药物不良事件使得每年约有 700 000 例急诊就诊和 100 000 例住院治疗。近 5% 的住院患者经历过 ADEs。表 9.2 列出了一些疾病的 ADEs 发生率和百分比。许多因素导致老年人的 ADEs(图 9.3),其中一个因素

是处方药物的数量。据估计,1/3 的老年人在 1 年内会对药物产生不良反应。此外,以往的研究证实了多重用药、ADEs 以及药物相互作用之间的关联。随着处方药数量的增加,不良事件的发生率也会增加。服用两种处方药物的老年患者有 6% 的机会出现不良事件,相比之下,服用五种处方药物患者的概率为 50%,服用 8 种或更多种处方药物患者的概率为 100%。由多重用药引起的老年人的不良事件之一是活动障碍。

活动性,是一个人的环境中移动的能力,是其生存的基本能力。活动性问题在老年人中最常见,多重用药增加了活动减少和相关后果的可能性。在框 9.2 中显示了由多重用药引起的活动性降低的后果。由于药物吸收、分布、代谢和消除引起的与年龄相关的生理变化,使得老年患者特别容易发生不良活动事件。Montiel-Luque 等研究了多重用药对老年患者健康相关生活质量变量的影响,发现 54.9% 的患者的活动能力受到影响。Herr 等报道,除了虚弱之外,多重用药还会显著增加死亡的风险。这项研究表明,服用

框 9.2
多重用药对活动的影响(按系统分类)

肌肉骨骼
　肌肉僵硬
　肌肉酸痛
　肌肉麻痹
　挛缩
　关节疼痛或僵硬
　骨质疏松症
　残疾

呼吸
　肺不张
　肺炎的风险增加
　肺栓塞
　咳嗽反射差,吸气风险增加

循环系统
　站立时血压下降
　交感神经反应降低,心率反应差,血压变化
　心律失常
　低血压
　高血压
　深静脉血栓形成

神经系统
　谵妄

皮肤
　褥疮溃疡
　周围动脉循环减少

胃肠道
　食欲不振
　有胃灼热、消化不良的风险
　营养不良和体重减轻
　便秘
　由于体位和饭后不能坐起来或站起来而吸气增加

泌尿生殖系统
　尿失禁
　尿路感染

心理/社会
　意识模糊,烦躁或定向障碍,谵妄
　抑郁症
　健忘,认知能力下降
　焦虑
　社会交往减少
　独立能力下降
　增加照顾者的压力/负担
　增加护理成本,包括健康护理和监护护理

10 种或更多重用药体弱者的死亡的可能性增加 6 倍。对于康复团队而言,要强调多重用药在行动能力受损的人群中的重要性。

影响活动的与年龄相关的生理变化

衰老的生理变化会对步态和活动产生不利影响,使得老年人尤其容易受到包括跌倒在内的不良后果的影响。

- 步态改变:步幅减小,手臂摆动减少,步速减慢。
- 体积状态变化:维持内环境稳定的能力降低,脱水和体积减小的风险增加,增加了体位性低血压的风险。
- 自主神经变化:心脏应对体位变化的心脏搏动变化减少,应对降温的血管收缩反应减少,更易出现体位性低血压。

- 中枢神经系统改变:多巴胺受体减少,α-肾上腺素能反应增加和毒蕈碱副交感神经反应——帕金森病的发病趋势增加。
- 听力:高频听力损失导致识别语音的能力降低,老年性耳聋——降低了活动的感觉输入。
- 视力:降低晶状体柔韧性,增加瞳孔反射时间,减少泪液产生导致老花眼,增加眩光,难以适应光照变化,减少对比敏感度——减少步态的感觉输入。

药代动力学随年龄增长而变化

- 吸收:胃中酸和胃蛋白酶分泌减少以及小肠收面积减少可能导致吸收受损,特别是维生素 B_{12},钙和铁的吸收。
- 分布:增加体脂率,减少瘦体重和全

身水分。

- 效果：脂溶性药物（例如阿片类药物，苯二氮䓬类药物）的作用持续时间延长。
- 建议：在开具阿片类药物和苯二氮䓬类药物的处方时，减少剂量和频率（药物之间的间隔时间更长）。
- 白蛋白的减少增加了蛋白结合药物活性形式（如普萘洛尔）的可用性。
- 细胞外液容积减少使水溶性药物（例如地高辛、庆大霉素、西咪替丁）的分布容积变小。
- 排泄：肾功能受损（肾小球滤过率降低，肾小管分泌和血流量减少）。
- 效果：药物延迟排出，需要调整剂量。大量药物通过肾脏排出体外。
- 建议：在开抗生素时调整剂量。
- 肝脏代谢：虽然体积和血液供应减少，但药物代谢可能不会受到影响。

药效随年龄增长而变化

内环境受损，是衰老的生理学和肝脏与肾脏代谢变化的一部分，这意味着老年人对各种药物的敏感性增加。重要的药物类别包括抗凝血剂，抗高血压药，抗精神病药和镇静剂。慢性病和用于治疗慢性病的药物加剧了活动性、药代动力学和药效学方面的变化。这意味着增加了移动受限和跌倒的风险。活动障碍和多重用药是残疾的独立危险因素。然而，两者的共存对残疾产生了更为深远的影响。

药物类别和行动障碍

药物可以通过各种机制影响活动能力，而各种类型的药物通常与受损的运动能力相关联。表9.3列出了与行动障碍相关的常见高危药物。苯二氮䓬类药物是常见的与运动受损有关的药物。它们通过选择性地增加 γ - 氨基丁酸的抑制作用，从而对中枢神经系统起作用。

此外，据报道，抗精神病药物可以促进药物性运动损伤。抗精神病药被广泛用于老年精神障碍患者的治疗。据报道，长期护理机构的老年患者中，有50%～75%的患者使用了抗精神病药物。抗精神病药物通过阻断大脑中特定的多巴胺受体而起作用，帮助多巴胺能的物质或行为正常化，反过来会引起诸如运动功能紊乱的副作用，包括帕金森病，运动丧失，静坐不能，肌肉痉挛和迟发性运动障碍等副作用。老年人同时服用表9.3中列出的一种或者多种药物，会增加出现造成运动功能受损的症状的风险。康复团队按照Beers标准注意高风险药物是非常重要的，以防止患者出现行动障碍。

另外，某些类型的药物更常与谵妄相关，可能导致活动能力下降（表9.3）。康复团队应熟悉降低活动能力的药物种类，避免多重用药和功能衰退。

表9.3
药物治疗可能会影响老年人的行动能力

类别	通用名	商品名	症状	影响活动能力的机制
苯二氮䓬	劳拉西泮 阿普唑仑 地西泮	地西泮 赞安诺 地西泮	意识模糊 头晕 缺乏协调	平衡失调和镇静
抗精神病药	氟哌啶醇 利培酮 喹硫平	好度 维思通 思瑞康	意识模糊/谵妄	视力和判断力差，平衡差，步态不稳和镇静

（续表）

类别	通用名	商品名	症状	影响活动能力的机制
阿片类药物	吗啡 硫酸盐羟考酮 氢可酮	许多商品名 奥施康定以及其他	意识模糊/谵妄	视力和判断力差,平衡差,步态不稳和镇静
血管扩张剂	硝酸甘油 肼苯哒嗪 钙通道阻滞剂		头昏 头晕	不平衡和体位性低血压
第一代抗组胺药	苯海拉明 氯苯那敏		嗜睡,谵妄	意识下降
利尿剂	氯噻嗪 布美他尼 依普利酮	氯噻嗪 布美他尼 依普利酮	体位性低血压	平衡不佳和步态不稳

评估患者的多重用药和行动障碍

患者评估始于全面的病史回顾。一份详细的药物史是对多重用药进行评估的重要部分。任何新的药物,包括处方药和非处方药,都应该被评估和记录。最近的住院或急诊室就诊是重要事件,可能会增加多重用药的风险。从医院出院和在家时的药物调整可以帮助减少不适当的药物,错误的剂量和药物的重复。最近的医疗服务提供者的访问和治疗团队中的医疗保健提供者的数量也可以通过药物的重复使用或药物与药物的相互作用来增加这种风险。还应特别注意配偶或其他家庭成员的药物,因为药物共享会增加不良事件的风险。此外,来自家庭和（或）照顾者的补充病史可以帮助识别患者的精神状态和活动相关问题的急性或慢性变化。

康复医疗团队进行的身体评估可以识别影响运动的多重用药和药物。步态评估以及对精神状态、心率、血压的特别关注和检查直立性血压变化可以为可能的药物相关不良事件及其对活动能力的影响提供重要线索。姿势变化与晕厥发作有关,可能会导致跌倒和行动不便。

干预

保持活动能力,减少多重用药
综合药物评价

全面的药物评价是帮助康复团队提高患者活动能力和安全性的第一步。框 9.3 介绍了对患者所服用药物进行全面药物评价所需要的信息细节。在看患者之前,康复小组应该让患者带他/她的"棕色袋子"来门诊以评价药物。"棕色袋子"药物评价是一种鼓励老年患者将所有药物和补充剂放入袋中以供评价的方法。临床医生可以根据袋中的每种药物来确定其对活动能力潜在的不良影响,咨询患者的主治医生是否有可能的替换药物。

在进行全面的药物评价时,如果需要,临床医生应首先向患者简要介绍药物评估的目的。应避免使用医学术语,以确保患者不会遗漏他/她的药物治疗史。应该使用开放式问题,例如"你的血栓怎么治疗?"和"你的胃灼热用什么治疗的?"。开放式问题并不限制老年人回答的维度,而是鼓励患者使用他/她关于药物的知识、看法和（或）感受,给出完整、有意义的答案。临床医生应鼓励患者提出问题,在回答时与其讨论任何药物相互作用及其对活动能力的不利影响。

综合医学评价的另一个组成部分是确定所有药物的强度、剂量、形式、频率和片剂数量。准确记录所有药物、适应证和副作用是非常重要的。这将有助于减少药物使用，以治疗另一种药物的副作用，这是多重用药的一个重要因素。临床医生应该关注所有副作用，特别是那些可能影响患者活动能力的副作用，例如肌肉无力或疼痛、精神状态改变、嗜睡、视力模糊、低血压或头晕。此外，该评价还包括获得患者有关过敏史，相互作用和不良反应的信息。如果患者报告有过敏史，相互作用和（或）不良反应的病史，临床医生应记录患者何时过敏、持续时间、所服用的药物、患者的症状和体征以及如何治疗。在这种情况下，预防是关键，收集的信息应该用于减少多重用药，评估影响患者活动的未来不良事件的可能性，根据需要启动干预措施。

促进安全用药

康复小组的目标是教育老年患者安全使用药物，以防止因多重用药而引起的行动障碍。康复训练团队可以在帮助患者了解药物对身体功能的影响方面发挥重要作用。在允许的范围内，康复医师应让老年患者的看护人员和家庭成员参与教育课程。康复团队、患者和看护人员可以共同管理药物，同时注意由多重用药引起的活动障碍的体征和症状。

教育患者及其护理人员以使其了解他们的药物以及对活动能力的潜在不利影响，这需要康复临床医师评价一些关于他们对用药史的理解程度的基本但重要的问题（框 9.4）。患者必须对药物的风险和益处有基本的了解，了解当他们认为自己不确定服用药物的原因或者认为他们服用的药物过多时，如何与他们的医生沟通。康复团队应该帮助患者确定可能对他/她的行动能力产生不利影响的药物。例如，多项研究表明，苯二氮䓬类药

框 9.3
综合用药评价的组成部分

- 药物名称
- 所有药物的强度、剂量、形式、频率和片剂数量
- 服药方式
- 与每种药物相关的疾病
- 每种药物的禁忌证
- 每种药物的副作用
- 开始服药
- 最后滴定日期
- 处方者姓名
- 每种药物服用的最后日期和时间
- 确定患者目前是否正在服用药物
- 过敏史，相互作用和不良反应史
- 使用非处方产品
- 使用维生素，草药和营养品
- 使用外用剂、液体、注射剂和吸入剂
- 用于配药的药房的名称，地址，网站和电话号码
- 支付能力
- 获得药物的能力（例如，运输、药房提供服务）
- 每种药物的误用剂量
- 使用酒精或非法药物等娱乐性药物

物会增加自我报告的活动问题和身体功能丧失的风险。此外，康复小组应鼓励年龄较大的老年患者使用"棕色袋子"，以便为他们的医生和药剂师提供他们服用的所有药物的完整清单，以防止多重用药和评估运动受损的风险。允许老年患者及其护理人员主动监测处方药物和补充剂的使用情况，将他们的问题和疑虑传达给他们的医生或药剂师，这有助于预防行动不便和身体限制。

框 9.4
老年患者和他们的护理人员应该询问和了解的关于他们的药物的情况

每种药物的名称是什么？
每种药物的用途是什么？
如何管理每种药物？
每种药物有哪些风险？
每种药物有哪些好处？
询问药剂师有关每种药物副作用的书面信息。
服用每种药物时应避免哪些食物，饮料或活动？

如果弄错剂量,你该怎么办?

药物应该如何储存?

每种药物是否存在一些安全问题需要报告给美国联邦和药物管理局?

定期检查每个药物和补充剂的到期日期。

如果您有多名处方医生,请将所有药物和补充剂带去就诊——"棕色袋子"。

如果您有多位药剂师,请在配药时将所有的药物和补充剂带到药房——"棕色袋子"。

确保您的医生了解过去曾影响您运动功能的任何药物。

如果服用多种药物,请让医生检查您服用的药物以及您的药物如何影响您的活动能力。

如果服用已知会影响活动的药物,如苯二氮䓬类药物和抗精神病药物,请让医生检查药物并推荐替代药物。

如果您有肌肉骨骼,心血管呼吸,皮肤,神经或代谢性疾病的病史,请咨询您的医生,了解您的药物会如何改变您的活动能力。

停止服用药物并报告副作用,如肌肉无力,精神状态改变,嗜睡,视力模糊或头晕。

服用药物后出现活动受限时应该怎么做?

小结

确定多重用药后,必须制定跨学科计划,以尽量减少其对活动能力的影响。确定治疗团队的所有成员,包括家人和看护人员在内以及持续的协作和沟通,可以帮助减少与多重用药相关的不良事件,改善患者的治疗效果。初级保健提供者和药房在药物管理中发挥着至关重要的作用。以下是康复团队可能为多重用药治疗患者实施的步骤:

(1)与初级保健提供者一起预约:通过电话或患者就诊与初级保健提供者一起进行药物评价,是简化药物清单的重要步骤。鼓励患者携带"棕色药包"就诊非常有帮助。

(2)药房咨询可以帮助监测药物与药物之间的相互作用,药物的重复使用以及患者和家庭教育。

(3)在适当的情况下,家访护士访视可以帮助持续监测药物,剂量的依从性和任何新的不良事件。

(4)如果合适,社会工作者转诊可以帮助患者和家庭遵守医疗治疗方案,包括确定患者和家属的经济负担和健康知识。

(5)患者和照顾者教育是预防多重用药治疗的重要组成部分。为患者和家人提供的教育材料可以帮助他们了解处方药,多重用药,常见的副作用以及药物与药物之间的相互作用,这对于预防不良药物事件导致的活动障碍是一个巨大的帮助。

参考文献

1. National Center for Health Statistics. *Healthy People 2000 Final Review*. Hyattsville, Maryland: Public Health Service; 2001. DHHS Publication No. 01 - 0256. https://www.cdc.gov/nchs/data/hp2000/hp2k01.pdf.

2. Selma TP, Rochon PA. Pharmacotherapy. In: Pompei P, ed. *Geriatric Review Syllabus*. 8th ed. New York, NY: American Geriatrics Society; 2006.

3. Kaufman DW, Kelly JP, Rosenberg L, Anderson TE, Mitchell AA. Recent patterns of medication use in the ambulatory adult population of the United States. *JAMA*. 2002;287(3): 337 - 344.

4. Slone Epidemiology Center. *Patterns of Medication Use in the United States: A Report from the Slone Survey*. Boston University; 2006. http://www.bu.edu/slone/files/2012/11/SloneSurveyReport2006.pdf.

5. Flaherty JH, Perry HM, Lynchard GS, Morley JE. Polypharmacy and hospitalization among older home care patients. *J Gerontol A Biol Sci Med Sci*. 2000;55 (10): M554 - M559. https://doi.org/10.1093/gerona/55.10.M554.

6. Morin L, Laroche ML, Texier G, Johnell K. Prevalence of potentially inappropriate medication use in older adults living in nursing homes: a systematic review. *J Am Med Dir Assoc*. 2016;17(9): 862. e1 - 862. e9. https://doi.org/10.1016/j.jamda.2016.06.011.

7. Beers MH, Ouslander JG, Fingold SF, et al. Inappropriate medication prescribing in skilled-nursing facilities. *Ann Intern Med*. 1992;117(8): 684 - 689. https://doi.org/10.7326/0003-4819-117-8-684.

8. Qato DM, Wilder J, Schumm LP, Gillet V, Alexander GC. Changes in prescription and over-the-counter medication and dietary supplement use among older adults in the United States, 2005 vs 2011. *JAMA Intern Med*. 2016;176(4): 473 - 482. https://doi.

org/10. 1001/jamainternmed. 2015. 8581.

9. Stewart RB, Cooper JW. Polypharmacy in the aged. Practical solutions. *Drugs Aging*. 1994;4(6): 449 - 461.

10. Maher RL, Hanlon JT, Hajjar ER. Clinical consequences of polypharmacy in elderly. *Expert Opin Drug Saf*. 2014; 13 (1): 57 - 65. https://doi. org/10. 1517/14740338. 2013. 827660.

11. Walsh EK, Cussen K. "Take ten minutes": a dedicated ten minute medication review reduces polypharmacy in the elderly. *Ir Med J*. 2010;103(8): 236 - 238. http://www. lenus. ie/hse/handle/10147/122494.

12. Maeda K. Systematic review of the effects of improvement of prescription to reduce the number of medications in the elderly with polypharmacy. *Yakugaku Zasshi*. 2009;129(5): 631 - 645. https://www. ncbi. nlm. nih. gov/pubmed/19420895.

13. AHRQ Patient Safety Network. *Medication Errors*. Agency for Healthcare Research and Quality; 2017. https://psnet. ahrq. gov/primers/primer/23/medication-errors.

14. Lucado J, Paez K, Elixhauser A. *Medication-Related Adverse Outcomes in U. S. Hospitals and Emergency Departments*, 2008 HUCP Statistical Brief # 109 Agency for Healthcare Research; 2011. https://www. hcup-us. ahrq. gov/reports/statbriefs/sb109. pdf.

15. Gallagher LP. The potential for adverse drug reactions in elderly patients. *Appl Nurs Res*. 2001;14(4): 220 - 224. https://doi. org/10. 1053/apnr. 2001. 26788.

16. The American Geriatrics Society 2012 Beers Criteria Update Expert Panel. American Geriatrics Society updated Beers Criteria for potentially inappropriate medication use in older adults. *J Am Geriatr Soc*. 2012; 60 (4): 616 - 631. https://doi. org/10. 1111/j. 1532-5415. 2012. 03923. x.

17. Kahl A, Blandford DH, Krueger K, Zwick DI. Geriatric education centers address medication issues affecting older adults. *Public Health Rep*. 1992; 107 (1): 37 - 47. https://www. ncbi. nlm. nih. gov/pmc/articles/PMC1403599/.

18. Shaughnessy AF. Common drug interactions in the elderly. *Emerg Med*. 1992;24(21): 21 - 32.

19. Frazier SC. Health outcomes and polypharmacy in elderly individuals: an integrated literature review. *J Gerontol Nurs*. 2005;31(9): 4 - 11. https://www. ncbi. nlm. nih. gov/pubmed/16190007.

20. Langeard A, Pothier K, Morello R, et al. Polypharmacy cutoff for gait and cognitive impairments. *Front Pharmacol*. 2016;7(296). https://doi. org/10. 3389/fphar. 2016. 00296.

21. Montiel-Luque A, Núñez-Montenegro AJ, Martín-

Aurioles E, et al. Medication-related factors associated with health-related quality of life in patients older than 65 years with polypharmacy. *PLoS One*. 2017; 12(2): e0171320. https://doi. org/10. 1371/journal. pone. 0171320.

22. Herr M, Robine JM, Pinot J, Arvieu JJ, Ankri J. Polypharmacy and frailty: prevalence, relationship, and impact on mortality in a French sample of 2350 old people. *Pharmacoepidemiol Drug Saf*. 2015; 24 (6): 637 - 646. https://doi. org/10. 1002/pds. 3772.

23. Mangoni AA, Jackson SHD. Age-related changes in pharmacokinetics and pharmacodynamics: basic principles and practical applications. *Br J Clin Pharmacol*. 2003;57 (1): 6 - 14. https://doi. org/10. 1046/j. 1365-2125. 2003. 02007. x.

24. Petrov ME, Sawyer P, Kennedy R, Bradley LA, Allman RM. Benzodiazepine use in community-dwelling older adults: longitudinal associations with mobility, functioning, and pain. *Arch Gerontol Geriatr*. 2014; 59(2): 331 - 337. https://doi. org/10. 1016/j. archger. 2014. 04. 017.

25. Saltz BL, Robinson DG, Woerner MG. Recognizing and managing antipsychotic drug treatment side effects in the elderly. *Prim Care Companion J Clin Psychiatry*. 2004;6(suppl 2): 14 - 19. https://www. ncbi. nlm. nih. gov/pmc/articles/PMC487007/.

26. Harrington C, Tompkins C, Curtis M, Grant L. Psychotropic drug use in long-term care facilities: a review of the literature. *Gerontologist*. 1992;32(6): 822 - 833. https://www. ncbi. nlm. nih. gov/pubmed/1478502.

27. Nathan A, Goodyer L, Lovejoy A, Rashid A. 'Brown bag' medication reviews as a means of optimizing patients' use of medication and of identifying potential clinical problems. *Fam Pract*. 1999; 16(3): 278 - 282. https://www. ncbi. nlm. nih. gov/pubmed/10439982.

28. Gray SL, LaCroix AZ, Blough D, Wagner EH, Koepsell TD, Buchner D. Is the use of benzodiazepines associated with incident disability? *J Am Geriatr Soc*. 2002;50(6): 1012 - 1018. https://www. ncbi. nlm. nih. gov/pmc/articles/PMC4776743/.

29. Gray SL, LaCroix AZ, Hanlon JT, et al. Benzodiazepine use and physical disability in community-dwelling older adults. *J Am Geriatr Soc*. 2006;54(2): 224 - 230. https://doi. org/10. 1111/j. 1532-5415. 2005. 00571. x.

30. Landi F, Russo A, Liperoti R, et al. Anticholinergic drugs and physical function among frail elderly population. *Clin Pharmacol Ther*. 2007;81(2): 235 - 241. https://doi. org/10. 1038/sj. clpt. 6100035.

第 10 章

老年人的营养问题和吞咽问题

CHAPTER 10   Nutritional Issues and Swallowing in the Geriatric Population

CHRISTINA L. BELL, MD, PHD · SHARI GOO-YOSHINO, MS, CCC-SLP

前言

老年人的营养问题可导致机体功能下降，导致发病率和死亡率的增加。尽早发现和治疗可能引起体重减轻和营养缺失/营养不良的潜在可逆原因是至关重要的，以改善结果。针对可能存在营养问题的老年人，采用系统的跨学科方法，将确保重要的营养因素被识别并进行适当地管理。

我们将用一个假设的罗宾逊女士病例来研究老年人体重减轻和营养不良的问题。

> [病例研究]最初临床表现：罗宾逊女士 85 岁，最近丧偶，现独居。去年，她被诊断出患有轻度认知障碍和黄斑变性。她因视力受损而停止开车。她也有膝关节骨关节炎的病史，当她的膝盖不舒服时，她会间歇性地使用助行器。她日常生活活动是可以独立的，但每周都要靠邻居送她去市场一次，这让她感到很羞愧。

老年人营养不良有多普遍?

营养不良和营养低下是同义词，可定义为"由于摄入或摄取营养不足而导致身体成分改变（去脂体重减少）和身体细胞量减少，导致身体和精神功能下降，从而出现功能受损的临床症状"。体重降低并不总是伴随着营养不良，但要评估体重减轻情况，就必须考虑营养不良的风险。已报道的门诊老年人营养不良的患病率是 5%～30%，而已报道的住院老年人营养不良的患病率是 23%～60%。在长期护理机构中，营养不良患病率的变化取决于它的测量方式，在一些研究中高达 77%。患有痴呆症的老年人尤其有营养不良的风险。

老年人营养问题的后果包括高致残率、高病死率、高死亡率、生活质量降低和医疗费用增加。在心血管健康研究中，不论患者的初始体重如何，在社区居住的老年患者中，3 年内体重下降 5% 是死亡率的独立预测因素。

> [病例研究]体重减轻陈述：罗宾逊女士告诉诊所的护士，她经常不吃饭，在过去 4 个月里瘦了 4.5 kg（10 磅）。她感到更加疲倦，食欲不振。她向医生解释说，她最喜欢的食物也不再让人有食欲，她感觉饱得更快了。

体重降低是正常衰老的一部分吗?

一些医疗专业人士可能会倾向于认为营

养不良或体重减轻是正常衰老过程的一部分。去脂体重通常在 30 岁左右开始下降,而体脂则至少在 65~70 岁时才开始增加。然而,营养不良并不是正常衰老过程中的一部分。同样,嗅觉也会随着年龄的增长而衰退,老年人的味觉也可能会下降。然而,老年人仍然有能力享受精心准备和精心呈现的食物。胃的扩张能力减弱,老年人可能会更早有一些饱腹感,但在没有疾病的情况下,不会达到造成营养不良的程度。

> **[病例研究]营养不良的鉴别:** 罗宾逊女士有中度肌肉萎缩、全身无力和慢性骨关节炎。她的实验室检测结果显示低白蛋白、低胆固醇和甲状腺功能减退。

确诊老年人营养不良的最佳方法是什么?

多种方法可以鉴别老年人的营养状况。身体质量指数[body mass index,BMI;按体重(kg)除以身高(m)平方或 $wt/(ht)^2$ 计算]是一种快速确定老年人营养不良(BMI<18.5 kg/m²)、正常(18.5~24.9 kg/m²)、超重(25~29 kg/m²)或肥胖(≥30 kg/m²)的方法。在门诊和医院环境中,BMI 是识别营养不良的老年人的一个很好的方法。

营养不良的另一个有用且普遍使用的标准是体重减轻。在长期护理环境中,医保将显著的体重减少定义为前一个月体重下降 5% 或更多,或前 6 个月内体重下降 10% 或更多。这被认为是在长期护理环境中评估营养不良的最佳指标之一。在门诊,意外的减重也可以用来引起人们对营养状况的关注,特别是在减重超过 10 磅的情况下。建议居住在社区的老年人在每次门诊就医时都要对其进行营养不良筛查,测量体重和身体质量指数。在长期护理机构,建议每个月检查一次体重降低的情况。绘制老年患者体重随时间变化的图表是确定令人担忧的下降趋势的一种非常有效的方法。欧洲临床营养与代谢学会最近制定了营养不良的诊断标准:身体质量指数<18.5 kg/m² 或①体重意外下降(>10% 或 3 个月>5%)和②70 岁以上成人身体质量指数低于 22 kg/m² 或低去脂体重指数。一些问卷也评估了营养不良的风险。最广泛使用的是微型营养评估表(Mini-Nutritional Assessment,MNA)。对于居住在社区的老年人,使用 MNA 进行筛查,可以确定住院和不良结果的风险。

有一些指标对确定老年人营养不良的帮助不大。例如,经口进食的比例往往是不准确的,不如评价体重减轻有帮助。所吃食量百分比的趋势(例如,一个人突然吃了不到通常食量一半的食物)通常比一顿饭吃的百分比更有帮助。一些实验室检查指标,如白蛋白,特别是在痴呆症患者中,缺乏诊断营养不良的特异性,因为炎症过程也可能导致白蛋白升高。由于测量不准确,不同群体之间的差异以及老年人缺乏明确的分界点,皮褶测量和其他人体测量方法对老年人的帮助也较小。

> **[病例研究]营养不良的评估和管理:** 罗宾逊女士继续经历着缓慢的意外的体重减轻,现在已经在 7 个月内减掉了 7.3 kg(16 磅)。她向营养师透露,她试图吃东西,但没有力气做饭。她目前的饮食包括罐装汤、饼干、麦片和咖啡。她每周都期待着和她的邻居一起吃一次快餐当午餐。她喜欢准备好的饭菜,但通常只吃 50% 的份量。
>
> 罗宾逊女士有一个儿子,他每周都给她打电话,每隔一周开车两小时去看她一次。她依赖儿子做出决策,如个人财务和家庭维护问题,这些以前都是丈夫负责的领域。她喜欢尽可能地独立,以免成为一个负担。

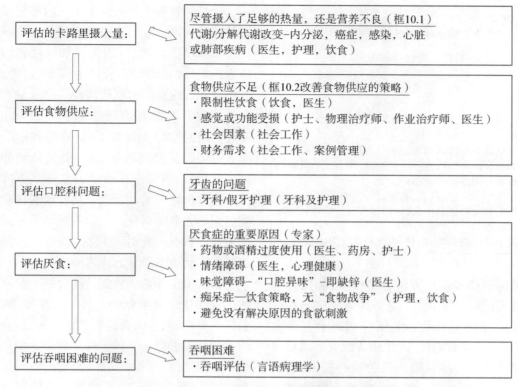

图 10.1　老年人营养问题跨学科评估与管理综述

引自 Omran ML，Salem P. Diagnosing undernutrition. Clin Geriatr Med. 2002;18(4)：719 – 736

治疗营养不良的最佳方法是什么?

老年人营养不良的跨学科方法如图 10.1 所示。

评估老年人营养不良的第一步是确定热量摄入是否充足。某些疾病(包括癌症、甲状腺问题或感染,如框 10.1 所示)会导致新陈代谢增加或分解代谢增加,尽管有足够的经口摄入,仍会引起营养不良。

如果热量摄入不足,第二步是评估老年人获得食物的途径。框 10.2 概述了改善老年人,特别是独居老年人获得食物的策略。把独居的老年人带到社区中心或成人日托中心与他人一起吃饭,可以改善营养,尤其是在结合活动和锻炼策略的情况下。有营养不良或有营养不良危险的老年人必需识别和取消饮食限制。美国饮食协会建议,在长期护理的患者中,应取消限制性的治疗性饮食,以改

> **框 10.1**
> **与老年人营养不良相关的疾病**
>
> 心脏/肺部疾病(如充血性心力衰竭、心肌病、慢性肺气肿)
> 癌症
> 传染病/艾滋病
> 类风湿关节炎
> 幽门螺杆菌
> 胆囊疾病
> 吸收不良(即克罗恩病,短肠综合征)
> 甲状腺功能减退或甲状腺功能亢进
> 酗酒
> 帕金森病
> 压疮

注:引自 Omran ML，Salem P. Diagnosing undernutrition. Clin Geriatr Med. 2002;18(4)：720。

善摄入量、增加体重和提高生活质量。补充剂有时是有帮助的,但研究得出的结论有好有坏,而且补充剂对死亡率的改善很小。其

框 10.2
改善老年人食物获取的策略

用餐计划/轮椅上就餐

老年中心或成人日托中心(如果在家居住)

在适当的温度下提供有吸引力的食物

陪伴与聚餐

舒适的座位、温暖的灯光、周围的音乐和瓷盘的使用

家庭式或自助式比固定餐盘更好

如果震颤影响喂食,则协助或启用自我喂食

听觉和视觉障碍提示

卧床时的定位(直立、清醒、舒适、能看见盘子)

使饮食尽可能自由(去掉限制性的治疗性饮食)

少吃多餐

提供喜爱的食物、奶昔、肉汁和酱汁以增加热量

他策略包括提供患者喜爱的食物,确保食物在适当的温度下供应(汤和热菜应该是热的或暖的,而不是温的,冰淇淋和冷冻食品应该是冷的)。自制奶昔、肉汁和酱汁也是增加热量摄入的好方法。增加蛋白质的摄入量,尤其是对鸡蛋、豆腐、鱼或豆类等食物的摄入量,也可以改善营养。最后,考虑文化因素是很重要的,比如喜欢的食物或者文化习俗,这些可能在协助生活或疗养院环境中缺失,而这可能对老年人的营养状况有深远的影响。

功能性问题也会影响老年人获取食物的能力,因为这会削弱他们自己进食的能力。灵巧性差和关节炎会使使用餐具变得困难,导致经口摄入量减少。特殊的适应性设备和用具可以提高自我进食的便利性。同样,对于震颤的患者,可以改良餐具并稍微改变饮食,以减少因打翻食物而产生的挫败感。作业治疗师可以提供适应性设备方面的专业知识,以增强患者的进食能力。尽量避免在床上用餐,因为坐在床上会增加腹内压,不利于进食,建议患者用餐时坐椅子。完全卧床的患者需要仔细进行体位摆放,以便能够看到他们在吃什么,控制他们口中的食物和液体并在整个用餐过程中保持舒适。

评估和管理老年人营养不良的第三步是评估牙齿问题。牙科小组是管理营养不良的一个必不可少的部分,因为仔细评估和治疗破损或腐烂的牙齿、不合适的假牙、口干、口腔病变和念珠菌病可以提高经口摄入量和改善生活质量。持续的口腔护理可以改善味觉障碍(口腔异味)和口腔干燥,家庭和(或)照顾者可能需要帮助老年人监测、清洁和冲洗牙齿、口腔和假牙。牙齿缺失是体重下降的一个独立危险因素,因此,评估社区居住和功能更强的养老院居住患者的假牙可能有助于改善营养状况。此外,口腔护理也是预防疗养院患者肺炎的最佳方法之一。

第四步是评估厌食症。厌食症不是衰老的正常部分。卫生专业人员常常想知道,对于营养不良、患有厌食症的老年人来说,食欲刺激剂是否可能是一种选择。在考虑使用食欲刺激剂之前,重要的是首先要与药剂师和医疗团队密切合作,以减少或停止任何可能影响食欲的药物。抑郁症,药物滥用和其他心理疾病需要被识别和治疗。治疗抑郁症的米氮平可以刺激食欲和改善情绪,如果老年人患有抑郁症、营养不良和睡眠困难,其也是一个很好的选择。像甲地孕酮这样的食欲刺激剂在老年人中有潜在的危险副作用,包括血栓栓塞的风险,一般不被推荐作为大多数老年人治疗营养不良或体重减轻的首选药物。在适当的临床情况下,如术后出现可逆的营养不良状态,可考虑使用人工营养和水合疗法,以期改善临床症状。长期人工营养和水合疗法可在终末期痴呆或晚期癌症患者中使用,但一般不建议在老年人群中使用。评估小组应利用敏感性、高水平的沟通技巧和仔细评估风险与效益,就衰弱的老年人的人工营养和水合疗法进行讨论。对老年人群的人工营养和水合疗法的详细讨论超出了本章的范围,但加强这方面的交流技能的培训方案是非常有帮助的。

老年痴呆症患者在解决营养不良时还需要考虑其他因素。情绪障碍、适应新的护理环境、缺乏刺激或过度刺激、误解、偏执和其他行为问题都可能导致老年痴呆症患者进食困难。老年痴呆症的爱丁堡喂养评价可以帮助识别老年痴呆症患者与进食相关的行为。有一些进食策略对老年痴呆症患者特别有帮助（框 10.3）。

> **［病例研究］新的关注点：** 罗宾逊女士醒来后打电话给她的邻居，感觉"太虚弱"，无法下床。她的邻居拨打 911 寻求急救。她被送往医院接受治疗并被诊断为脑卒中。在回顾她的病史时，医生注意到她过去 7 个月以来体重下降、食欲下降和疲劳。她的医生团队怀疑脑卒中可能也影响了她的吞咽功能。

框 10.3
老年痴呆患者的最佳进食和愉快用餐策略

保持用餐习惯（例如，时间、服药后/服药前、坐在餐桌旁）

营造安静的就餐环境

消除可能中断用餐的干扰（例如，减少噪音、关闭电视、限制餐盘或餐桌上的物品数量）

根据个人需求和个性安排座位

使用视觉对比：盘子、食物和场所设置

如果患者使用餐具有问题，提供便于用手指取食的食物

提供喜爱的食物和饮料

提供看起来、闻起来和尝起来有吸引力的食物

及时用餐以保持最佳温度

无强制进食

鼓励自己进食或根据需要由他人协助进食

当评估和管理老年人营养不良时，吞咽问题（吞咽困难）是特别重要的需要识别和待解决的一点。口咽部吞咽困难是吞咽困难的一种类型，其影响食物和液体从口腔运输到食道。根据吞咽困难工作组制定的一份指导文件，口咽部吞咽困难被列入世界卫生组织的疾病分类，符合老年综合征的标准（包括老年人发病率高、多种病因、预后不良和多学科治疗）。本节讨论了老年人群口咽部吞咽困难的处理过程和方法，旨在支持在预防、早期识别和诊断以及吞咽困难干预方面的跨专业实践，以减少代价高昂、损害健康和生活质量的后果。

老年人吞咽困难有多常见？

口咽部吞咽困难是一种潜在疾病过程的临床症状，每 25 个成年人中就有 1 人发病。在 Takizawa 等人的一项系统回顾中，有脑卒中史（8% ～ 80%）、帕金森病史（11% ～ 81%）、创伤性脑损伤史（27% ～ 30%），社区获得性肺炎史（92%）的患者口咽部吞咽困难的患病率较高。Alagiakrishnan、Bhanji 和 Kurian 的一项系统评估表明，13% ～ 57% 的痴呆症患者也有吞咽困难。虽然衰老不是一种疾病，但与衰老有关的疾病会增加老年人吞咽困难的风险，加剧吞咽困难程度。因此，吞咽障碍的发生率随着年龄的增长而增加。由于老年人是总人口中增长最快的一部分，口咽部吞咽困难正成为一个至关重要的医疗问题。

吞咽困难引起的并发症包括吸入性肺炎、慢性肺病、营养不良和脱水，危及健康，增加住院率。窒息和死亡也是吞咽困难的不良结果。此外，吞咽困难还可能会降低患者的生活质量，降低患者对饮食的满意度以及在食品杂货采办、烹饪和社交等与饮食相关的活动中的满意度。总的来说，这些并发症超出了患者的范围，增加了照顾者的负担。

衰老是如何影响吞咽的？

吞咽过程有四个阶段，它们发生在需要中枢和外周感觉-运动活动的控制、时间和重叠的一系列事件中。这一动态过程中的任何缺失都可能导致口咽或食道吞咽困难：

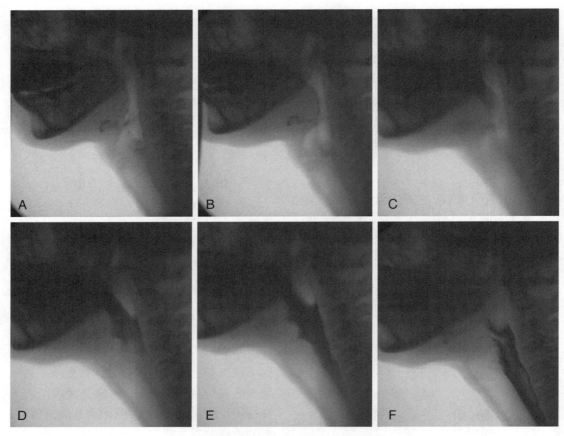

图 10.2　视频透视吞咽功能检查下的吞咽阶段

引自 Goldsmith TA，Holman AS，Nunn D. Videofluoroscopic evaluation of oropharyngeal swallowing. In：Som PM，Curtin HD，eds. Head and Neck Imaging. 5th ed. St. Louis：Mosby，Inc.；2011

- 第一阶段：口腔准备阶段，包括咀嚼和混合食物与唾液。食物和液体（即食物团块）随后被收集并控制在舌头上（图 10.2A）。
- 第二阶段：口腔阶段是食物团块从舌前向舌后转移（图 10.2B、C）。
- 第三阶段：咽部阶段开始，此时食物团块进入，然后通过咽部（图 10.2C-E）。
- 第四阶段：食管期指食物团块通过食道和下食管括约肌（图 10.2F）。

老年期吞咽障碍是健康成年人吞咽过程中与自然衰老过程有关的变化，包括中枢神经系统、头颈部解剖、生理和感觉运动功能的改变。老年人吞咽的速度可能在所有阶段都较慢，导致咽部食物淤积，但这不被认为是一种疾病。这些差异降低了功能储备，可能在存在易感因素（包括体力消耗、损伤、感染、饥饿和脱水）的情况下危及安全有效的吞咽。

老年人吞咽困难的原因是什么？

虽然衰老不是一种疾病，但成年人有患与衰老有关的共病的风险，这增加了他们患吞咽困难和吸入性肺炎的风险。成人吞咽困难最常见的原因包括神经、内科和外科疾病以及头颈部癌症的治疗。虽然很难确定有复杂病史的老年人吞咽困难的主要原因，但评价和治疗口咽部吞咽困难是至关重要的。框 10.4 列出了可能导致吞咽困难的医学因素。

[病例研究]吞咽困难的识别：罗宾逊女士在清醒状态下接受由护士进行的吞咽筛查。在最后一次吞下水后,她咳嗽了,这在这家医院被认为是未通过筛查测试,从而引发了一次转诊以评估临床吞咽功能。

框 10.4
可能导致老年人吞咽困难的医学问题

阿尔茨海默病
心胸外科手术
认知衰退-其他痴呆
失用症
谵妄
牙列缺失或状况不佳
发育障碍(如脑瘫)
体质虚弱
胃食管反流
头颈部癌症或癌症治疗
肺部疾病—呼吸衰竭
药物相关疾病
多发性硬化症
帕金森病
脊髓灰质炎后综合征
肺部疾病
肌肉衰减综合征
脑卒中
外伤性脑损伤

如何识别吞咽困难?

吞咽筛查是一种合格/不合格的程序,用来识别需要综合吞咽评估或转诊到其他专业和(或)医疗服务的个人。尽管系统回顾没有就口咽部吞咽困难的最佳筛查工具达成一致意见,但为不同年龄组开发的工具已被确定。虽然缺乏共识并不意味着不应该进行筛查,因此专业人员必须选择一种适合其患者群体并在识别或排除吞咽困难方面可靠的方法。如果筛查呈阳性,则有必要进行一次后续的全面吞咽评估。图 10.3 显示了从识别吞咽困难到治疗吞咽困难的检查过程。

语言病理学家,团队成员 →

吞咽筛查
方案示例
· 问诊
· 问卷调查
· 口咽或食道吞咽困难的观察

结果
· 通过
· 重新筛查
· 参考其他检查或服务
· 失败→参考临床吞咽评估

语言病理学家 →

临床吞咽评估
· 病历
· 口腔、咽、喉检查
· 身体、社会、行为、语言–认知评估
· 通过口服试验评估吞咽功能（如有说明）
· 治疗干预试验和培训
· 患者和家庭教育

结果
· 吞咽障碍的诊断（口腔准备期/口腔期吞咽困难）和严重程度
· 将吞咽困难的症状与解剖学和生理学联系起来
· 改善预后
· 推荐最安全和最有效的方法（口服vs常规）以满足营养和水分需求
· 食物和液体质地及其他补充方法的确定,以优化安全有效地吞咽
· 制定个性化护理计划
· 为患者和照顾者提供咨询、教育和培训
· 仪器吞咽评估适应证
· 推荐其他服务或专业人员

口腔准备期/口腔期吞咽困难的干预

仪器吞咽评估
· VFSS
· FEES

咽部阶段吞咽困难的干预

图 10.3 吞咽困难检查

FEES,吞咽纤维内镜检查;VFSS,吞咽造影检查

吞咽困难的症状和体征是什么？

虽然存在吞咽困难的症状和体征，但吞咽困难问题仍可能未被发现，老年人可能不知道或不能自述吞咽困难。由于这些原因，照顾者报告的食材准备或偏好的变化（如软、潮湿细密、有嚼劲的食物）、饮食习惯（如充分咀嚼食物和经常啜饮液体）以及延长就餐时间和进餐努力程度，都是很有启发性的，可以揭示真相。必须结合其他临床指标来考虑吞咽困难的症状和体征，而不是依赖于单一的症状或体征。老年人吞咽困难的常见症状和体征，请参阅表 10.1。

[病例研究]评估：一位言语病理学专家进行了临床吞咽评估。尽管罗宾逊女士将咳嗽归咎于"年老"，但她承认吞咽时有恐惧感。她的儿子大约一年前就注意到一些问题，这些问题逐渐恶化。他最关心的是他母亲虚弱的状态和继续独立生活的能力。

罗宾逊女士被告知去参加进食和吞咽测试。罗宾逊女士的语言能被听懂，即使在发音上略显不精确。她的儿子表示，在过去 24 小时里除了语言含糊得到明显改善外，她的交流没有任何变化。

口腔运动检查显示舌头的力量和控制能力下降。由于咀嚼时没有对侧磨牙，牙列受到损伤。罗宾逊承认自己有假牙，但不愿戴。

为了评估吞咽功能，罗宾逊女士被提供各种液体和食物。通过使用一个系统的方法增加食物质地和团块大小，以安全地测试她的吞咽功能。她表现出口腔准备和口腔阶段吞咽困难，咀嚼时间延长且食物残留在她的舌头上。连续吞咽液体后，她的声音变得湿黏。当她吞咽液体时，因嘴里预先残留的食物导致她咳嗽；并向测试人员报告有食物卡在喉咙里的感觉。

在治疗中介绍了治疗干预试验和训练流程。音质湿厚和咳嗽随着代偿性策略的使用（单独啜饮液体以改善食物团块控制、每茶匙食物两次吞咽以消除口腔和咽部残留物的感觉）、姿势调整（收下巴）和食物质地改变（甜蜜粘稠的液体）而下降。

罗宾逊女士和她的儿子，语言病理学家、医生、护士及营养学家合作制订了一项护理计划，其中包括以下内容：

（1）将饮食顺序调整为黏稠的、潮湿的、切碎的食物，最大限度地减少咀嚼。膳食包括个人偏好的咖啡、汤、燕麦片、土豆泥和奶酪。

（2）启动吞咽困难干预，建立代偿性策略（每茶匙食物进行一次啜饮和两次吞咽）。

（3）评估口腔护理和戴假牙的障碍。

（4）继续进行营养治疗，通过增加健康和高热量的零食来优化口腔摄入，以满足营养和水分需求。

（5）进行仪器吞咽检查，以评估吞咽中的口腔和咽部阶段，评估治疗措施的有效性，以提高吞咽效率和安全性。

表 10.1 吞咽困难的症状和体征	
吞咽困难的一般症状和体征	
咳嗽	
窒息	
声音沙哑	
癔球症	
抱怨吞咽时疼痛	
每一小口液体或茶匙食物需要重复吞咽	
意外的体重减轻和增重困难	
复发性肺炎、呼吸道感染或发热	
口咽吞咽困难的症状和体征	食管吞咽困难的症状和体征
• 在吃喝期间或不久之后咳嗽 • 抱怨食物"卡"在咽部 • 减少勺子或杯子周围的开口或唇封 • 口中含食物或液体 • 长时间咀嚼 • 食物或液体从嘴唇或鼻腔溢出 • 口中食物或液体残渣 • 害怕进食或吞咽 • 流口水或额外分泌物 • 构音障碍 • 吞咽时或吞咽后声音嘶哑 • 呼吸和吞咽协调困难	• 慢性咳嗽 • 抱怨食物"卡"在喉咙或胸部 • 胸部压迫或烧灼感 • 逐渐由吞咽固体困难到吞咽液体困难 • 呕吐 • 打嗝 • 骨痛 • 黑便 • 贫血 • 疲劳

如何诊断吞咽困难?

吞咽困难的评估和管理是一个复杂和多层面的过程,最好用多学科综合的方法来完成。该团队包括患者、他们的亲属、语言病理学家、医生、护士、营养师、放射科医生、胃肠科医生、耳鼻喉科医生、神经科医生以及其他根据患者需要而定的人员。

根据主要症状,最初的步骤可能为转介语言病理学家评估口和咽期吞咽功能或胃肠科医生评价胃肠疾病。这一部分着重于口咽部吞咽困难的评估。

临床(或床边)吞咽功能评价

如果患者的症状和体征更符合口咽部吞咽困难(相对于食道吞咽困难),那么诊断的第一步就是由一位专门研究吞咽的语言病理学家进行临床吞咽评估。关键要素包括:

• 回顾病历并与患者、家人和照顾者面谈。

• 对警觉性、言语、语言和认知能力的评估。

• 检查吞咽过程中的口腔结构和功能。

• 根据吞咽的安全性和患者的接受度,对吞咽过程中吞咽的各种食物和液体质地进行系统评价。

• 为减少或消除吞咽困难的症状或临床体征而采取的补偿性策略的试验。

为了从老年人那里收集准确及相关信息,在不考虑年龄歧视的前提下,医务人员关注患者的沟通需求是很重要的。以下内容可以提高参与度和评估结果的准确性：

- 优化感官信息（例如，根据需要佩戴眼镜或助听器）。
- 集中注意力（例如，用老年人的名字问候他/她，建立眼神交流，减少干扰）。
- 鼓励自主性（例如，让老年人参与对话，分享决策）。
- 支持参与（例如，提供简单的指导；为处理、理解和表达留出更多的时间；提出开放式问题；模拟或使用视觉辅助工具以及验证交流意见）。

综合报告和观察确定口腔准备期和口腔期吞咽困难的存在，咽期吞咽困难的症状或临床体征，损害的性质以及疾病的病因。结果还包括建议经口进食（如有指示）、支持和干预以提高吞咽的安全和效率、患者和家庭宣教以及指导下一步的工作，如器械吞咽检查。此外，吞咽困难的转诊和会诊以及吞咽困难的随访可根据患者的表现而定。例如，如果患者抱怨食道清空缓慢，则应考虑转诊给胃肠科医生。

[病例研究]仪器吞咽检查：根据临床问题（例如，咳嗽是否与误吸有关？如果是，它是由于口腔损伤，咽部损伤，还是两者兼而有之？吞咽策略对食物团块流经口咽部有何影响？）和罗宾逊女士的偏好选择吞咽造影检查（videofluoroscopic swallow study, VFSS）。在研究开始之前，罗宾逊女士的儿子和一名护理助理帮助她用粘合剂固定义齿。她被鼓励在可耐受的情况下吃饭时戴上假牙。一位语言病理学家提供了宣教和培训，以建立每茶匙食物进行一次啜饮和两次吞咽的进食策略并在吞咽时收下巴。

言语病理学专家和放射学家进行了 VFSS。口腔、咽部和喉部结构和功能的 X 线显影证实了她有口腔阶段吞咽困难，舌上有残留的食物。可视化还显示液体进入气道和在吞咽之前的微量吸入。这些症状与舌头运动和力量减弱有关。咽期吞咽困难的特征是由于舌根回缩减少而引起的舌根内液体和食物残留。罗宾逊女士意识到这些残留物需要再次咽下去。用补偿策略评进行吞咽评估，提高了吞咽的安全性和有效性。尤其是下巴的内收，减少了液体深入咽部并消除了误吸和残留在会厌的残留物。

医疗团队对研究结果进行了讨论。根据她的病史，确定吞咽困难很可能是由于先前存在的肌肉衰减综合征在入院前因营养不良而加重所致，因脑卒中而进一步损害。

其他建议包括：

（1）进食稀薄液体时收下巴。

（2）继续进行吞咽困难的治疗，探索恢复性治疗。

（3）作业疗法，评估和协助日常生活活动能力训练，包括提高口腔护理和穿戴义齿的独立性。

（4）在家庭和社区环境中进行物理治疗，以进行安全和独立的活动。

仪器性吞咽检查

仪器吞咽检查用于评估吞咽的各个阶段。目的是阐明该疾病与相关的解剖和生理损害的性质。与临床吞咽评估不同的是，仪器吞咽检查可以直接显示咽部和喉部的结构，以确定咽部阶段吞咽困难的存在、严重程度和特征。它对识别误吸也很敏感，这一点很关键，因为大约40%的患者在误吸时没有咳嗽反应,这被称为隐形误吸。

已就适当使用仪器程序的准则达成一致意见。仪器吞咽评估的适应证和禁忌证参见表 10.2。

表 10.2
仪器吞咽评估的适应证和禁忌证

适应证	禁忌证
有吞咽困难和误吸高危相关的病史	医疗情况不稳定
吞咽安全性和有效性不确定	无法参与或合作
吞咽困难的鉴别诊断以指导管理和治疗	检查结果不会改变管理或治疗方案
症状或体征与临床表现不一致	

仪器吞咽评估包括两个主要程序,评估者可以查看吞咽的解剖和生理结构,以确定口咽吞咽困难和误吸的性质和严重程度。在医院和临床环境中,常选择的仪器包括VFSS,也称为改良吞钡造影检查(modified barium swallow study,MBSS)和吞咽纤维内镜检查(fiberoptic endoscopic evaluation of swallow,FEES)。

- VFSS 或 MBSS(图 10.2)。

- 通常由语言病理学家与放射科医生合作,在一套放射学设备中进行的放射学检查。当食物和液体(与钡或水溶性造影剂混合)被吞下时,口腔、喉部、咽部和上食道结构和运动的图像在侧面和前后平面被观察。

- FEES(图 10.4)。

- 一种由语言病理学家进行的操作,通常是与耳鼻喉科医生合作进行的。这是一种可以在床边用便携式设备进行的检查。测试一般通过一个灵活的内镜通过鼻咽,以直接可视化咽喉静息态和吞咽时的解剖学变化。

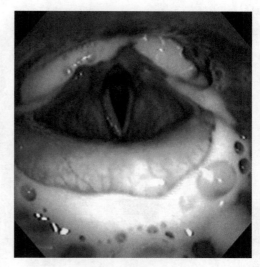

图 10.4　纤维内镜下评估吞咽情况。液体残留在会厌和梨状隐窝

经允许引自 Leder SB, Murray JT. Fiberoptic endoscopic evaluation of swallowing. Phys Med Rehabil Clin North Am. 2008;(4):792

这两种程序的目的是诊断,了解问题的性质和严重性并评估吞咽策略对吞咽安全性和有效性的影响。考虑到在一个设施内可以同时进行这两项评价,VFSS 与 FEES 的益处参见表 10.3。

[病例研究]干预:罗宾逊女士现在食用了 75%～90% 的碎食品和浓稠的流体食物,超过了她在家中的摄入量。在被告知收紧下巴喝稀薄的流体后,她经常在一天中进食小口的水和零食。

虽然罗宾逊女士并不介意改变饮食结构,但她表示希望吃常规食物,如烤火腿、奶酪三明治和炖肉。由于她通过吞咽两次来清除舌头上残留的食物,她窒息的风险降低了,因此她可以自由选择食物,包括软的填充三明治和其他软的、潮湿的食物。

她同意开始一项旨在通过运动来改善和维持吞咽肌肉功能的恢复计划。□

腔和咽部运动训练是根据吞咽评估中发现的损伤来选择的。罗宾逊女士对示范和简短的书面指导反应良好，以优化她演示练习时的准确性和独立性。语言病理学家通过训练指导罗宾逊女士的角色逐渐转移到她的儿子身上，以优化她在家的后续行动。

表 10.3 吞咽造影检查与纤维内镜吞咽评估的比较		
临床适应证	**VFSS**	**FEES**
可用于 • 运动障碍 • 出血性疾病或近期鼻出血 • 近期颅面外伤 • 双侧鼻塞	+	
鼻内镜检查耐受性差	+	
整体症状	+	
评估口腔准备阶段和口腔阶段	+	
筛查食管期	+	
评估咽部阶段	+	+
识别误吸	+	+
评估分泌物的吞咽情况（误吸高危）		+
实时的患者和家庭教育、策略培训和无辐射暴露的生物反馈		+
钡过敏或不耐受		+
幽闭恐怖症		+
成像设备无法适应患者的尺寸或姿势限制		+

注：VFSS，吞咽造影检查；FEES，纤维内镜吞咽评估。

如何治疗吞咽困难？

对吞咽困难的有效治疗是以综合评估结果、患者的兴趣以及对干预的反应的持续评估为指导的。在老年人中，制定和执行个性化的以患者为中心的治疗计划必须考虑与吞咽困难及其目标、优先事项和资源相关的主要情况。

干预的主要治疗目标是尽量减少口咽吞咽困难的相关后果。这包括一个安全有效的口服摄入最少限制的饮食（质地），以满足营养和水合的需要。治疗包括宣教、代偿和康复措施。

宣教和咨询

这是一个跨学科程序，关于可能影响营养和吞咽的情况和疾病、吞咽困难的性质和后果以及干预方案应与患者（及其家属和照顾者）共享。讨论还包括进食和吞咽指导，增稠剂的使用说明（如果推荐），建议纳入味觉偏好，以优化依从性。

代偿措施

在不改变生理功能的情况下，用于抵消损伤的策略可以提高吞咽的安全性。简单而快速的方法包括小口吃食物或小口喝液体，以改善对食物团块的控制或随着干燥或液体食物吞咽来清除口腔及咽部残留物。在对这些类型的代偿策略的综述中，Lazarus 报告了积极的结果，其减少了如吸入性肺炎等口咽部吞咽困难的医学后果，增强了营养状况。优化口服摄入量安全的一般策略请参阅框 10.5。

框 10.5 优化口服摄入安全的一般策略
在患者清醒并准备好的情况下提供膳食 佩戴假牙（佩戴舒适） 在吃喝期间和之后端坐 在下一次咀嚼或啜饮食物前，将口腔内的食物清理干净 在说话或下一口食物或液体前吞下食物和液体 留出更多时间吞咽和进食 饭后清除口腔内残留的食物 保持口腔健康和卫生

饮食调整,如增稠流体食物和降低食物质地,经常在疾病的急性期使用,随着吞咽功能的改善或其他代偿策略的建立而调整。在认知和吞咽功能下降的进行性疾病的背景下,饮食调整可以被长期使用。对口咽吞咽困难治疗的系统回顾表明,使用增稠流质食物治疗吞咽困难和减少误吸可能是有益的。虽然在研究中得到了支持,但食物质地的变化可能不会被个体很好地接受,特别是在老年人中,他们可能已经因为嗅觉和味觉的减弱而产生食欲变化。老年人经常因为不满和不接受而对增稠的液体难以适应。考虑到这一点,重要的是要确定其好处是否大于风险,如拒绝饮食、焦虑和社交孤立,这些都可能导致进一步的功能下降。

其他代偿策略包括姿势和动作,这也有助于吞咽困难的治疗。虽然缩下巴和气道保护策略(如声门上吞咽)可以改善吞咽功能,但预防误吸的效果是可变的。此外,这些刻意的调整可能很难在具有记忆和耐力困难的个体中持续执行。对于那些表现出能够迅速、一贯地遵循指令并保留新信息的人来说,为他们提供培训机会以支持他们独立,将行为策略作为第一选择(而不是增稠流体食物)可能是合理的。

[病例研究]持续的评估和支持：罗宾逊女士报告说感觉很好,准备回家了。她的实验室检测结果显示前白蛋白水平有所改善,同时她的食欲、体重和能量水平也有所增加。她的儿子同意她出院回家接受家庭护理康复治疗(作业治疗、物理治疗和言语病理学)的计划。社会工作者将继续帮助她确定和利用社区资源,如预约就医的接送和送餐,而她考虑搬到一个辅助生活中心。

营养方面的建议包括多餐少食(即每天吃 4～6 顿饭),确保饮食中有蛋白质和水分,通过与他人一起吃饭和减少孤立来保持社交性。

言语-语言病理学的建议包括：①吞咽再评估(包括重复 VFSS)和②对轻度认知障碍进行认知交流评估和干预,以优化认知功能。

康复方法

神经可塑性的原则是：使用它或失去它;使用它并改善它;重复,强度和显著很重要,这些都可用来提高吞咽能力。吞咽功能练习是根据潜在的损伤而选择的。例如,对于唇舌虚弱或吞咽时需要"用力"患者,可以规定阻力和运动范围练习,以增加后舌底运动。锻炼可能需要几周到几个月的时间才能见效。

在处理老年人的吞咽问题时,重要的是将注意力扩展到吞咽行为之外。物理治疗和作业治疗对提高患者坐直、使用器具和自己进食的能力至关重要。护理、牙科、药学和医学专家需要审查和管理口腔护理、药物和影响口腔、吞咽或机敏性的可逆医疗条件,这些可能会导致进食或吞咽问题。营养专家应继续监测老年人饮食的营养质量。此外,随着老年人的病情稳定和吞咽能力改善,持续监测营养不良和体重减轻仍然至关重要。

老年人营养不良最常见的可逆原因总结为图 10.5 中的助记法"上门送餐服务(Meals on Wheels)"。保健专业人员需要作为一个团队来开展工作,以查明和治疗导致老年人营养不良、体重减轻和吞咽困难的因素。为了保持在营养和体重方面取得的进展,有必要对老年人采取持续的团队治疗,同时注意饮食和营养的医学、功能学和社会学方面问题。如本章所述,采用一种清晰的、循序渐进的方法,这将有助于确保重要的因素不被忽视并确保团队能够共同努力,以提高老年人的生活质量。

M 药物(地高辛、茶碱、精神药品)	W 游荡(痴呆/行为)
E 情绪(抑郁)	H 甲亢/甲状旁腺功能亢进
A 厌食/酒精中毒	E 肠道问题(吸收不良)
L 晚年妄想症	E 饮食问题
S 吞咽障碍	L 低盐或限制饮食
	S 社交/购物/食物准备问题
O 口腔和牙科疾病	
N 没有钱	

图 10.5　可逆转的营养不良原因："Meals on Wheels"

引自 Durnin JV. Energy metabolism in the elderly. In：Munro H，Schierf G，eds. Nutrition in the Elderly. New York：Vevey/Raven；1992；51－63

参考文献

1. Cederholm T，Barazzoni R，Austin P，et al. ESPEN guidelines on definitions and terminology of clinical nutrition. *Clin Nutr*. 2017;36(1)：49－64. https://doi.org/10.1016/j.clnu.2016.09.004.

2. Agarwal E，Miller M，Yaxley A，Isenring E. Malnutrition in the elderly：a narrative review. *Maturitas*. 2013;76(4)：296－302. https://doi.org/10.1016/j.maturitas.2013.07.013.PMID：23958435.

3. Medina-Walpole A，Pacala JT，Potter JF，eds. *Geriatrics Review Syllabus：A Core Curriculum in Geriatric Medicine*. 9th ed. New York：American Geriatrics Society；2016.

4. https://www.cdc.gov/healthyweight/assessing/bmi/adult_bmi/index.html.

5. Omran ML，Salem P. Diagnosing undernutrition. *Clin Geriatr Med*. 2002;18(4)：719－736.

6. Alzheimer's Association Website. http://www.alz.org/national/documents/brochure _ DCPRphases1n2.pdf.

7. Niedert KC. Position of the American Dietetic Association：liberalization of the diet prescription improves quality of life for older adults in long-term care. *J Am Diet Assoc*. 2005;105(12)：1955－1965.

8. Baijens LW，Clavé P，Cras P，et al. European Society for Swallowing Disorders — European Union Geriatric Medicine Society white paper：oropharyngeal dysphagia as a geriatric syndrome. *Clin Interv Aging*. 2016;11：1403－1428.

9. Bhattacharyya N. The prevalence of dysphagia among adults in the United States. *Otolaryngol Head Neck Surg*. 2014;151：765－769.

10. Takizawa C，Gemmell E，Kenworthy J，et al. A systematic review of the prevalence of oropharyngeal dysphagia in stroke，Parkinson's disease，alzheimer's disease，head injury，and pneumonia. *Dysphagia*. 2016;31：434－441.

11. Alagiakrishnan K，Bhanji RA，Kurian M. Evaluation and management of oropharyngeal dysphagia in different types of dementia：a systematic review. *Arch Gerontol Geriatr*. 2013;56：1－9.

12. Goldsmith TA，Holman AS，Nunn D. Videofluoroscopic evaluation of oropharyngeal swallowing. In：Som PM，Curtin HD，eds. *Head and Neck Imaging*. 5th ed. St. Louis：Mosby，Inc.；2011.

13. Humbert IA，Robbins J. Dysphagia in the elderly. *Phys Med Rehabil Clin North Am*. 2008;19：853.

14. McCullough GH. Normal swallowing in the geriatric population. *Perspect Swal Swal Dis*（*Dysph*）. 2001;10(1)：14－18. https://doi.org/10.1044/sasd10.1.14.

15. Robbins J，Butler SG，Daniels SK，et al. Swallowing and dysphagia rehabilitation：translating principles of neural plasticity into clinically oriented evidence. *J Speech Lang Hear Res*. 2008;51(1)：S276－S300. https://doi.org/10.1044/1092-4388(2008/021).

16. Ortega O，Martín A，Clavé P. Diagnosis and management of oropharyngeal dysphagia among older persons，state of the art. *J Am Med Dir Assoc*. 2017;18：576－582.

17. Murray J. Frailty，functional reserve，and sarcopenia in the geriatric dysphagic patient. *Perspect Swal Swal Dis*（*Dysph*）. 2008;17(1)：3－11.

18. American Speech-Language-Hearing Association. *Roles of Speech-Language Pathologists in Swallowing and Feeding Disorders*［Technical Report］；2001. Available from：www.asha.org/policy.

19. Etges CL，Scheeren B，Gomes E，Barbosa LDR. Screening tools for dysphagia：a systematic review. *CoDAS*. 2014;26(5)：343－349.

20. Harwood，et al. https://changeagents365.org/resources/ways-to-stay-engaged/the-gerontological-society-ofamerica/Communicating%20with%20Older%20Adults%20Low_GSA.pdf；2017.

21. Splaingard M，Hutchins B，Sulton L，Chaudhuri G. Aspiration in rehabilitation patients：videofluoroscopy

vs bedside clinical assessment. *Arch Phys Med Rehabil*. 1988;69(8)：637 - 640.

22. American Speech-Language-Hearing Association. *Guidelines Clinical Indicators for Instrumental Assessment of Dysphagia*. Rockville，MD：American Speech-LanguageHearing Association；2000.

23. Lazarus CL. History of the use and impact of compensatory strategies in management of swallowing dis-
orders. *Dysphagia*. 2017;32：3 - 10.

24. Anderson UT，Beck AM，et al. Systematic review and evidence based recommendations on texture modified foods and thickened fluids for adults（≥18 years）with oropharyngeal dysphagia. *e-SPEN J*. 2013；8（4）：e127 - e134.

25. Morley JE，Silver AJ. Nutritional issues in nursing home care. *Ann Intern Med*. 1995；123(11)：850 - 859.

第 11 章

老年人听力障碍的诊断与康复

CHAPTER 11　Diagnosis and Rehabilitation of Hearing Disorders in the Elderly

CHIEMI TANAKA, PHD • LISA D. TANIGUCHI, AUD • HENRY L. LEW, MD, PHD

前言

根据美国耳聋和其他交流障碍研究所的统计,55～64 岁成年人中大约 8.5％的人患有残疾性听力损失,在 65～74 岁的人群中这一比例增加到约 25％,75 岁及以上的人中达 50％。随着寿命的延长,预计患有听力障碍的老年人数量将大幅增加。在本章中,作者将简要描述年龄相关性听力损失(age-related hearing loss, ARHL)的诊断和康复。大量的研究表明,ARHL 的听力学管理比我们过去认为的更为重要,因为未经治疗的 ARHL 可能导致负面后果,如抑郁、焦虑、嗜睡、社会不满、社交不良,更严重的是会引起痴呆。除 ARHL 外,本章还将简要介绍老年人群中常见的其他耳部疾病的信息(例如,耳垢嵌入和耳部感染)。对于那些需要基本听力学知识的人,请参阅 Lew 等人的书中的章节。

年龄相关性听力损失

年龄相关性听力损失的定义

ARHL,也称为老年性耳聋,是一种与年龄相关的听觉功能退化,不受其他任何耳部疾病的影响。因此,ARHL 是一种排除性诊断,是"衰老个体中多种形式的听觉病理表现的总称"。

年龄相关性听力损失的症状和影响

ARHL 起病缓慢,通常是双侧的、对称的、进行性的和永久性的,因为听觉系统的老化以相似的速率同时影响双耳。通常,听力损失的类型是感觉神经性的。高频听力通常受影响最大,然后听力损失逐渐发展到低频听力。尽管高频听力损失是一种普遍的形式,但某些患有 ARHL 的人仍可能表现出其他听力损失形式,例如平坦型听力损失(所有频率受相似程度的影响)。听力障碍患者的典型主诉总结参见框 11.1。ARHL 患者的主诉与年轻听力损失患者相同。然而,在患有 ARHL 的老年人中观察到他们更难理解言语的意思,尤其是在嘈杂的环境中。

值得注意的是,一些患有 ARHL 的患者可能不知道自身存在听力损失这一事实。在一定程度上,这可能是由于无症状的状况和(或)对听力损失的自我否定/漠不关心。一些患者,特别是患有 ARHL 的亚洲老年人,可能不会寻求医疗照顾,因为他们接受听力损失是自然衰老的一部分。另外,其他人可能认为助听器是老年人的耻辱,从而导致延迟治疗他们的听力损失。基本上,对听力损失的影响缺乏了解可能会增加未经治疗的听

框 11.1
听力障碍患者的典型主诉

- 难以理解背景噪音中的语音（例如，餐厅）
- 难以理解小组环境中的语音（例如，会议）
- 能够听到讲话，但不明白所说的话
- 听起来像是人们在喃喃自语
- 说话声音太大（感觉神经性听力损失）或太轻（传导性听力损失）
- 调高电视音量和（或）使用手机有困难
- 难以理解口音和（或）言语不清晰
- 难以学习外语
- 耳鸣和（或）头晕
- 无法跟进一段对话
- 家人或朋友抱怨听力损失
  如果听力损失进展缓慢，有些人可能根本没有任何症状。

注：经允许引自 Lew HL et al. Auditory, vestibular, and visual impairments. In: Cifu DX, Kaelin DL, Kowalske KJ, et al., eds. Braddom's Physical Medicine and Rehabilitation. 5th ed. Philadelphia：Elsevier；2016。

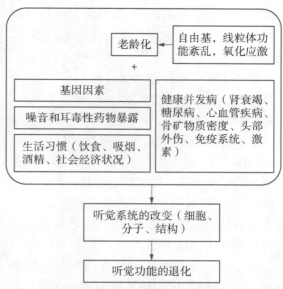

图 11.1　年龄相关性听力损失的复杂性

力损失人数，从而影响一个人的生活质量（quality of life，QOL）。

　　文献中已经描述了老年人听力损失的影响：抑郁、焦虑、嗜睡、社会不满/隔离、社交不良、失去独立、情绪和社交幸福感降低以及认知功能障碍。还报告了社会剥夺对 ARHL 患者的配偶和照顾者的负面影响。此外，各种研究揭示了老年人听力障碍与痴呆之间的联系，最近的研究发现听力损失与痴呆发病有关，同时也使老年人患痴呆症的风险增加。甚至，纵向的研究报告了听力损失与认知能力下降之间的联系。

年龄相关性听力损失的病理、病因及促进因素

　　年龄相关性听力损失在病理学上表现出差异性。人体颞骨检查显示听觉通路中不同结构元素的变性和（或）损伤，如内耳毛细胞，尤其在耳蜗基底，神经细胞和耳蜗侧壁组织，包括血管纹。ARHL 复杂的原因是，这些病变可以同时发生在不同的元素中。因环境影响（例如过量噪音，疾病和生活方式）而改变

的遗传易感性被认为是导致所观察到的变异性的原因。最近，据报道，自由基、线粒体功能障碍和氧化应激与 ARHL 有关。

　　ARHL 的确切病因仍在调查中。然而，Van Eyken 提出 ARHL 是一种复杂的感觉障碍，由多种因素的相互作用引起，包括遗传和非遗传因素（环境和医学），如过量噪音、接触耳毒性剂、吸烟、饮酒、肾衰竭、糖尿病、心血管疾病、骨矿物质密度、头部创伤、免疫系统、饮食、激素和社会经济状况。图 11.1 显示了 ARHL 的复杂性。

ARHL 的评估

　　老年听力障碍患者的临床评估是通过收集病史，耳镜检查和听力测试进行的。医生或听力学家根据实践类型收集病史并检查耳朵，听力测试几乎总是由听力学家完成。ARHL 的诊断由内科医生，如耳鼻喉科医生和耳科医生给出，他们也会进行头颈部检查。

病史采集

　　关于听力损失（起病，耳朵，严重程度，进展，以前的听力测试结果）和其他相关症状，如耳痛、耳漏（耳朵排液）、耳鸣、眩晕、头晕和

面神经功能障碍的询问,是排除其他耳科疾病所必需的。询问过去和现在的耳科疾病,如耳部感染(急性/慢性),嵌入的耳垢(积聚过多的耳垢),咽鼓管功能障碍和耳外伤,是有益的。有关疾病史和职业史,噪声暴露史,先前的耳部手术史,耳毒性药物/化学物质摄入史和听力损失家族史的信息可用于确定ARHL的促进因素并有助于鉴别诊断。关于先前经验和听力损失的心理社会影响的问题,例如由于听力损失引起的活动限制,对于了解患者的心理状态,使用助听器的感觉以及听力损失可能对个人造成的任何影响也很重要。关于患者认知状态的信息也很重要,因为听力损失和认知功能障碍有时具有相似的表现。框 11.2 列出了医生在听力评估期间应注意的可能的听力障碍的警告信号。

框 11.2
医生需要注意的可能的听力损坏的信号

- 当您要求他们进入您的办公室就诊时,无法听到或理解您的话
- 不是很健谈
- 交谈时不回复
- 对您提出的问题没有恰当的回应
- 当您通过电话与他们交谈时,不理解您的话
- 说话时仔细观察你的脸或嘴唇
- 可能会在给出不恰当的回复时显得困惑
- 可能有助听器但不使用它
- 可能会努力去理解您的话或将手放在耳后,试图放大你的声音
- 需要偶尔重复或更大声地说话才能理解
- 需要经常多次重复或重述所述内容
- 无法理解所说的内容;要求你写下信息以便于理解
- 似乎难以理解快速语音和重音语音

注:经允许引自 Weinstein BE. Primary care physicians and audiologists:partners in care. In:Weinstein BE, ed. Geriatric Audiology. 2nd ed. New York:Thieme Medical Publishers,Inc.;2013。

耳镜检查

在耳镜检查时,检查外耳和内耳结构,以检测耳廓,耳道,鼓膜,听骨标志物和中耳的任何异常的存在。耳镜检查有助于记录耳垢栓塞,耳部感染和结构异常的证据。对于外耳结构,如耳廓,任何异常(闭锁,无耳,小耳畸形)、耳朵的设置(位置)、皮赘、结节(可能的癌)或鼻窦、压痛、发红、引流迹象或耳垢积聚都需要被检测。对于内耳结构,检查是否存在阻塞、引流或出血、狭窄、损伤和耳道炎症的迹象。在检查鼓膜期间,需要注意正常的标志(锥形光,半透明/珍珠灰色鼓膜,锤骨柄),炎症迹象(红色/凸出)、收缩、穿孔和鼓膜后面的气泡。

对于患有 ARHL 的老年人,正常的耳部检查或耳朵结构的适龄变化是预料之中的。外耳和鼓膜的正常年龄相关变化包括耳廓肿大,耳道弹性和力量的丧失,耳道皮脂腺和耳垢腺分泌能力的丧失以及耳轮边缘和耳屏处毛发过度生长(主要见于老年男性)。

除 ARHL 外,由于耳道内腺体的变化,在老年人中通常会观察到耳垢硬化或嵌塞。在进行听力评估之前,应使用耳镜检查耳道堵塞(例如过量的耳垢),因为严重阻塞可能会提高导气阈值,导致传导性或混合性听力损失。在听力测试之前需要清除过多的耳垢以确保准确的结果。医务人员通常使用不同的技术,如灌洗、抽吸、耳垢去除滴耳液和刮除术来清除耳垢。在严重的耳垢嵌塞的情况下,需要将患者转诊给耳鼻喉科医生,以避免去除耳垢的严重副作用(例如,耳道出血,损伤鼓膜)。

除了耳垢嵌塞,耳道塌陷是老年人群中另一种常见的功能性疾病。这是由于耳道软骨部分的弹性降低所致。通常的做法是在老年人中使用插入式耳机进行听力测试,以避免头戴式耳机造成的压力,这可能导致耳道塌陷,从而导致听力敏感度图不准确。此外,由于老年人群的免疫系统的功能较差,在老年人群中常常可以发现耳部感染,例如红色鼓

膜和(或)耳道,鼓膜后面的气泡。美国耳鼻喉-头颈外科学会或基金会(American Academy of Otolaryngology-Head and Neck Surgery or Foundation,AAO-HNS/F)向耳疾病专家提供了关于医疗转诊建议(框11.3)。建议将出现这些警告迹象的患者转诊给耳鼻喉科医生。

框 11.3
红色警戒：耳部疾病的警告

1. 听力损失伴有以下病史：耳部感染,噪音暴露,家族性听力丧失,结核病,梅毒,艾滋病,梅尼埃病,自身免疫疾病,耳毒性药物使用,耳硬化症,冯·雷克林豪森神经纤维瘤病,佩吉特骨病,与发病有关的耳、头部创伤病史
2. 疼痛,主动引流或耳朵出血的病史
3. 突然发作或快速进行性听力损失
4. 急性、慢性或反复发作的头晕
5. 先天性或创伤性耳畸形的证据
6. 可见耳道中血液,脓液,耳塞,异物或其他物质
7. 无法解释的传导性听力损失或异常鼓室图
8. 单侧或不对称听力损失(双耳之间纯音平均值差异大于15 dB)或双侧听力损失>30 dB
9. 单侧或搏动性耳鸣
10. 单侧或非对称性语言辨别分数低(双耳之间的差异>15%)或双侧语音识别分数<80%

红色警戒并未包括医疗转诊的所有适应证,无意取代临床判断来确定是否需要咨询耳鼻喉科医师

标准听力评估

标准听力评估由纯音(空气和骨传导)和语音测听组成。

纯音听力测试

纯音测听,包括空气和骨传导测试,用于描述听力损失的类型,程度(严重性)和方向性(单侧或双侧)。临床上,纯音听力阈值(患者在至少50%的时间内检测到纯音的最低

分贝听力水平[decibel hearing level,dB HL])在250到8000 Hz的频率(理解语音的重要频率范围),由空气和骨传导通路确定,分别使用头戴式耳机/插入式耳机和骨导体来确定。偶尔,纯音平均值(pure-tone average,PTA)是通过简单地平均500,1000和2000 Hz的空气传导听觉阈值来计算的。如果检测到耳朵之间的PTA差异大于15 dB或双侧听力损失>30 dB,AAO-HNS/F将单侧或不对称听力损失列为耳部疾病的红色警戒(框11.3)。

有三种类型的听力损失,分别是传导性的、感觉神经性的和混合性的。由于外耳(耳道)和(或)中耳(鼓膜,听骨链,中耳间隙)的阻塞,损伤或感染而导致传导性听力损失,在听力敏度图中看到气骨间隙大于或等于15 dB(具有正常骨传导阈值而空气传导阈值升高)。另一方面,感觉神经性听力损失(sensorineural hearing loss,SNHL)的特征在于空气和骨传导阈值升高,具有10 dB或更小的气骨间隙。这种类型的听力损失是由于耳蜗和(或)后蜗神经通路的损伤/恶化而导致的。几乎所有患有ARHL,药物引起的听力损失和噪声诱发的听力损失的患者都表现出高频SNHL。因此,重要的是要了解耳毒性药物摄入的病史(表11.1和11.2)和创伤性噪声暴露史,以鉴别诊断。最后,混合性听力损失是传导性听力损失和SNHL的混合,其特征在于空气和骨传导阈值升高,气骨间隙为15 dB或更大。在老年人中可导致传导性或混合性听力损失的耳科疾病有耳垢嵌入,鼓膜穿孔,咽鼓管功能障碍,耳部感染和耳硬化。原因不明的传导性听力损失的患者可能需要根据AAO-HNS/F的建议向耳鼻喉科医生转诊(框11.3)。

听力损伤的严重程度通过听力损失等级(轻度,中度,中度严重,严重,非常严重)来描述,没有统一的分类系统。然而,听力阈值为

表 11.1
已知与耳毒性相关的药物实例

类型/组别	药物的子分类	举例
化学疗法	铂络合物	顺铂
		卡铂
	长春花生物碱	长春花碱
		长春新碱
		长春瑞滨
	二氟甲基鸟氨酸	依氟鸟氨酸
抗生素	氨基糖苷类	庆大霉素
		卡那霉素
		新霉素
		链霉素
		妥布霉素
		阿米卡星
		奈替米星
	大环内酯类	红霉素
		阿奇霉素
		克拉霉素
	其他	万古霉素
利尿剂	髓袢利尿剂	乙基丙烯酸
		呋塞米
		丁酰胺
麻醉止痛药	非甾体类抗炎药	水杨酸盐(如吡啶),布洛芬
抗疟疾药		奎宁,氯喹

注:该列表并非包含所有情况,耳毒性取决于各种因素,例如剂量(每日/生命时间),摄入持续时间,肾功能,年龄,药物相互作用,预先存在的听力损失和遗传易感性。

引自 Campbell KCM, ed. Pharmacology and Ototoxicity for Audiologists. 1st ed. New York:Cengage Learning.

表 11.2
已知与耳毒性相关的工业化学品和溶剂实例

类型/组别	举例
化学窒息剂	一氧化碳,氰化物
金属	铅,汞,锰
有机溶剂	苯乙烯,甲苯,乙苯,二甲苯,三氯乙烯,正己烷
氰乙烯	

注:该列表并非包含所有情况,耳毒性取决于各种因素,例如剂量(每日/生命时间),摄入持续时间,肾功能,年龄,药物相互作用,既往存在的听力损失和遗传易感性。

引自 Campbell KCM, ed. Pharmacology and Ototoxicity for Audiologists. 1st ed. New York:Cengage Learning;2007.

25 dB HL 或更低通常被认为是成人的正常听力,其次是轻度(26～40 dB HL),中度(41～55 dB HL),中度严重(56～70 dB HL),严重(71～90 dB HL)和非常严重(>90 dB IIL)听力损失。图 11.2 显示了不同年龄组听力阈值与年龄相关的变化。请注意,老年男性的听力损失大于女性,高频听力受影响最大,随着年龄增加听力损失持续发展。根据医疗保健专业人员的临床判断和患者的需要,考虑对所有程度听力损伤的患者进行听觉康复。

语音听力测试

语音测听可以用测听词汇(双音节)和超阈值语音识别来获得语音识别(接收)阈值(speech recognition threshold,SRT)或语音检测(感知)阈值(speech detection thresholds,SDTs)。SRT 测量的是患者可以在 50% 的时间内正确重复或识别测听的最低 dB HL,而 SDT 评估患者可以正确检测到语音存在的最低 dB HL。当由于患者无法重复或识别单词而无法获得 SRT 时,就使用 SDT。SRT 或 SDT 用于交叉检查纯音阈值的准确度,确定通常在超阈值水平(比 SRT 高 40 dB)处获得的语音识别(辨别)分数的呈现水平。对于言语辨别,听力学家会对从语音平衡词汇表(25 或 50 个单词)中正确重复或识别的单词的百分比进行评分,例如美国西北大学听觉测试第 6 号(Northwestern University Auditory Test No. 6,NU-6)和中央研究所聋人听觉测试 W-22。尽管对语音识别分数的分类没有达成共识,但 90%～100% 通常被认为是优秀的或在正常范围内。根据 AAO-HNS/F,如果观察到单侧或非对称性言语辨别评分低(双耳之间的差异大于 15%)或双侧语音识别分数<80%,则建议向耳鼻喉科医生转诊以排除耳部疾病(框 11.3)。

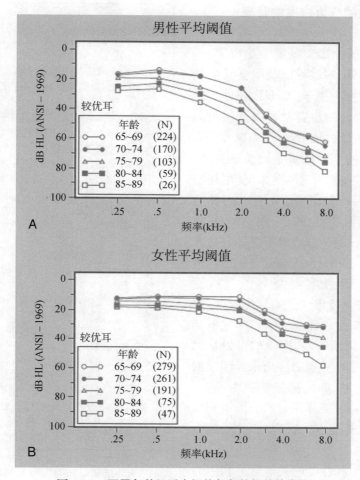

图 11.2　不同年龄组听力阈值与年龄相关的变化

A. 男性；B. 女性

引自 Gates et al. Hearing in the elderly: the Framingham cohort, 1983 – 1985 Part I. Basic audiometric test results. Ear Hear 11: 247 – 256, 1990; Lew HL et al. Auditory, vestibular, and visual impairments. In: Cifu DX, Kaelin DL, Kowalske KJ, et al, eds. Braddom's Physical Medicine and Rehabilitation. 5th ed. Philadelphia: Elsevier; 2016

声导抗测听法

声导抗测听包括鼓室导抗测试和声学反射。鼓室导抗测试评估耳道的容积、鼓膜的完整性和中耳压力，而声反射通过利用中耳镫骨肌对响亮声音的反射性收缩来检查后蜗神经和面神经病理的存在。与声反射相比，在大多数情况下，当临床表明不能仅通过与年龄相关的变化（例如，大多数情况下由耳镜检查测试发现存在传导性或混合性听力损失

和任何耳部感染迹象，或者病史所表明的高风险）来解释疾病时，就会更频繁地使用鼓室导抗测试。对于临床医生来说，重要的是要记住，由于免疫系统功能较低，老年人群易受耳朵感染的影响。

其他听力测试和问卷

可以进行其他听觉测试，例如耳声发射和听觉脑干反应测试，以进行鉴别诊断。有关测试详情，请参阅 Lew 等人的文献。

与年龄相关的听力损失的管理

听觉康复

信息咨询是听觉康复的重要组成部分。应告知患者 ARHL 的过程以及不会发生任何更严重的耳病变。由于 ARHL 是进行性且不可逆转的,因此向患者解释残余听力的适当护理,鼓励他/她利用听力学知识管理听力损失以维持高的生活质量是至关重要的。例如,避免过度的噪声暴露(例如,使用耳塞或保护耳罩)和保持健康的生活方式可能会增加保留残余听力的机会。一些 ARHL 患者可能不愿意尝试助听器或助听(辅助)技术(hearing assistance technology, HAT),因为他们认为使用助听器是耻辱的或接受 ARHL 是自然衰老过程。令人惊讶的是,在 70 岁及以上的听力障碍患者中,只有不到 30% 的人曾经使用助听器,而他们可以从助听器中受益。为了防止患者经历未经治疗的 ARHL 的严重后果,如抑郁症和社交隔离,临床医生可以发挥重要作用,鼓励他/她积极寻求通过放大或其他方式管理他/她的听力损失的方法。

此外,需要与患者讨论关于行为和听力改善的补偿性沟通策略。无论是否使用助听器,这些策略都可以使用。框 11.4 显示了患者和会话伙伴可以使用的常见沟通策略,以增强对对话的理解。更重要的是,使用这些沟通策略来满足老年患者的交流需求对医务人员而言是有益的。

除了信息咨询以外,听觉康复还有两个主要方面:

(1) 技术,包括助听器,HAT 和人工耳蜗(cochlear implants, CI);

(2) 知觉,如言语和语言治疗和听觉训练。

本章将主要介绍听觉康复方面的技术。

助听器

助听器是个人佩戴的电子设备,可根据

框 11.4
代偿性交流措施

1. 与有听力损失的人交谈
- 在开始交流之前先吸引患者的注意力。必需提醒他/她的大脑准备好集中注意力并倾听
2. 进行面对面的交流
- 更重要的高音调语音是非常有方向性(仅在说话者面向的方向上传播良好)并且在嘴上可以看到高音调声音的产生
- 请勿用手或其他物体遮住嘴唇
- 确保光线直接照在说话者的脸上,而不是从说话者后面照射
3. 开始讨论主题
- 如果听众知道上下文,则更容易填补遗漏的信息
4. 使用稍慢的说话速度
- 它为听众的大脑提供了更多时间来处理和跟上信息流
- 避免大喊大叫,因为这无济于事
5. 使用适当的距离
- 更重要的高音调声音非常弱,不能传播到离说话者较远的地方
6. 控制噪音(不需要的声音)
- 噪音总是会干扰交流,许多不需要的声音也会被助听器接收到
7. 拼写单词,使用手势或写下来
8. 如果听众最初不理解,请重复或改变措辞
9. 如果可以,请朝着听力较好的耳朵说话

注:引自 Lew HL et al. Auditory, vestibular, and visual impairments. In: Cifu DX, Kaelin DL, Kowalske KJ, et al., eds. Braddom's Physical Medicine and Rehabilitation. 5th ed. Philadelphia: Elsevier; 2016。

个人的听力配置来处理和放大传入的声音。在接受助听器咨询之前,若条件允许,应采取医药或手术方法治疗耳科疾病。助听器旨在提高听力障碍患者的言语理解能力,是最常用的非侵入性设备。在美国配发的大多数助听器是使用计算机芯片处理传入声音的数字助听器。通常,输入的声音由麦克风拾取并通过模数转换器转换成数字化信号,以便在计算机芯片中进一步处理。可以使用复杂的声音处理算法,例如反馈管理、降噪/抑制和语音增强。然后,经过处理的声音通过数模转换器转换为模拟信号,发送到末级放大器和接收器(扬声器)。电池为放大提供电力,

单个电池通常可持续使用 7～10 天，这取决于助听器使用的持续时间。

对于患有耳鸣的患者，众所周知，助听器可以帮助控制耳鸣，因为由助听器传递的放大的背景噪声为耳鸣提供了掩蔽效应。然而，对于患有严重耳鸣的患者，组合装置（配备有声音发生器的助听器）被用于声音治疗或传统的耳鸣掩蔽。在声音治疗中，各种声音，例如海洋般的声音，分形音和舒缓的声音，被用于促进对耳鸣的注意力分散，耳鸣习服和放松。另一方面，在传统的耳鸣掩蔽中，

使用诸如围绕耳鸣音高的稳定白/语音噪声的噪声带来掩蔽（掩盖）耳鸣。用于耳鸣管理的声音的音量可以由患者直接在助听器上或通过遥控器/应用程序（iOS，android）来调整。

图 11.3 显示了不同风格的助听器。耳后（behind-the-ear，BTE）助听器在耳廓后面有一个麦克风，通过一个带管子的定制耳塞将声音传导到耳朵。较薄的管和小圆顶被用于开放式迷你 BTR 助听器，特别适用于具有相对良好的低频听力的高频听力损失患者。

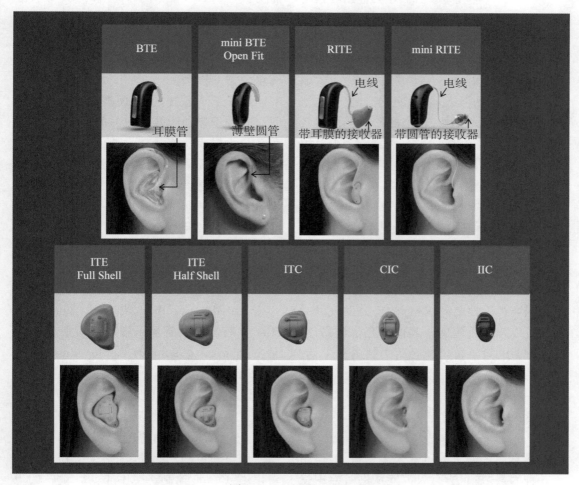

图 11.3　助听器的类型

BTE，耳背式助听器；CIC，深耳道式助听器；IIC，无形内耳道式助听器；ITC，耳道式助听器；ITE，耳内式助听器；RITE/RIC，耳内接收器式助听器/耳道接收器助听器
引自 Oticon, Inc., Somerest, NJ

耳内（in-the-ear，ITE）、耳道内、完全在耳道内以及在耳道中隐形的助听器都可根据患者的耳朵进行定制，将所有部件都装在耳内。耳内接收器式（receiver-in-the-ear，RITE）助听器，也称为耳道接收器（receiver-in-the-canal，RIC）助听器，具有 BTE 组件，但 BTE 助听器的管子被连接到接收器的线缆替换，接收器插入耳道。RITE/RIC 助听器由于各种优点而变得更加流行（例如，在定制助听器上可获得的功能更多，耳朵中的闭塞感更少）。

一些助听器在外观方面比其他助听器更具有吸引力，因为许多人仍将助听器视为衰老的标志。然而，在选择助听器期间，尺寸和外形可能不是首选，对于有灵敏度和视力问题的老年患者来说，尺寸和外形可能会影响设备操作，例如插入/取出助听器，更换电池和清洁助听器。此外，较小的助听器使用较小的电池，导致功率小，声音放大能力差。因此，具有更大功率的助听器可能适合于具有严重至非常严重听力损失的个体。

因为大多数 ARHL 患者具有对称的双侧听力损失，所以除非禁忌，否则建议双耳配戴助听器以受益于空间听力。为了最大化双耳听力的益处，一些数字助听器具有在患者佩戴的右和左助听器之间交换数据的特征。除了提高可听性之外，最近的研究发现助听器还可以减少听配能。其他研究报告称，老年人配戴助听器可以减轻听力损失对配偶/重要的人以及他们自己的负面影响。最近发表了一项长达 25 年的纵向研究，表明助听器的使用可以减缓老年人认知能力的加速下降。

尽管使用助听器可带来多种益处，但由于各种因素，并非所有人都能从助听器中受益。与听力学家协商以仔细选择助听器是助听器使用成功的关键步骤。首先，助听器需要由听力学家或听力专家根据规定的公式或制造商的算法进行适当的编程，以根据个人的需要和偏好设置适当的放大率。如果没有这个过程，助听器的益处就无法最大化发挥。

听力辅助设备/辅助技术

HAT 是指个人设备，无论听力损失如何，都能帮助个人更有效地进行交流。这些装置可单独使用或与助听器结合使用。这些可以与助听器结合使用的有用设备之一是个人调频（frequency modulation，FM）系统，其可以将说话者的声音直接传送到个人耳朵。听众佩戴 FM 接收器，可以通过助听器和其他方式（例如，耳机，耳塞，感应环或 CI）直接连接到听者的耳朵，说话者佩戴麦克风和 FM 发射器。无线 FM 信号在说话者和收听者之间传送语音信息，以避免来自环境的声音的显著干扰。

除了 FM 系统之外，便携式个人放大器可以是用于非助听器用户的简单 HAT。该设备由无线或硬连线放大器设备，麦克风和耳机组成。说话者直接对着麦克风讲话，语音通过耳机直接传送到听众的耳朵。便携式个人放大器可以帮助在医生办公室与患有 ARHL 的患者进行沟通。

由于助听器技术正在快速发展，因此，在此讨论蓝牙技术是有必要的。为帮助听力损失患者在他/她的 iOS 设备上更清楚地听清声音，如 iPhone，iPad 或 iPod touch，"为 iPhone 特制的助听器"（兼容的助听器设备请参阅 https://support.apple.com/en-us/HT201466），可以通过蓝牙技术与患者的 iOS 设备配对。这种配对的优点在于患者可以通过他/她的助听器听到说话者的声音或声响，该助听器已经根据他/她的听力损失进行了调整和定制。此外，配对助听器的音量可以由 iPhone 控制。使用非 iOS 设备的患者，例如 Android 手机，仍然可以通过在脖子上佩戴独立的蓝牙发射器来使用蓝牙技术。这样的装置也可以夹在患者的衬衫上，甚至可以隐藏在薄的衣服下面。蓝牙发射器与患者支持蓝牙的手机配对,与患者的助听器配对。当患者接听电话时,他/她可以通过按下发射器上的按钮来接听电话,会话将直接传输到他/她的助听器,从而允许免提通话。

制造商专用的蓝牙发射器还可以连接患者的助听器和其他设备,例如电视和远程麦克风,以满足患者的沟通需求。电视设备可以与发射器配对,将来自电视的声音直接传输到他/她的助听器。这将允许患者通过助听器以增大的音量听电视声音,而家庭成员可以以不具有破坏性的常规音量收听电视。远程麦克风配件也可用于嘈杂的环境,例如车内,教室,会议,礼拜场所或噪音与距离可能会干扰沟通的任何地方,因为它减少了说话者与听众之间的距离。麦克风与发射器配对,夹在或放在说话者前面。然后,发言者的声音会直接传送到患者的助听器,以加强沟通。

最后,对于严重或非常严重的 ARHL 患者,非听觉警报装置可能有助于促进其安全性和独立性。这些设备将听觉信号转换为非听觉信号,例如光或振动。例如,来自闹钟,微波炉,门铃甚至烟雾探测器的声音可以转换为这些患者可以注意到的振动或闪光/闪光灯。

手术和药物治疗

人工耳蜗

基本上,CI 是具有严重至非常严重 SNHL 的患者的一种选择,这类患者从助听器使用中获得的益处有限,具有足够的解剖结构以支持 CI 功能。为了获得 CI,患者需要通过每个 CI 制造商(在美国市场有 Cochlear Ltd.,MED-EL 和 Advanced Bionics)设定的 CI 候选资格标准。CI 是美国食品药品监督管理局(FDA)监管的手术植入装置,通过插入耳蜗鼓膜的电极电刺激听神经。患有 ARHL 的患者被认为是良好的 CI 候选者,

因为 CI 对听觉神经的直接刺激绕过了在这些患者中被发现为病理性的耳蜗毛细胞。CI 的优点从完整的沟通功能到仅检测环境声音,具体取决于个人。患有 ARHL 的患者可以从 CI 中受益,但由于手术风险,对患有慢性疾病的患者需要多一份谨慎。

CI 由外部部分(具有麦克风和发射线圈的耳级/体戴式语音处理器)和内部部分(接收器/模拟器和电极阵列)组成。外部语音处理器处理由麦克风拾取的声音。发射器和接收器/模拟器接收来自语音处理器的处理后的信号,将它们转换成电脉冲,该电脉冲被发送到耳蜗中的电极阵列,用于电刺激听觉神经的不同区域。在手术之后,CI 语音处理器由听力学家基于客观和主观测量来编程。新 CI 用户需要通过听觉训练来学习语音,因为 CI 的电子声音与耳朵感知的自然声音不同。

除了前面提到的传统 CI 之外,FDA 还批准了一种新型的 CI,称为耳蜗神经核混合植入系统和电声刺激(electric acoustic stimulation,EAS)听力植入系统(MED-EL Corp.)。这种新型 CI 适用于具有低频残余听力并在高频方面发展为严重至非常严重 SNHL 的患者。令人惊讶的是,这项新技术将 CI 与助听器相结合,通过助听器组件提供低频放大,通过同一耳朵中较短的 CI 电极阵列电刺激耳蜗的高频区域。有关更多信息,请访问制造商网站。

中耳植入式助听器

中耳植入式助听器主要用于 SNHL 患者,他们从常规助听器使用中获得有限的益处,但听力损失没有达到使用 CI 的程度。基本上,植入部分连接到中耳中的一个听小骨上并直接驱动听小骨将声音传递到耳蜗。目前,Vibrant Soundbridge(MED-EL Corp.),Rsteem 中耳植入物(Envoy Medical),Maxum 听力植入物(Ototronix I C)和 Carina 中耳植入物(Cochlear Ltd.)都已经进入美国市场。

有关详细信息,请参阅制造商的网站或评论文章。

耳蜗毛细胞和听神经的再生

耳蜗毛细胞(听觉系统中的机械感受器)在声音感知中起重要作用。ARHL 患者的人体颞骨研究显示毛细胞缺失和受损,特别是在耳蜗基底膜处,导致高频听力损失。已知许多器官中的哺乳动物细胞在损伤后不断补充或再生,但未观察到哺乳动物毛细胞替换或细胞增殖。研究人员发现其他脊椎动物的毛细胞可以再生,如禽类,正在进行的人类毛细胞再生研究也在动物研究中进行,面临进展和挑战。相反,听觉神经在毛细胞死亡后会退化。关于听神经保存和再生以及毛细胞再生的研究正在不断深入。经过转化和大规模的临床试验,耳蜗毛细胞和听神经的再生可能成为未来医学治疗的选择。

年龄相关性听力损失的预防

目前还不可能预防 ARHL,因为 ARHL 的确切病因尚不清楚。然而,最小化本章前面讨论的 ARHL 的影响因素的影响被认为可以降低 ARHL 发生的风险。使用抗氧化剂等药物制剂可以作为新的预防策略。尽管 ARHL 的药理学保护看起来很有希望,但仍需要进行大规模临床试验后才能在临床上使用这些药物。

病例研究

以下两个病例研究阐述了 ARHL 的成功管理。

病例研究:年龄相关性听力损失
背景

S. P. 先生是一名最近退休的 70 岁的男性,他自述了几年来听力逐渐丧失的病史。他和他的妻子在退休后搬到了一个新的州,他开始注意到在新的社交场合中的沟通困难。特别是,他误听了名字和街道名称,这使他感到沮丧和尴尬。他承认退出社交活动,特别是背景噪音大的环境,以避免他无法理解的人。

S. P. 先生陈述,在高频的情况下,父母双方的听力都有损失,且都是逐渐丧失的,无耳鸣、头晕、噪声暴露史或其他重要的病史。

评估

头颈部检查无明显异常。双耳的耳镜检查也未发现明显异常。图 11.4 显示了 S. P. 先生的听力测试结果。纯音测听显示双耳的轻度至重度 SNHL(请参见纯音听力测定部分 SNHL 的定义)。他的 SRT 与他的 PTA 在双侧达成了一致。使用 NU-6 评估的单词识别分数在右耳中为 88%,在左耳中为 84%。鼓室图显示双耳的鼓膜移动性和中耳功能正常。声学反射阈值在较高频率中升高或不存在,与听力学结果一致。

管理

根据评估结果,由于没有发现严重耳科疾病的迹象,他的医生诊断 S. P. 先生患有 ARHL。医生提供了信息咨询,以解释他的听力状况和听力损失的管理。根据听力学评估结果,为 S. P. 先生推荐使用助听器。在与听力学家进行助听器咨询后,S. P. 先生决定采用与智能手机兼容的双耳扩音器,以满足他的沟通需求。鉴于听力结构(低频率听力相对良好和高频听力损失)、舒适度和外观,S. P. 先生选择了 RIC 型助听器。

经过真耳测试确认,助听器很合适。设备与他的 Android 手机和 iPod 配对。与他一起回顾了助听器的使用和护理。在初次使用时,S. P. 先生接受了有关沟通策略,持续使用需求以及使用助听器的现实期望的建议。在他的后续使用期间,S. P. 先生报告说,总的来说,他在音乐和一对一的交流方面做得很好,然而,他仍然注意到在背景噪音中理解语音有些困难。添加了定向麦克风程序,

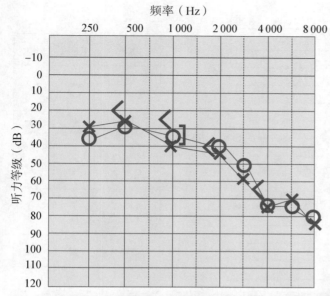

	纯音平均值	语音识别（接收）阈值	单词识别（语音识别）得分	水平	测试工具
右	36	35	88％	75 dB HL	NU－6
左	35	35	84％	75 dB HL	NU－6

图 11.4　案例研究的听力测试结果：与年龄相关的听力损失

提醒他可以通过手机应用程序控制方向性光束。在第二次随访期间，S. P. 先生表示对上次调整表示满意，医务人员注意到其社会状况的改善。S. P. 先生的妻子也说到，她不再像以前那样经常重复自己的话，与 S. P. 先生沟通时对他的不满也减少了。他不再尴尬，而是自豪地向他的新朋友展示他的技术。如果注意到他的听力发生任何变化，建议 S. P. 先生返回诊所接受听力评估。

病例研究：伴有严重耳鸣的年龄相关性听力损失

背景

R. M. 女士是一位 82 岁的女性，有长期的听力损失和耳鸣史。几年前她曾尝试声音放大设备，但没有成功。她承认她前后不一致地使用这些设备。R. M. 女士来到诊所寻求声音放大设备和治疗她的耳鸣（持续的双

侧高音振铃，右耳响亮）。她解释说，她的听力损失和耳鸣严重影响了她的日常活动，令她感到沮丧和压力。

R. M. 女士主诉有不对称听力损失史，磁共振成像（MRI）结果为阴性。没有主诉头晕、噪声暴露或其他重要病史。

评估

头颈部检查未见明显异常。双耳耳镜检查也无明显异常。图 11.5 显示了 R. M. 女士的听力测试结果。纯音听力测试显示左耳轻度至中度严重 SNHL，右耳中度至重度SNHL。她的 SRT 与她的 PTA 在双侧达成了一致。右耳的单词识别分数为 76％，左耳为 84％，双耳为 88％。鼓室图显示双侧正常的鼓膜移动性和中耳功能。双侧声学反射阈值升高或不存在，与她的听力测定结果一致。

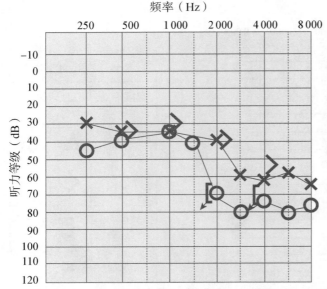

频率（Hz）

Key	Right	Left
空气传导无遮挡	○	×
空气传导有遮挡	△	□
骨传导无遮挡	<	>
骨传导有遮挡	[	]
无反应	↙	↘

	纯音平均值	语音识别（接收）阈值	单词识别（语音识别）得分	水平	测试工具
右	48	45	76％	85 dB HL	NU－6
左	36	35	84％	75 dB HL	NU－6
双耳			88％	80/70 dB HL	NU－6

图 11.5　案例研究的听力测试结果：伴有严重耳鸣的年龄相关性听力损失

管理

由于根据评估结果，没有其他严重耳科疾病的迹象，她的医生诊断 R. M. 女士患有 ARHL。医生提供了信息咨询，以解释她的听力状况和听力损失和耳鸣的管理。根据听力学评估结果，建议 R. M. 女士使用助听器。在与听力学家进行助听器咨询后，她决定使用蓝牙发射器进行双耳扩音，以便从她的电视和手机上传输声音。选择具有更大电池尺寸的 ITE 半壳式助听器，以补偿她的听力损失和灵巧性问题。

经过真耳测试确认，助听器很合适。助听器通过蓝牙发射器与电视配件和手机配对。她听取了助听器的使用和护理要求。在她的最初使用期间，R. M. 女士接受了有关沟通策略，持续使用需求以及使用助听器的现实期望

的建议。在她的后续预约期间，R. M. 女士报告说在沟通方面有所改善，在背景噪音方面更好地管理了耳鸣。然而，当她在安静的情况下，例如在家里独自一人时，耳鸣仍然令人烦恼。因为她的助听器是带有扩音器和声音发生器的组合装置，所以增加了声音治疗以控制她的耳鸣。听力学家帮助 R. M. 女士选择最有效的声音来控制她的耳鸣。她被告知如何改变声音的音量并被要求根据需要调整音量。R. M. 女士在耳鸣管理以及何时使用声音发生器方面得到了充分的建议。在第二次随访中，R. M. 女士报告她的耳鸣以及听力损失得到了很好的控制，对她的组合装置很满意。

小结

本章描述了 ARHL 的诊断和康复。随着

寿命的延长,患有听力障碍的老年人的数量正在增加。为了保持高生活质量,ARHL 的听力学管理对于预防 ARHL 及对患者配偶/照顾者的负面影响至关重要。虽然耳鼻喉科医生和听力学家等专家正致力于检测和康复 ARHL 患者,但其他医疗工作者可以通过进行听力筛查来更早发现听力损伤,这一点非常重要。在医生办公室使用便携式听力计和筛选问卷进行简单的听力筛查,例如老年人听力障碍清单,有利于促进老年人早期听力损失的管理。

参考文献

1. NIDCD. *Quick Statistics about Hearing*；2016. https：//www. nidcd. nih. gov/health/statistics/quick-statistics-hearing.

2. Heine C, Browning CJ. Communication and psychosocial consequences of sensory loss in older adults：overview and rehabilitation directions. *Disabil Rehabil*. 2002；24(15)：763 – 773.

3. Kiely KM, Anstey KJ, Luszcz MA. Dual sensory loss and depressive symptoms：the importance of hearing, daily functioning, and activity engagement. *Front Hum Neurosci*. 2013；7：837.

4. Li CM, Zhang X, Hoffman HJ, Cotch MF, Themann CL, Wilson MR. Hearing impairment associated with depression in US adults, National Health and Nutrition Examination Survey 2005 – 2010. *JAMA Otolaryngol Head Neck Surg*. 2014；140(4)：293 – 302.

5. Strawbridge WJ, Wallhagen MI, Shema SJ, Kaplan GA. Negative consequences of hearing impairment in old age：a longitudinal analysis. *Gerontologist*. 2000；40(3)：320 – 326.

6. Weinstein BE. *Audiological rehabilitation/communication management：an integrated approach*. *Geriatric Audiology*. 2nd ed. New York：Thieme Medical Publishers；2013：153 – 204.

7. Weinstein BE, Ventry IM. Hearing impairment and social isolation in the elderly. *J Speech Hear Res*. 1982；25(4)：593 – 599.

8. Deal JA, Betz J, Yaffe K, et al. Hearing impairment and incident dementia and cognitive decline in older adults：the health ABC study. *J Gerontol A Biol Sci Med Sci*. 2017；72(5)：703 – 709.

9. Lin FR, Metter EJ, O'Brien RJ, Resnick SM, Zonderman AB, Ferrucci L. Hearing loss and incident dementia. *Arch Neurol*. 2011；68(2)：214 – 220.

10. Lew HL, Tanaka C, Hirohata E, Goodrich GL. Auditory, vestibular, and visual impairments. In：Cifu DX, ed. *Braddom's Physical Medicine and Rehabilitation*. 5th ed. Philadelphia：Elsevier；2016：1137 – 1161.

11. Yang CH, Schrepfer T, Schacht J. Age-related hearing impairment and the triad of acquired hearing loss. *Front Cell Neurosci*. 2015；9：276.

12. Nelson EG, Hinojosa R. Presbycusis：a human temporal bone study of individuals with downward sloping audiometric patterns of hearing loss and review of the literature. *Laryngoscope*. 2006；116(9 Pt 3 suppl 112)：1 – 12.

13. Schuknecht HF, Gacek MR. Cochlear pathology in presbycusis. *Ann Otol Rhinol Laryngol*. 1993；102(1 Pt 2)：1 – 16.

14. Suga F, Lindsay JR. Histopathological observations of presbycusis. *Ann Otol Rhinol Laryngol*. 1976；85(2 Pt 1)：169 – 184.

15. Lazzarotto S, Baumstarck K, Loundou A, et al. Age-related hearing loss in individuals and their caregivers：effects of coping on the quality of life among the dyads. *Patient Prefer Adherence*. 2016；10：2279 – 2287.

16. Scarinci N, Worrall L, Hickson L. The effect of hearing impairment in older people on the spouse. *Int J Audiol*. 2008；47(3)：141 – 151.

17. Scarinci N, Worrall L, Hickson L. Factors associated with third-party disability in spouses of older people with hearing impairment. *Ear Hear*. 2012；33(6)：698 – 708.

18. Lin FR, Thorpe R, Gordon-Salant S, Ferrucci L. Hearing loss prevalence and risk factors among older adults in the United States. *J Gerontol A Biol Sci Med Sci*. 2011；66(5)：582 – 590.

19. Valentijn SA, van Boxtel MP, van Hooren SA, et al. Change in sensory functioning predicts change in cognitive functioning：results from a 6-year follow-up in the maastricht aging study. *J Am Geriatr Soc*. 2005；53(3)：374 – 380.

20. Tavanai E, Mohammadkhani G. Role of antioxidants in prevention of age-related hearing loss：a review of literature. *Eur Arch Otorhinolaryngol*. 2017；274(4)：1821 – 1834.

21. Van Eyken E, Van Camp G, Van Laer L. The complexity of age-related hearing impairment：contributing environmental and genetic factors. *Audiol Neurootol*. 2007；12(6)：345 – 358.

22. Ballachanda B. Cerumen and the ear canal secretory system. In：Ballachanda B, ed. *Introduction to the Human Ear Canal*. San Diego：Singular；1995.

23. White J, Regan M. Otological considerations. In：Mueller G, Geoffrey V, eds. *Communication Disorders*

in Aging: *Assessment and Management*. Washington, DC: Gallaudet University Press; 1987.

24. Goodman A. Reference zero levels for pure-tone audiometer. *Am Speech Lang Hear Assoc*. 1965; 7: 262 - 263.

25. NIDCD. *Use of Hearing Aids by Adults with Hearing Loss*; 2014. https://www. nidcd. nih. gov/health/statistics/use-hearing-aids-adults-hearing-loss.

26. Ng EH, Rudner M, Lunner T, Ronnberg J. Noise reduction improves memory for target language speech in competing native but not foreign language speech. *Ear Hear*. 2015; 36(1): 82 - 91.

27. Lunner T, Rudner M, Rosenbom T, Agren J, Ng EH. Using speech recall in hearing aid fitting and outcome evaluation under ecological test conditions. *Ear Hear*. 2016; 37(suppl 1): 145S - 154S.

28. Brooks DN, Hallam RS, Mellor PA. The effects on significant others of providing a hearing aid to the hearingimpaired partner. *Br J Audiol*. 2001; 35(3): 165 - 171.

29. Stark P, Hickson L. Outcomes of hearing aid fitting for older people with hearing impairment and their significant others. *Int J Audiol*. 2004; 43(7): 390 - 398.

30. Amieva H, Ouvrard C, Giulioli C, Meillon C, Rullier L, Dartigues JF. Self-reported hearing loss, hearing aids, and cognitive decline in elderly adults: a 25-year study. *J Am Geriatr Soc*. 2015; 63(10): 2099 - 2104.

31. Johnson CE. Introduction to hearing assistive technology. In: Johnson CE, ed. *Introduction to Auditory Rehabilitation*: *A Contemporary Issues Approach*. Upper Saddle River: Pearson; 2012: 229 - 263.

32. Bittencourt AG, Burke PR, Jardim Ide S, et al. Implantable and semi-implantable hearing AIDS: a review of history, indications, and surgery. *Int Arch Otorhinolaryngol*. 2014; 18(3): 303 - 310.

33. Stone JS, Cotanche DA. Hair cell regeneration in the avian auditory epithelium. *Int J Dev Biol*. 2007; 51(6 - 7): 633 - 647.

34. Groves AK. The challenge of hair cell regeneration. *Exp Biol Med* (*Maywood*). 2010; 235(4): 434 - 446.

35. Geleoc GS, Holt JR. Sound strategies for hearing restoration. *Science*. 2014; 344(6184): 1241062.

36. Ventry IM, Weinstein BE. Identification of elderly people with hearing problems. *ASHA*. 1983; 25(7): 37 - 42.

第 12 章

老年人的肌肉骨骼和运动损伤康复

CHAPTER 12　Rehabilitation in Musculoskeletal and Sports Injuries in Older Adults

WILLIAM MICHEO, MD · LUIS A. SANCHEZ, MD

前言

2010 年美国人口普查结果显示,65 岁及以上的老年人占美国人口的 13%。人口老龄化的趋势将持续下去,老年人的数量在未来 25 年内将会翻一番,达到 7 200 万人,到 2030 年老年人口将会占总人口的 20%。

随着年龄增长引起的生理上的变化会导致身体功能丧失、身体成分变化、活动量和运动强度减少、慢性疾病风险增加。久坐行为也会随着年龄的增长而增加,这使老年人成为久坐的最大人群,他们 65%～80% 的清醒时间都在坐着。久坐行为对心血管代谢性健康、肌肉-肌腱健康、身体素质、身体活动独立性、身体成分和全因死亡率都会造成不良影响。相反,体力活动和运动已经被明确能够降低患慢性疾病风险,增加预期寿命,改善功能能力和认知功能,作为医学干预措施抵消了老龄化过程中产生的不利影响。

有组织的参与体育活动对于促进老年人的运动发挥着重要作用。高龄运动员常做的运动,如游泳和球类运动,已经被证明能够改善全因死亡率和心血管疾病风险,游泳也被证实能够降低全因死亡率。此外,有研究也报告了高龄运动员有更高的生命质量、吸烟减少和定期规律接受医学评估。团体运动比

个人运动更能调动老年人运动的积极性,这可能与团体运动中的社交互动有关。

高龄运动员通常是指年龄超过 35 岁的人,他们训练或参加专门为年纪大的运动员设计的运动比赛。美国运动医学学院将高龄运动员定义为 50 岁及以上渴望运动并期望在运动练习或比赛中达到高水平表现的人。他们还希望在发生运动损伤后能得到高质量的运动医学护理,以使他们能够重返赛场。许多运动项目,包括网球、高尔夫、游泳、长跑、田径,都有年龄为基础的个人赛和团体赛,游泳项目要求 25 岁以上,高尔夫项目要求 50 岁以上,有 80 多岁人群的网球个人赛。参加高龄运动竞赛也伴随着运动损伤的风险,50%～60% 甚至更多的人会发生运动损伤,需要停止训练和比赛至少 1 周。

老年运动员运动损伤管理的目标是使他们安全地恢复到正常的形态和功能。受伤的运动员在重返运动之前应该达到在休息和活动时无症状,正常的灵活性、力量、肌肉平衡、神经肌肉协调性和良好的心理准备。

发生损伤之后应尽可能早地进行康复,以使急性或慢性复发性损伤带来的功能丧失最小化。运动损伤的评估、管理和康复需要进行精确的诊断和专业的治疗,治疗的范围不仅包括局部损伤部位还应包括完整的动

力链。

本章的目的是回顾老年运动员运动损伤的基本概念以及康复方案的计划和实施,描述康复的阶段、重返运动的标准和预防损伤的措施。

老年人运动损伤的基本概念

运动损伤的流行病学

根据不同变量了解运动损伤的发生率和流行程度,如损伤的性质和类型、年龄范围、运动类型、性别、自症状出现以来的时间等,对运动损伤的预防、治疗和康复方案的制定有重要意义。运动损伤因肌肉、神经、肌腱、骨骼或关节的急性或慢性负荷过重而发生。老年运动员常发生肩关节、膝关节、腰背部和踝关节的损伤,常见的诊断包括肩袖损伤、跟腱损伤、半月板撕裂和骨关节炎。

运动损伤的部位和类型与特定的运动项目有关。据报道,成年休闲网球运动员每1000小时就会发生3次运动损伤,过度使用导致的损伤多发生在上肢,急性损伤多发生在下肢。技能水平的提高可能会增加损伤的风险,尤其是急性损伤。常见的损伤位置包括肘关节、肩关节、膝关节和腰背部。

业余高尔夫球手的运动损伤多发生在下背部和肘关节。业余运动员肱骨外上髁损伤比肱骨内上髁损伤更常见,而专业运动员两种损伤的频率则相似。非优势侧的肩部通常在高尔夫挥杆时受伤,因为此时肩部处于内旋、屈曲和水平内收状态。

据报道,老年跑步运动员运动损伤的发生率为46%,比年轻跑步运动员更容易发生损伤,多为多发性损伤。此类运动员的运动损伤常发生于膝和足,多为腓肠肌、跟腱和腘绳肌等软组织损伤。跑步运动员中骨关节炎的发生率尚不清楚,但是据报道这和大运动量及高水平竞赛有关。

风险因素的鉴定

运动损伤的发生率可能受生理,生物力学,解剖或遗传内在因素的影响,可能包括肌肉无力和平衡性差、灵活性差、年龄、性别、受伤史和动力链异常。运动损伤的外界因素包括运动的内在要求、训练和竞赛的强度、环境条件和运动设备。心理因素也会通过注意力和身体的变化、肌肉疲劳、协调性减弱等影响运动损伤的风险。心理压力源包括消极的生活事件、运动相关的压力、个人因素(如性格特质焦虑)和应对策略适应不良。

内部因素分为可调控因素(灵活性差、肌肉无力和身体质量指数异常)和不可调控因素(性别、身高、韧带松弛、受伤史和解剖排列错乱)。可调控的外部因素包括训练和竞赛强度、比赛场地和运动设备(表12.1)。

表 12.1 老年人损伤的危险因素	
内部因素	外部因素
• 年龄[a]	• 特定运动需求
• 性别[a]	• 活动量
• 身体质量指数	• 比赛场地
• 受伤史[a]	• 训练和竞赛设备
• 解剖排列错乱[a]	
• 肌肉疲劳和无力	
• 灵活性差	

注:[a] 不可改变的因素。

网球运动员的内部风险因素,如肩胛运动障碍、盂肱内旋障碍和肩关节外旋肌力弱均与肩峰下肩袖撞击有关。高尔夫球手不正常的挥杆力学表现和调节表现差都会导致下背部和上肢损伤。据报道,60%的跑步损伤是由于错误的训练方式造成的。跑步距离过长、训练强度过大以及跑步距离和强度的过快增加都会显著增加损伤的概率。老年运动员参加高扭转负荷(如网球和篮球)的运动时,以前发生过关节损伤和身体质量指数较高的人发生膝关节和髋关节骨关节炎的风险更高。

损伤的分类

运动损伤可以被定义为一个病理过程，它会中断训练或比赛并可能导致运动员寻求医学治疗。运动损伤通常分为两种基本类型：由宏观创伤造成的，与过度使用和重复性微创伤有关的。在创伤性损伤中，有一个明确的刺激事件发生，导致以前正常的组织受损。当重复的训练导致正常体内自稳态失调或组织不能自发修复运动损伤时，就会导致微创伤型过度使用损伤。急性损伤为评估前 2 周内发生的损伤，亚急性损伤为相关症状持续时间为 2～6 周，慢性损伤为症状在 6 周后持续存在。

用于流行病学研究的损伤定义在不同的运动中已经被标准化。无论是否接受医疗护理或其后果是否损伤与比赛或训练有关，在田径运动中可记录的损伤的定义是运动员在训练或比赛过程中由经历和持续的能量转移而导致的身体不适或可观察到的身体损伤。损伤的严重程度与无法充分参加体育运动的时间有关。它可以分为轻微（1 天）、最小（2～3 天）、轻度（4～7 天）、中度（8～28 天）、重度（＞28 天～6 个月）以及长期严重损伤（＞6 个月）。

根据国际功能、残疾和健康分类，Timpka 将运动损伤定义为急性或慢性过度使用损伤导致的与疼痛和功能受限以及参与受限相关的运动障碍。如果没有及时适当地进行治疗，运动员可能会出现慢性复发症状、残余运动损害、参与受限和与运动有关的残疾。

患者评估

病史和体格检查对于评估受伤的运动员的情况非常重要。在病史中可以获得的相关信息包括运动类型、损伤机制、损伤的严重程度和以前接受过哪些治疗。此外，还应获得类似或相关损伤的既往病史，相关的医学问题以及药物使用情况的信息。应该调查的心理学问题包括焦虑、抑郁的病史和容易受伤的感觉。

体格检查可以识别姿势不对称、解剖结构异常、缺乏灵活性、肌肉无力和不平衡、神经疾病、本体感觉障碍以及韧带松弛。评估核心躯干和骨盆肌肉力量、神经肌肉控制、特定运动技术也非常重要。

治疗医师也有责任安排和解释适当的诊断性研究，以补充病史和体格检查，有助于制订治疗计划。这些包括实验室检查、X 线、肌肉骨骼超声、骨扫描、计算机断层扫描和核磁共振成像。对于老年运动员来说，了解诊断性研究中可能存在的异常情况很重要，它与衰老过程有关，但不一定是患者症状的必然原因。

运动损伤的完整诊断可以用 Kibler 描述的改进版肌肉骨骼损伤复合体模型来确定。该模型可以识别损伤的解剖部位，临床症状和功能缺陷（表 12.2）。

表 12.2
肌肉骨骼复合伤

临床症状	疼痛 不稳定 肿胀
解剖学改变	组织损伤 组织过载
功能改变	生物力学异常 亚临床适应性

注：引自 Kibler WB. A framework for sports medicine, Phys Med Rehabil Clin North Am, 1994;5(1)：1-8.

临床症状复合体涵盖了受伤运动员的主要主诉。症状如疼痛、肿胀、感觉不稳定、麻木、虚弱或者运动表现的改变应该被识别和予以适当治疗。解剖学改变复合体包括引起患者症状的原发性损伤的部位和相关的组织超负荷区域。功能改变复合体包括运动损伤导致的生物力学异常、运动员尝试继续参加体育运动的适应性、运动和训练表现的变化。

运动康复的阶段

运动损伤的康复阶段可分为急性期、恢复期和功能期。每个阶段都有具体的进展目标和标准，与组织损伤的炎症、修复和重塑阶段相关（表 12.3）。康复手段包括物理治疗、运动疗法、康复辅具和特定功能性运动训练。它的主要目标是达到最佳功能状态，应该在受伤或手术后立即开始，从而减少不活动带来的不利影响，促进恢复训练和重返比赛。

表 12.3 运动损伤的康复	
阶段	**目标**
急性期	治疗症候群 保护解剖损伤部位
恢复期	纠正生物力学缺陷 改善肌肉控制和平衡 本体感觉再训练 进行体育专项活动
功能期	增加力量和耐力 改善神经肌肉控制 启动整个运动链 重返赛场

在治疗的急性期，主要的重点是减少疼痛和肿胀，保护受伤的结构并让组织愈合。在这一阶段，治疗策略包括短期使用镇痛药、非甾体类抗炎药（NSAIDs）、物理治疗（如冷冻疗法和电刺激），限制继发性组织损伤，减少肌肉痉挛，允许进行治疗性运动。这一阶段可以开始进行等长肌力训练。这种静态的肌力训练有助于保持肌肉质量和力量，通常耐受性好，应该进行多个关节角度的训练。此外，可以在无痛范围内进行主动活动或助动活动，不增加负荷或给予很小的外部负荷。

动力链中未受伤的部分在此康复阶段可以进行有氧运动、灵活性、力量和平衡训练。此外，可能需要使用康复辅具以保护受伤的部位。在进行下一阶段治疗之前，需要控制疼痛、肿胀和治疗性运动的耐受程度。

恢复阶段的目标是实现关节全范围无痛的运动、增强灵活性、恢复正常的肌肉力量和平衡。如果在活动过程中疼痛仍然存在，可以使用镇痛药和物理治疗，如表面加热（即热敷、石蜡）、深部加热（即超声）和电刺激。这些干预手段有助于减少水肿，增加愈合组织的血液循环并增强胶原蛋白的弹性。这一阶段解决生物力学和功能障碍。静态灵活性训练的重点是跨两个关节的肌肉，动态灵活性训练是在矢状面、冠状面、水平面进行的动作，这两种训练都应该被纳入治疗方案。使用开链训练和闭链训练来进行动态力量加强训练是这一康复训练阶段的主要内容，开链训练可以隔离薄弱环节的肌肉并训练离心和向心肌肉活动，闭链训练包含在运动功能范围内的多关节和肌肉的同步收缩。神经肌肉练习解决了由踝关节、膝关节、肩关节和脊柱受伤而引起的本体感觉和肌肉激活障碍，也是康复的内容。无症状复发的功能训练是进行下一阶段康复训练的前提。

最后，功能阶段旨在增加肌肉力量和耐力，改善神经肌肉对功能活动的控制，为运动员重返体育专项训练和赛场做准备。这一阶段强调完整的动力链的训练，解决残余的生物力学障碍和运动技术不适应问题。这个阶段的大多数训练是在体育馆或运动场中进行的，可能包括体育专项训练，如踢、跳、跑、投掷。功能障碍或动力链断裂的解决是允许运动员不受限地重返体育运动的前提。

老年运动员常见运动损伤的康复

肩袖损伤

肩袖损伤是老年运动员最常见的运动损

伤之一,尤其是有越过头顶动作的运动项目,如网球。病变范围可以从肌腱炎到肌腱部分或完全撕裂。有观点提出,肩袖撕裂的增加与年龄的增长有关,但不一定都表现出症状。有症状的肩袖病变可以继发于生物力学障碍,其中包括肩胛后结构和胸肌的紧张、盂肱关节内旋缺失、肩袖或肩胛骨稳定肌弱,骨盆带肌肌力差或肌肉紧张。肩袖损伤的网球运动员也会出现运动表现下降,如发球、越过头顶动作和向后摆臂动作困难。

康复方案的重点应该是进行拉伸和力量练习,目标是恢复肩关节的活动范围、减少疼痛、保持稳定、改善功能、预防进一步的损伤。在急性期,治疗策略包括通过物理治疗(即冷冻疗法,电刺激)来减少疼痛和炎症,随后增加肩袖和肩胛稳定性肌肉的等长收缩和闭链运动。这些训练都应该在无痛的活动范围内进行,目的是预防肌肉萎缩。此外,也应该开始进行躯干和下肢力量的训练。生物力学的异常,如肩胛功能障碍,可以在此阶段得到解决。

在恢复阶段,可以解决生物力学异常和功能障碍,如盂肱关节内旋缺失和投掷动作障碍。这一阶段的治疗策略包括热疗、肩关节活动、后囊拉伸和强化训练。目标是实现一个正常的被动和主动的盂肱关节活动范围、肩胛骨肌肉控制、恢复正常的肌肉力量和平衡。动作的范围和拉伸计划应包括借助木棍练习内旋和外旋、交叉手臂和睡眠伸展,以解决胸肌、肩袖和肩胛稳定肌肉的灵活性障碍。一个适当的力量训练方案包括肩袖和肩胛稳定肌的闭链运动,例如靠墙俯卧撑。此外,肩袖肌肉和肩胛稳定肌力量的加强也可以使用由轻负荷或橡皮拉力器进行到功能性活动范围的开链训练进行。

在功能阶段,开始进行完整动力链和专项运动动作的练习,包括深蹲、弓步和旋转练习,来增强核心、骨盆带和下肢肌肉的神经肌肉控制和肌力。正常的动作、灵活性、肌力及参与运动无症状都应该在重返赛场之前得到实现。

膝关节骨关节炎

骨关节炎是一种多因素疾病,受身体活动、锻炼、体育运动和受伤史的影响。下肢的骨关节炎和增加关节负荷的活动有关,如高强度的运动,尤其是老年人群体更为明显。膝关节骨关节炎是一种常见的疾病,是生物力学改变、肌力减弱、关节负荷增加、步态模式改变和膝关节内收力矩增加的结果。骨关节炎与既往损伤和反复发作的微创伤有关,而不一定与体力活动增加有关。

对膝关节骨关节炎的康复治疗需要采用综合治疗方法,运动疗法是治疗膝关节骨关节炎的必要手段。

在急性期,治疗的重点应该是通过非甾体类抗炎药,冷疗,电刺激和相对休息来减轻疼痛和消肿。例如,运动员出现膝关节积液,应该先进行积液的吸引消除来改善膝关节的活动和疼痛。这一阶段开始进行等长练习以促进股四头肌激活,从而预防关节炎的发作。

恢复阶段的训练包括无痛关节活动范围的练习和髋关节屈肌、髂胫束、股四头肌和腘绳肌的牵伸。对股四头肌、腘绳肌和骨盆带肌肉进行开链和闭链动作的练习来增强肌力。有观点表示股四头肌肌力强的人关节软骨的损伤减少。此外,接受力量训练的患者的平衡能力、本体感觉有所改善,疼痛减轻,功能有所改善。运动员可以进行牵伸和力量的交叉训练。建议老年运动员进行有氧和神经肌肉训练,以减轻关节负荷,改善功能。

对于膝关节骨关节炎患者还有其他的治疗管理选择,如骑车、水疗和太极拳。虽然水疗对于疼痛症状的改善效果仍存在争议,但其对于患者的功能状态和生活质量都有益处。

此外,减重和机械干预,如膝盖支撑和鞋垫(外侧楔形),被认为可以降低膝关节的负荷。有一些证据表明,减压护具能够为膝盖提供稳定性、减少内侧关节腔负荷并改善跑步者的功能水平。

出现严重退行性关节疾病的老年运动员可以进行膝关节置换术。关节置换是一种具有成本效益的治疗方法,已被证明可以改善疼痛、活动能力、功能水平、心理健康,最重要的是能够改善生活质量。进行关节置换并不一定意味着必须停止运动参与,但需要修改运动方式,以防止硬件松动、断裂和减少假体使用时间。这些运动员应该避免高强度的活动,如跑步,但建议游泳、打高尔夫球和骑自行车。在股四头肌、腘绳肌和骨盆带肌的力量恢复后才能重返运动。在极少活动(容易减少骨密度)和过度活动(增加磨损和松弛)之间应该保持平衡。通常,学习新运动会伴随着关节的高负荷,因此不建议运动员在手术后开始参加新的高强度的运动。另外,目前尚不清楚网球运动员在膝关节置换术后能否重返单打赛场,但是可以重返双打赛场。

腰椎损伤

腰椎损伤与多种结构的损伤和临床症状的复杂性有关。老年运动员在诊断时需要进行广泛鉴别,包括小关节综合征、腰骶神经根病和椎管狭窄。生物力学障碍,如髋屈肌和腘绳肌紧张、骨盆带和核心肌力较弱,容易使老年运动员出现腰椎症状,会导致运动表现下降。例如,网球运动员可以表现出发球速度降低、截击能力下降以及接低球困难。

初步治疗包括卧床休息、冰敷、镇痛药、非甾体类抗炎药、肌肉松弛剂、物理治疗以及减少涉及重复运动的活动,例如后伸、旋转和屈曲。对于肌肉抑制或异常激活的患者,这一阶段应开始进行等长收缩和静态运动,以重新训练正常的肌肉激活模式。治疗方案也

可以包括无痛的轻度的有氧运动。另外,需要确定异常的脊柱定位并提供适当的脊柱生物力学宣教。

通常,作为衰老过程的一部分,老年运动员往往失去了补偿由扰动产生的不稳定的能力,尤其是有慢性腰痛史的患者。因此,强烈建议他们加强核心肌肉训练,因为它们可以提供腰部稳定性。例如,足够的核心稳定性对于高尔夫球手来说至关重要,尤其是在下摆时可以提高躯干屈曲速度。腰部的稳定性是通过静态和动态组件的结合而实现的,静态稳定性由骨骼和韧带等结构提供,动态稳定性与神经肌肉控制相关。特别是动态稳定性通过力的均衡来维持关节位置或适当的对齐。

有针对性的需要加强的肌肉包括多裂肌、腰方肌、腹肌和骨盆带肌肉。随着疼痛的消退,逐渐开始在矢状面、冠状面和水平面上进行动态灵活性训练。随后解决髋部屈肌、回旋肌、腘绳肌和腓肠肌-比目鱼肌复合体的紧张问题。需要使用健身球、旋转模式和脊柱离心负荷进行运动训练。在完成康复之前,应该恢复体育活动中正常的脊柱结构,进行运动专项训练。

重返运动的注意事项

一旦运动员完成康复计划,就必须做出重新安全参与体育活动的决定。这包括让患者返回到他们的运动训练,最终获得参赛的许可。这个重要的决定应该根据临床评估、客观测试结果和心理因素来做出,而不仅仅依赖于没有症状、受伤或手术后的时间。

要考虑的因素包括运动类型和场所、提供给患者的治疗或手术、休息和运动时没有症状、正常的灵活性、力量和基于临床评估的神经肌肉控制、等速肌力测试和功能测试,功能测试可能包括跳跃,跑步和改变方向。患者对治疗的满意度,对体育活动的信心和参

加体育运动之前的心理准备都需要在重返运动之前得到确认，可能需要使用信效度高的调查问卷。

运动损伤的预防

对于重返训练和比赛的运动员，预防复发性损伤非常重要。为运动员制定的预防计划包括没有受伤（一级预防）和受过伤（二级预防）两种类型。康复训练是为因特定运动需求而易受伤的运动员和以前受过伤的运动员制定的治疗策略，使他们为运动压力和运动要求做准备。预防计划侧重于可调控的风险因素、神经肌肉缺陷和针对特定运动中有风险的部位或已经受伤的部位的运动专项技术。

康复前计划的组成部分包括拉伸、力量训练、本体感觉和增强式练习。静态拉伸作为一种临床干预手段已经被发现可以提高灵活性，但是它尚未被最终证明能够降低受伤风险，还应结合适用于特定运动活动范围的动态拉伸。

众所周知，加强锻炼会减少受伤的风险。有研究发现，特别是离心运动，可以降低优秀运动员腘绳肌拉伤的风险。研究发现，平衡训练、学习如何跳跃落地、急停技巧和增强腘绳肌的练习能降低前交叉韧带损伤的风险，应被纳入运动损伤预防方案。

最后，可调控风险因素的宣教，如活动的频率和强度、运动技巧、运动场地的类型和设备的宣教都应被纳入到预防方案中。

小结

- 老年人口持续增加。
- 慢性疾病、功能丧失、久坐的生活方式均与年龄增长有关。
- 锻炼和运动参与能够改善健康状况、增加预期寿命、减少残疾、改善心理健康和认知功能。
- 老年运动员受伤的风险与参加运动有关。
- 确定损伤的模式和与运动参与相关的可调控的风险因素是康复管理的关键。
- 老年运动员运动损伤的康复是与达到特定目标有关的以标准为基础的进程。
- 重返运动的决定应以客观标准为依据，运动损伤的预防措施应该结合教育、风险因素的调整和运动方案来制定。

参考文献

1. US Census Bureau. *The Older Population 2010. 2010 Census Brief*；2011.
2. Centers for Disease Control and Prevention. *The State of Aging and Health in America 2013*. Atlanta，GA：Centers for Disease Control and Prevention，US Dept. of Health and Human Services；2013.
3. Chodzko-Zajko W，Proctor DN，Fiatarone Singh MA，et al. Exercise and physical activity for older adults. *Med Sci Sports Exerc*. 2009；41(7)：1510－1530.
4. Wullems JA，Verschueren SMP，Degens H，et al. A review of the assessment and prevalence of sedentarism in older adults，its physiology/health impact and non-exercise mobility countermeasures. *Biogerontology*. 2016；17：547－565.
5. Nelson ME，Rejeski WJ，Blair SN，et al. Physical activity and public health in older adults：recommendations from the American College of Sports Medicine and the American Heart Association. *Med Sci Sports Exerc*. 2007；39(8)：1435－1445.
6. Oja P，Kelly P，Pedisic Z，et al. Association of specific types of sports and exercise with all-cause and cardiovascular disease mortality：a cohort study of 80,306 British adults. *Br J Sports Med*. 2016；0：1－7.
7. Shephard RJ，Kavanagh T，Mertens DJ，et al. Personal health benefits of masters athletics competition. *Br J Sports Med*. 1995；29(1)：35－40.
8. Pedersen MT，Vorup J，Nistrup A，et al. Effects of team sports and resistance training on physical function，quality of life and motivation in older athletes. *Scand J Med Sci Sports*［*Internet*］. 2017：1－13. Available in：http//11doi. wiley. com/10. 111/sms. 12832.
9. Tayrose GA，Beutel BG，Cardone DA，Sherman OH. The masters athlete：a review of current exercise and treatment recommendations. *Sports Health*. 2014；7

(3)：270 - 276.

10. Herring SA，Kibler WB，Putukian M，et al. Selected issues for the master athlete and team physician：a consensus statement. *Med Sci Sports Exerc*. 2010；42 (4)：820 - 833.

11. https：//www.fina.org.

12. https：//www.usga.org.

13. https：//www.usta.com.

14. Galloway MT，Jokl P. Aging successfully：the importance of physical activity in maintaining health and function. *J Am Acad Orthop Surg*. 2000；8：37 - 44.

15. Frontera WR. Epidemiology of sports injuries：implications for rehabilitation. In：Frontera WR，ed. *Rehabilitation of Sports Injuries：Scientific Basis*. Blackwell：Massachussets；2003：3 - 9.

16. Jayanthi N，Esser S. Racket sports. *Curr Sports Med Rep*. 2013；12(5)：329 - 336.

17. Changstrom B，Jayanthi N. Clinical evaluation of the adult recreational tennis player. *Curr Sports Med Rep*. 2016；15(6)：437 - 445.

18. Wadsworth LT. When golf hurts：musculoskeletal problems common to golfers. *Curr Sports Med Rep*. 2007；6：362 - 365.

19. McKean K，Manson NA，Stanish WD. Musculoskeletal injury in masters runners. *Clin J Sports Med*. 2006；16 (2)：149 - 154.

20. Ni GX. Development and prevention of running related osteoarthritis. *Curr Sports Med Rep*. 2016；15(5)：342 - 349.

21. Herring SA，Kibler WB，Putukian M，et al. Selected issues in injury and illness prevention：a consensus statement. *Med Sci Sports Exerc*. 2016；48(1)：159 - 171.

22. Soligard T，Schwellmus M，Alonso JM. How much is too much? (Part 1) International Olympic Committee consensus statement on load in sport and risk of injury. *Br J Sports Med*. 2016；50：1030 - 1041.

23. Hreljac A. Etiology，prevention，and early intervention of overuse injuries in runners：a biomechanical perspective. *PMR Clin NA*. 2005；16：651 - 667.

24. Straker JS，Vannatta CN，Waldron K. Treatment strategies for the master athlete with known arthritis of the hip and knee. *Top Geriatr Rehabil*. 2016；32 (1)：39 - 54.

25. Frontera WR，Micheo WF，Amy E，et al. Patterns of injury evaluated in an interdisciplinary clinic. *PR Health Sci J*. 1994；3：65 - 70.

26. Kibler WB. A framework for sports medicine. *PMR Clin NA*. 1994；5：1 - 8.

27. Timpka T，Alonso JM，Jacobsson J，et al. Injury and illness definitions and data collection procedures for use in epidemiologic studies in athletics（track and field）：consensus statement. *Br J Sports Med*. 2014；

28. Timpka T，Jacobson J，Bickenbach J，et al. What is a sports injury? *Sports Med*. 2014；44(4)：423 - 428.

29. Dugan SA，Frontera WR. Rehabilitation in sports medicine. In：Micheli L，Smith A，Bachl N，et al.，eds. *Team Physician Manual*. Hong Kong：Lippincott Williams & Wilkins，Asia；2001：162 - 186.

30. Frontera WR. Exercise and musculoskeletal rehabilitation：restoring optimal form and function. *Phys Sports Med*. 2003；31(12)：39 - 45.

31. Micheo W，Esquenazi A. Orthosis in the prevention and rehabilitation of injuries. In：Frontera WR，ed. *Rehabilitation of Sports Injuries：Scientific Basis*. Blackwell：Massachussetts；2003：301 - 305.

32. Micheo W，Baerga L，Miranda G. Basic principles regarding strength，flexibility，and stability exercises. *PMR*. 2012；4(11)：805 - 811.

33. Kibler WB. Closed kinetic chain rehabilitation for sports injuries. *PMR Clin North Am*. 2000；11：369 - 384.

34. Kibler WB，Chandler TJ. Functional rehabilitation and return to training and competition. In：Frontera WR，ed. *Rehabilitation of Sports Injuries：Scientific Basis*. Blackwell：Massachussetts；2003：288 - 300.

35. Tokish JM. The mature athlete's shoulder. *Sports Health*. 2014；6：31 - 35.

36. Wilk KE，Macrina LC，Fleisig GS，et al. Correlation of glenohumeral internal rotation deficit and total rotational motion to shoulder injuries in professional baseball pitchers. *Am J Sports Med*. 2011；39(2)：329 - 335.

37. Kibler B，Wilkes T，Sciascia A. Mechanics and pathomechanics of the overhead athlete. *Clin Sports Med*. 2013；32：637 - 651.

38. Wilk KE，Meister K，Andrews JR. Current concepts in the rehabilitation of the overhead throwing athlete. *Am J Sports Med*. 2002；30：136 - 151.

39. Krabak BJ，Sugar R，McFarland EG. Practical nonoperative management of rotator cuff injuries. *Clin J Sports Med*. 2003；13(2)：102 - 105.

40. Sciascia A，Thigpen C，Namdari S，et al. Kinetic chain abnormalities in the athletic shoulder. *Sports Med Arthrosc Rev*. 2012；20：16 - 21.

41. Fransen M，McConnell S，Harmer AR，et al. Exercise for osteoarthritis of the knee. *Br J Sports Med*. 2015；49(24)：1554 - 1557.

42. Vincent KR，Vincent HK. Resistance exercise for knee osteoarthritis. *PMR*. 2012；4：S45 - S52.

43. Semanik PA，Chang RW，Dunlop DD. Aerobic activity in prevention and symptom control of osteoarthritis. *PMR*. 2012；4：S37 - S44.

44. Ageberg E，Roos EM. Neuromuscular exercise as treatment of degenerative knee disease. *Exerc Sport*

Sci Rev . 2015;43(1)：14 – 22.

45. Jassim SS，Douglas SL，Haddad FS. Athletic activity after lower limb arthroplasty：a systematic review of current evidence. *Bone Joint J* . 2014；96-B：923 – 927.

46. Nadler SF，Malanga GA，Bartoli LA，et al. Hip muscle imbalance and low back pain in athletes：influence core strengthening. *Med Sci Sports Exerc* . 2002；34(1)：9 – 16.

47. McGill S. *Low Back Disorder*：*Evidence-Based Prevention and Rehabilitation* . Champaign，IL：Human Kinetics；2002.

48. Donelson R. The McKenzie approach to evaluating and treating low back pain. *Orthop Rev* . 1990；19(8)：681 – 686.

49. Akuthota V，Ferreiro A，Moore T. Core stability exercise principles. *Curr Sports Med Rep* . 2008；7：39 – 44.

50. Finn C. Rehabilitation of low back pain in golfers：from diagnosis to return to sport. *Sports Health* . 2013；5(4)：313 – 319.

51. Creighton DW，Shrier I，Shultz R，et al. Return-to-play in sport：a decision-based model. *Clin J Sport Med* . 2015：379 – 385.

52. Sepúlveda F，Sánchez L，Amy E，et al. Anterior cruciate ligament injury：return to play，function and long-term considerations. *Curr Rep Sport Med* . 2017；16(3)：172 – 178.

53. Acevedo R，Rivera-Vega A，Miranda G，et al. Anterior cruciate ligament injury：identification of risk factors and prevention strategies. *Curr Rep Sport Med* . 2014；13(3)：186 – 191.

54. Chu SK，Rho ME. Hamstring injuries in the athlete：diagnosis，treatment，and return to play. *Curr Sports Med Rep* . 2016；15：184 – 190.

第 13 章

老年人精神和认知疾病：抑郁、痴呆、谵妄

CHAPTER 13　Geriatric Psychiatric and Cognitive Disorders：
Depression, Dementia, and Delirium

YEONSIL MOON，MD，PHD・MOOYEON OH-PARK，MD・JONGM IN LEE，MD，PHD

抑郁

抑郁的定义

抑郁既可以说是一种症状，也可以说是一种疾病。作为一种症状，抑郁被认为是从伤心到致病性严重抑郁的一组连续的心境状态。而作为一种综合征，抑郁的症状又是其诊断的必要条件。根据《精神障碍诊断与统计手册》（第 5 版）（*Diagnostic and Statistical Manual of Mental Disorders*，*DSM -5*），抑郁的诊断标准为抑郁症状持续至少两周并伴有其他相关症状，例如，在饮食不变的情况下，体重的减轻或增加；失眠或睡眠过多；精神情绪易激惹或反应迟滞；疲惫及精力不足；感到自己毫无价值或过多地不适地感到自责；思考能力减退或注意力不集中；反复出现想死的想法或者自杀的意念等。

尽管痴呆被认为是老年人的一种特征性疾病，但抑郁往往比痴呆更普遍，也很容易被忽视。据估计，居住在社区中的 65 岁以上的老人抑郁症的患病率为 1%。抑郁症也会增加患者合并症的患病率，反之亦然。此外，抑郁症与运动和认知功能下降有关，因此，在恢复运动和认知功能时应考虑到抑郁症。

抑郁症的临床特征

在老年患者中，抑郁症的临床特征不同于年轻患者。老年患者的抑郁情绪和与躯体相关的症状往往表现较少，如疑病症。但精神运动迟缓却很常见。随着年龄的增长，一些疾病也相应出现，这些疾病与抑郁症重叠着出现，也有可能是抑郁症的病因。因此，抑郁症通常被陈述为疼痛或伴随疼痛的其他表现（像头痛或关节肌肉骨骼疼痛）或消化不良，而不是抑郁情绪。

老年抑郁的另一典型的特征是认知功能的减退。抑郁使患者失去正常的思考能力，因此，老年抑郁患者通常表现为大脑思考速度减慢和弥漫性认知功能障碍。对于认知能力下降的漠然态度，记忆提取障碍以及没有照顾者提供客观信息但患者自我报告认知能力下降，这些或可以为"假性痴呆：抑郁引起痴呆"提供鉴别诊断的线索。然而老年抑郁并不容易被辨别，如阿尔茨海默病（Alzheimer's disease，AD）在疾病的早期阶段也伴有抑郁情绪。

自杀是老年抑郁患者需要被仔细评估的另一个问题。在老年人中，即使是一个自杀姿势也要引起关注，因为这足以引起死亡，尽管自杀率因年龄、性别、国家而异。此外，未接受抗抑郁治疗的老年人的自杀率相对高于年轻的患者。

抑郁的病因

年龄增长是老年抑郁的最严重的危险因素，这可能是因为残疾、健康状况不佳、多病共存、社会支持不足以及丧亲之痛带来的孤独感所致。身体上的残疾会导致老年抑郁，而且抑郁会使健康状况恶化。这不仅包括步态障碍、听力和视力的丧失等身体残疾，还包括缺血性心脏病、脑血管疾病（cerebrovascular disease，CVD）以及阻塞性肺疾病等老年人常见合并症。在这些疾病中，尤其是 CVD 会对老年抑郁产生影响。这就是所谓的"血管性抑郁"，有大量证据表明抑郁与 CVD 之间存在联系，而且这种联系是双向的。

身体残疾、多病共存以及抑郁之间的恶性循环是由健康障碍和社会活动之间的协同作用介导的。残疾和多病共存导致社会支持减少从而引起老年抑郁，进而影响疾病的预后。经济问题可能不是影响老年抑郁的直接原因，然而，因社会经济问题而没有得到良好照顾的老年人非常容易患抑郁症。老年人的孤独和丧亲之痛可引起抑郁症。同样地，失去重要的陪伴，如宠物或朋友，这些生活中的压力事件也可以引起抑郁。健康的老人在丧亲或分居之后也会抑郁。然而，正常的抑郁反应在事件发生后不会持续超过 2～6 个月。在所有年龄段中，女性比男性更容易患抑郁。

抑郁的诊断

记录大量病史对抑郁症患者的诊断有很大帮助。临床医生应注意发病、进展、患者的态度转变、伴随的情绪以及个人特征。采用反映 DSM－5 诊断标准的有效工具（如患者健康问卷－9 等）对抑郁症进行综合评价。老年抑郁症量表（geriatric depression scale，GDS）是最常用的工具之一，它是专门为老年抑郁症制定的。包含 15 个问题的"GDS 的简短版本"和包含 30 个问题的原版被广泛使用，已被翻译成世界上的各种语言。对于原始版本的 GDS（30 题），正常分数线：0～9 分；轻度抑郁症：10～19 分；重度抑郁症：20～30 分。在 GDS 的简短版本中（15 个问题），得分超过 5 分提示有抑郁症，应该进行临床随访。得分超过 10 分的人几乎可以被诊断为抑郁症。

甚至还有一个 4 个问题的版本，其中包括来自最初的 GDS 的最敏感的条目："你基本上满意你的生活吗？""你觉得你的生活是空虚的吗？""你是否害怕一些不好的事情会发生在你身上？""在大部分的时间里你感到快乐？"。GDS－4 问题的解释如下：0 分不代表抑郁状态，然而，应该进一步监测患者是否有任何其他迹象以及他们的病情发展；1 分表示不符合抑郁状态，然而，应该对患者的精神健康提供一些关注，需要进一步的评估；得分超过 2 表示存在抑郁状态，需要对患者进行进一步的专科会诊。此外，医院焦虑抑郁量表、世界卫生组织幸福指数和康奈尔痴呆抑郁量表也被广泛用于评估抑郁。

贫血、血糖水平、维生素 B_{12} 和促甲状腺激素水平等实验室检测是排除系统性疾病的必要手段，这些疾病可导致或加重抑郁症。如前所述，认知能力下降是老年抑郁症的一个典型特征；神经心理学测试对确定共病性痴呆很有用。然而，建议在急性或重度抑郁症期间避免进行全面的神经心理测试。

抑郁的治疗

药物治疗对抑郁症患者而言是一种非常有效的治疗方法。任何年龄段的抑郁患者均可采用药物治疗，然而，临床医生应该熟悉给老年人开处方时的注意事项。应该关注随着年龄的增长，大多数药物的受体数量和亲和力下降，从而导致药效学的变化。此外，多药共用是老年医学的一个特点。因此，临床医生应注意药物之间的相互作用，老年人肾脏清除率降低，代谢降低等。选择性5-羟色胺再摄取抑制剂（Selective serotonin-reuptake inhibitors，SSRIs）是治疗抑郁症的一线药物。舍曲林、氟西汀和帕罗西汀治疗抑郁症有效。艾司西酞普兰治疗重度抑郁症有效。SSRIs类药物的副作用包括恶心、头痛或腹泻，这些症状在老年人中很常见。二线药物是5-羟色胺及去甲肾上腺素再摄取抑制剂（serotonin-noropinephrine reuptake inhibitors，SNRIs）：度洛西汀和文拉法辛。虽然SSRIs和SNRIs的疗效没有显著差异，但SNRIs的不良反应比SSRIs更常见。三环类抗抑郁药物（tricyclic antidepressants，TCAs）是老一代抗抑郁药物，对抑郁症也有一定的治疗作用。然而，TCAs的副作用包括口干和直立不耐受，比SSRIs或SNRIs要严重。非典型抗精神病药物也用于治疗对抗抑郁药物没有反应的患者。治疗通常持续6至12个月，在某些情况下超过12个月。这些药物的临床药理学参见表13.1。

表 13. 1
抑郁症药物的临床药理学

药物		起始剂量(mg/d)	最大剂量(mg/d)	副作用
TCA	盐酸地昔帕明	10—25	300	低血压、尿潴留
	去甲替林	10—25	200	
RIMA	吗氯贝胺	150	600	
SSRI	艾司西酞普兰	5	20	性功能障碍、失眠
	舍曲林	25	200	
SNRI	万法拉新	37.5	375	恶心、便秘、厌食、头晕
	度落西汀	20—30	60	
NaSSA	米氮平	15	45	
DNRI	安非他酮	100	300	癫痫、厌食、便秘
SARI	曲唑酮	150	400	嗜睡、镇静、体重增加

注：DNRI，多巴胺和去甲肾上腺素再摄取抑制剂；NaSSA，去甲肾上腺素和特异性5-羟色胺受体拮抗剂；RIMA，单胺氧化酶A的可逆抑制剂；SARI，5-羟色胺阻断剂和5-羟色胺再摄取抑制剂；SNRI，5-羟色胺和去甲肾上腺素再摄取抑制剂；SSRI，选择性5-羟色胺再摄取抑制剂；TCA，三环类抗抑郁药。

心理治疗和药物治疗一样有效。认知行为疗法的重点是识别和重构消极的、功能失调的想法，鼓励人们自愿地参与愉快的活动和社交活动，这是一种减少老年人抑郁症状的成功策略。人际治疗、解决问题治疗、动态心理治疗、家庭治疗已显示出治疗抑郁症的疗效。

抑郁的预防

如前所述，抑郁症的危险因素是多重的、混合的、相互影响的。在这些因素中，社会经济支持或孤独感等因素在一定程度上受公共卫生的控制，是抑郁症的一级预防因素。在抑郁症患者中，有大量的证据表明，维持药物治疗对预防抑郁症症状的复发是有效的。

痴呆

痴呆的定义

痴呆是一种精神能力下降的综合征，其严重到足以影响一个人进行日常活动的能力。痴呆不是一种特殊的疾病，相反，它是一个通用术语，用来描述认知或神经精神衰退的各种症状。尽管痴呆患者的大脑高级皮层功能下降，但他们的精神状态却很清醒，这与谵妄患者的意识模糊不同。痴呆通常是由大脑疾病引起的，多为慢性或进行性的病程，表现为多种大脑高级皮层功能受损，像记忆、思维、定向、理解、计算、学习能力、语言和判断等。失忆是最常见、最具代表性的症状，然而，有时会先出现认知功能损害伴随着情绪控制失控、社会行为或积极性改变。

根据疾病和有关健康问题的国际统计分类第 10 次修订版（ICD-10），痴呆被归类为器质性疾病，包括症状性痴呆、精神性痴呆，按痴呆的每个病因进行编码。然而，美国精神病学协会最近发布的第五版《精神疾病诊断与统计手册》用"重度神经认知障碍和轻度神经认知障碍"取代了"痴呆"一词。新版本关注的是功能的下降，而不是功能障碍。新标准较少关注记忆损伤，增添了多种与疾病相关的症状，这些症状有时始于言语或语言使用能力的下降。

然而，"痴呆"一词仍然被使用。阿尔茨海默氏症协会是阿尔茨海默氏症患者护理、支持和研究领域的主要志愿卫生组织之一，美国国立卫生研究院的国家老龄研究所在发布新的 AD 诊断的研究标准和指南时继续使用这个词。

轻度的认知障碍

轻度认知障碍（mild cognitive impairment，MCI）是一种根据个体年龄和受教育程度描述的认知功能下降，但并不足以干扰他们的日常活动的综合征。这个概念是 Peterson 在 1999 年提出的，一直沿用至今。

MCI 的患病率是痴呆的 4 倍，该群体是一个非常混杂的群体。MCI 主要属于从主观认知衰退到痴呆的神经退行性疾病谱系，和痴呆的病因相同。然而，非神经退行性或非血管性因素，对 MCI 的影响远高于痴呆，如抑郁或焦虑。

MCI 很重要，因为患该病的老年人比正常认知的老年人更容易发展为痴呆。由于 MCI 是向痴呆发展的过渡阶段，通常以每年 10%～16% 的转化率转化为痴呆，它对患者及其家属具有重要意义。对 MCI 的医疗干预仍然是无效的。包括胆碱酯酶抑制剂、银杏叶或睾酮这些药物在内，没有药物被证明治疗 MCI 有效。只有控制血管危险因素，包括预防脑卒中的策略，如血压控制、血糖控制、戒烟和抗血小板药物治疗，才可能降低 MCI 进展为痴呆的风险。

痴呆的病因
神经退行性病变
阿尔茨海默病

AD 是痴呆最常见的病因，在尸检和临床病例中占 50%～56%。另外 13%～17% 的病例合并有脑血管疾病。对 AD 来说，年龄是最重要和最关键的风险因素。65 岁以后，这种疾病的发病率每 5 年翻一番。

AD 最具代表性的分子机制是 β-淀粉样蛋白（β-amyloid，Aβ）理论。Aβ 肽来源于淀粉样前体蛋白（amyloid precursor protein，APP）的蛋白水解，通过酶的序列作用分为两类蛋白。如果 APP 是由 α-分泌酶裂解和 γ-分泌酶分解，该序列启动非淀粉样蛋白过程；当用 APP-位点裂解酶 1（beta-site APP-cleaving enzyme 1，BACE-1）、α-分泌酶和 γ-分泌酶剪切时，会产生聚合体和有毒的 β-淀粉样蛋白。因为 γ-分泌酶的剪切位点有点不准确，因此会产生异质的肽群。在许多不同的 β-淀粉样蛋白中，结束位点在 40（Aβ40）比在 42（Aβ42）的 β-淀粉样蛋白更丰富。结束位点在 40 的 β-淀粉样蛋白更具有疏水性和纤维性并主要沉积在大脑中。Aβ42 比 Aβ40 更容易形成寡聚物。这些可溶可扩散的寡聚物具有细胞毒性,特别是当它们通过聚集形成纤维时。因为这些 Aβ 寡聚物和纤维不太可能出现在一个健康的大脑中,小胶质细胞和星形胶质细胞将这些肽视为一种异物,开始形成神经炎的斑块,这就是 AD 的代表性生物标志物。然而,值得注意的是,在 75 岁以上无症状患者和患有其他神经退行性疾病的患者中,如淀粉样脑血管病(主要为弥漫性斑块)、路易体痴呆(Lewy bodies,DLB)和帕金森病(Parkinson's disease,PD),也存在一定程度的神经元斑块。

在 AD 中观察到的另一种蛋白异常是神经原纤维缠结。它发生在各种神经退行性疾病中,包括 AD。过度磷酸化的微管相关蛋白导致微管不稳定并破坏微管。异常微管相关蛋白聚集形成螺旋状丝,然后形成神经原纤维缠结。神经元纤维缠结与总 Aβ 蛋白的作用不同,与认知障碍无关,这些神经原纤维缠结是 AD 严重程度的病理标志。

除蛋白异常外,线粒体功能障碍包括氧化应激、胰岛素信号通路、血管因子、炎症、钙、轴突转运障碍、细胞周期异常再进入和胆固醇代谢等也被发现为 AD 的分子机制。遗传因素也是 AD 发病的重要因素之一。然而,由于基因突变引起的 AD 痴呆症状往往发生在 60～65 岁之前。

虽然记忆衰退是 AD 的主要症状,但执行功能和视觉空间功能障碍以及诸如冷漠、抑郁、焦虑和躁动等神经精神症状在 AD 中也很常见。虽然一般的神经学检查结果在 AD 的早期是正常的,但运动症状包括构音障碍、吞咽困难、步态障碍等在 AD 的晚期患者中也被观察到。

路易体痴呆

路易体痴呆(dementia with Lewy bodies,DLB)占痴呆的 20%。顾名思义,DLB 的病理特征是路易体。帕金森病的路易体主要累及黑质体、蓝斑和中缝核,而 DLB 的特征是累及边缘、边缘旁系和新皮质的路易体。DLB 患者与 AD、PD 患者的症状有一些共同之处。根据 DLB 诊断标准的共识,其核心特征包括波动性认知或意识障碍、幻视和帕金森运动症状。DLB 患者与 AD 患者(主要表现为记忆力减退)相比,在视觉空间和执行功能方面的损伤更为严重,与 PD 痴呆相比,在帕金森症症状出现之前或一年内更早地出现渐进性认知能力下降。

由于 DLB 患者的脑网络中乙酰胆碱水平明显降低,对乙酰胆碱酯酶抑制剂(acetylcholinesterase inhibitors,AChEIs)的反应在认知和神经精神症状中是可以接受的。

血管性痴呆

血管性认知障碍(vascular cognitive impairment,VCI)是指具有临床卒中或亚临床血管性脑损伤的证据和认知障碍至少影响一个认知领域的综合征。VCI 包括认知能力下降的所有阶段,血管性痴呆(vascular dementia,VD)指认知功能受损的"痴呆"阶段。VD 是仅次于 AD 的第二大最常见的痴呆原因,在亚洲比欧洲或北美更普遍。由于 AD 与卒中有相同的危险因素,AD 患者常常并发卒中,尤其是老年人,许多痴呆患者表现为混合病理(CVD 与其他神经退行性病理,如 AD)。相似的病理和症状是很难区分的。然而,诊断 VD 最关键的一点是 CVD 与认知功能障碍之间的关系。因此,VD 患者的临床神经认知功能障碍与其脑卒中病变部位密切相关。然而,VCI 最常见的形式的皮质下型,脑磁共振成像(MRI)表现为脑白质改变、腔隙性梗死和脑微出血。

VD 认知功能障碍的特点是思考速度下降、执行功能障碍、记忆提取障碍而不是记忆存储障碍。然而,由于老年患者通常有多种脑病变,包括 CVD、皮质下脑血管损伤和无症状性神经退行性疾病，因此很难鉴别。早期出现的步态障碍、排尿困难和脑卒中后的精神障碍（如抑郁症）等可能是诊断老年人 VD 的线索。

表 13.2 简要比较了引起痴呆的三种疾病之间的区别。

表 13. 2
神经退行性疾病(阿尔茨海默病与路易性痴呆)和血管性痴呆比较

痴呆的原因	阿尔茨海默病引起的痴呆	路易体痴呆	血管性痴呆
基本特征	痴呆伴认知功能下降并影响日常生活能力		
认知障碍的形式	早期出现明显的记忆减退	注意力、执行能力、空间视觉功能减退	症状取决于血管病变的部位
伴随症状	早期阶段出现抑郁或淡漠	睡眠行为障碍、快速动眼睡眠的肌张力障碍一对、抗精神药物敏感	早期出现步态障碍、尿频、神经功能障碍
主要病理生理表现	胆碱能缺陷是由于麦氏胆碱能基底核内的神经元缺失所致	伴新皮质胆碱能障碍的基底神经节多巴胺转运体摄取降低	脑血管灌注减少或神经退行性变
脑 MRI 的特征	冠状位 T2 表现为内侧颞叶萎缩	与阿尔兹海默氏痴呆相比，枕部明显缺失、内侧颞叶相对保留	有缺血性损伤的证据：小血管病变、脑梗死、腔隙性脑梗死、脑出血

注：MRI，磁共振成像。

其他原因导致的痴呆

痴呆症的原因有很多，有不可逆的原因和可逆的原因，如药物治疗，甲状腺功能减退或维生素缺乏。几乎所有的痴呆病例都是由于不可逆转的原因，如神经退行性疾病和 CVD。在神经退行性疾病中，AD 和 VD 是最常见的类型。然而，许多其他疾病也有可能导致患者认知能力下降。除了 DLB，以额颞叶早期萎缩和明显的性格变化或语言功能障碍为特征的额颞叶痴呆，表现为执行功能障碍的亨廷顿舞蹈症或进展非常迅速的克雅病，都可能是痴呆症的原因。然而，这些疾病在患者中表现出痴呆症状的时间相对较早，基本上在 65 岁之前。

适当的治疗可以逆转或者改善某些痴呆的病因。代谢和内分泌相关疾病，如低钠血症、低血糖、甲状腺功能减退；感染性和炎性疾病，如脑膜炎、脑炎或自身免疫性疾病；营养紊乱，包括维生素的缺乏或脱水；药物反应

（表 13.3），也可能是影响痴呆症状的原因或伴随因素。

表 13.3
可能引发认知功能障碍的药物

药物的类型	药物举例
抗胆碱能类	苯托品、托特罗定
苯二氮䓬类	去甲西泮(去甲安定)、地
抗惊厥类	西泮(安定)
抗抑郁药	氯硝西泮
抗组胺药	卡马西平
化疗药	苯巴比妥、苯妥英钠
选择性 5－羟色胺再摄取抑制剂	氟西汀、舍曲林西酞普兰
麻醉类	苯海拉明
非苯二氮䓬类镇静药	氨苯那敏(扑尔敏)
镇静药	白消安、阿糖胞苷、吗啡、羟考酮、可待因、戊巴比妥、普罗米那

痴呆的诊断

患者评估的第一个目标是确定是否存在痴呆。为诊断痴呆症,从患者及其家属或照顾者那里获得全面的病史是必要的。由于许多老年痴呆症患者否认自己的认知能力下降,许多临床医生往往将其解释为或忽视老年人因年龄增长而产生的认知障碍,因此获得准确信息的关键是询问可信的照顾者,他们可以提供更多关于患者的信息。在问诊过程中,临床医生应该关注这三类:日常生活活动、行为变化和认知能力下降,这些被称为"痴呆症的 ABC"(表 13.4)。临床医生根据患者的日常生活来评估患者仅因认知功能减退而能或不能进行的日常活动。应了解患者性格、情绪或行为等方面的变化。认知能力下降通常分为五个方面:执行力、记忆力、语言、注意力和视觉空间功能。它可以用不同的方式进行划分和归纳。然而,最重要的是如何尽可能多地评估不同的认知领域。

表 13.4
老年痴呆症对老年人生活影响的三项评估(ABC)

类别	陈述示例	工具
A. 日常生活活动	他/她做家务的能力发生了什么样的变化? 你在管理家庭财务方面有问题吗? 你因为判断力差而开车有困难吗?	IADL(工具性日常生活活动能力量表) Barthel Index(巴氏指数) BADLS(布里斯托尔日常生活活动量表)
B. 行为	你感到难过或者抑郁吗? 你是否对自己的日常活动或他人的活动和计划不那么感兴趣? 患者是抗拒别人的帮助还是自己难以处理?	NPI(神经精神症状量表) BEHAVE-AD(阿尔茨海默病行为病理学量表) CMAI(Conhen-Mansfield 激惹调查量表)
C. 认知能力	你的记忆力或思维有问题吗? 你能回忆最近发生的事吗? Do you often lose your way? 买东西和找零有困难吗? 买到适合相应场所的衣服难吗? 短时间内集中注意力难吗?	筛查: MMSE(简易智力状态检查量表) MoCA(蒙特利尔认知量表) Mini-Cog(简易认知量表) 痴呆严重程度的评估: CDR(临床痴呆评定量表) GDS(全球衰退量表)

注:ADL,Activities of Daily Living(布里斯托尔日常生活活动量表);BADLS,Bristol Activities of Daily Living Scale(布里斯托尔日常生活活动量表);CDR,Clinical Dementia Rating(临床痴呆评定量表);CMAI,Cohen-Mansfield Agitation Inventory(Conhen-Mansfield 激惹调查量表);GDS,Global Deterioration Scale(全球衰退量表);IADL,Instrumental Activities of Daily Living(工具性日常生活活动能力量表);MMSE,Mini-Mental State Examination(简易智力状态检查量表);MoCA,Montreal Cognitive Assessment(蒙特利尔认知量表);NPI,Neuropsychiatric Inventory(神经精神症状量表)。

在诊断出痴呆之后,下一步就找出可能引起痴呆的原因。神经病学检查对评估痴呆的病因很重要,特别是局灶性神经学征象的检测对脑血管痴呆尤为重要。如果患者没有阳性定位体征,临床医生可以怀疑痴呆的原因是弥漫性病变,如 AD 或 DLB。实验室测试包括维生素 B_{12} 和甲状腺激素水平,大脑结构成像。在影像学检查中,MRI 优于 CT。然而,美国神经病学学会推荐使用这两种方法来诊断痴呆症并对病因进行分类。目前应用最广泛的认知测试是微型心理状态测试和蒙特利尔认知评估。综合神经心理学测试通常作为一组测试来使用，虽然不是强制性的，但对认知评估有价值。

痴呆的治疗

目前美国食品和药物管理局（FDA）批准的药物只有两种类型：胆碱酯酶抑制剂-多奈哌齐、卡巴拉汀、加兰他敏以及中度亲和且相互无竞争的 N-甲基-D-天门冬胺酸（N-methyl-D-aspartate，NMDA）受体拮抗剂-美金刚。此外，根据记忆力减退的胆碱能假说和通过 NMDA 受体拮抗谷氨酸和钙介导的神经毒性的神经保护机制，这些药物仅适用于 AD 痴呆并不适用于其他类型的痴呆。最常用的处方药多奈哌齐已经在其他疾病中进行了测试，如 DLB 和 VD。然而，目前

还没被批准应用于其他类型的痴呆。这些药物的临床药理学参见表 13.5。对于胆碱酯酶抑制剂，胆碱能介导的胃肠道不良反应，如恶心、呕吐和厌食症是比较常见的，有心动过缓、阻塞性肺病或胃肠道出血高风险的患者需要注意。

非药物治疗干预措施，如体育锻炼、认知训练、音乐疗法或芳香疗法，似乎是改善痴呆患者认知功能和控制异常行为和情绪的有效方法。需要使用一本精练、客观和全面的手册以提供更多关于长期疗效的证据。由于痴呆是一种多因素的疾病，在药物治疗的同时，可以结合两种或两种以上的非药物干预措施。

表 13.5
阿尔茨海默病痴呆药物的临床药理学

药物		剂量和管理		副作用	禁忌证
胆碱酯酶抑制剂（阿尔茨海默病痴呆的所有阶段）	多奈哌齐	用法 起始剂量 最大剂量 半衰期（h）	口服 5 mg/d 10 mg/d、23 mg/d（只有在中度或严重的情况下使用） 70～80	腹泻、食欲不振、肌肉痉挛、恶心、睡眠困难、异常疲劳或体弱、呕吐	抗精神病药物恶性症候群、癫痫发作、房室传导阻滞、肌无力、病态窦房结综合征、窦性心动过缓、气喘
	卡巴拉汀	用法 起始剂量 最大剂量 半衰期（h）	口服、经皮 1.5 mg，每日两次 4.6 mg 经皮贴/24 h 6 mg，每日两次，9.5 mg 经皮贴/24 h 13.3 mg 经皮贴/24 h（只有在中度或严重的情况下使用） 2～8,3～4（经皮贴）	腹泻、消化不良、食欲不振、无力、恶心、呕吐、体重减轻、昏厥	帕金森病症状、锥体外系反应、病态窦房结综合征、心跳缓慢、心率异常、哮喘、胃溃疡或肠溃疡
	加兰他敏	用法 起始剂量 最大剂量 半衰期（h）	口服 4 mg，每日两次 12 mg，每日两次 5～7	胸痛或不适、头晕、昏厥、四肢颤抖、呼吸急促、心跳缓慢或不齐、异常疲劳	癫痫发作、房室传导阻滞、心跳缓慢、气喘、阻塞性肺疾病
N-甲基-D-天冬门氨酸受体拮抗剂	美金刚	用法 起始剂量 最大剂量 半衰期（h）	口服 5 mg/d 10 mg，每日两次 60～80	疲劳、身体疼痛、关节疼痛、头晕、恶心、呕吐、腹泻、便秘、食欲不振	癫痫发作、肝功能异常、严重的肾功能损害

痴呆的预防

预防痴呆症最有效的可调整策略是控制生活方式风险因素(尤其是教育和体育活动)和心血管因素。戒烟、均衡饮食、补充足够的抗氧化剂和维生素,可以预防老年人的认知能力下降。这些不仅是保护神经退行性变的有效一级预防措施,而且是有价值的防止老年痴呆症患者认知能力下降的二级预防措施,延缓痴呆症患者进一步进行性恶化的三级预防措施。

谵妄

谵妄的定义

谵妄是一种临床综合征,是一种短暂的、通常可逆的精神障碍,导致精神状态混乱或广泛的神经精神异常。这是一个常见的严重问题,约20%的住院患者会出现谵妄。重症监护室(intensive care unit,ICU)的老年人具有特别高的谵妄风险,发病率高达80%。它不仅是疾病加重的一个标志,而且与不良预后相关,如死亡率增加、住院时间延长、经常出院到疗养院以及发展为痴呆症的高风险。

谵妄的病理生理学相当复杂,目前尚不明确其机制。神经递质系统的改变降低了胆碱能功能,过量释放多巴胺或去甲肾上腺素,由缺氧或代谢紊乱引起的血清素和 γ -氨基丁酸活性相对于正常水平的降低和增加。因此,由于广泛的身体应激事件而引起的脑细胞因子分泌增加可影响各种神经递质系统的活动,这些机制可能相互作用。细胞因子诱导的神经炎症分泌全身炎症因子,激活脑内小胶质细胞的作用,导致血脑屏障破坏和神经元死亡。此外,治疗某种疾病的药物也会导致神经递质失衡和突触通讯中断。

谵妄的临床特征

谵妄的临床特征是意识水平的变化和基线认知的变化,通常在几天内迅速开始。波动性意识混乱可以从嗜睡、昏睡或昏迷的低活跃型到以躁动、攻击和交战为特征的高活跃型以及混合型。据报道,谵妄在临床环境中未被诊断出来,因为低活动性谵妄通常不易被察觉或被认为是痴呆症。急性认知损害包括多种方面,主要涉及注意力不集中,执行力、记忆、语言和视觉空间功能等也常常受损。精神病症状相对比较常见,最常见的是视觉幻觉和睡眠模式的变化。所有这些混乱和不安的症状往往会在夜间恶化,因此被称为日落现象。

谵妄的诱因

谵妄最重要的危险因素是年龄衰老和先前存在的认知障碍。视觉和听觉的缺陷、残疾、抑郁、营养不良、酒精成瘾也都是谵妄的危险因素。有基础危险因素的个体会在多种触发因素的激化下发生谵妄。药物是谵妄最常见的诱因,其引起的谵妄占所有谵妄病例的12%~39%。最常见的诱发谵妄发作的药物包括大剂量麻醉剂、苯二氮䓬类、抗胆碱能药物。这些药物使老年人出现谵妄的风险增加了3倍。许多其他的药物,包括抗组胺药、抗癫痫药、肌肉松弛剂、多巴胺受体激动剂,类固醇等可能也是潜在的诱因。在这些药物中,最常被提及的是抗胆碱能药物,其与谵妄的发生和严重程度相关。高活跃型和混合型谵妄常是由于胆碱能毒性,酒精中毒或戒断症状,兴奋剂中毒,5-羟色胺综合征,苯二氮䓬戒断症状所致。在其他病例中,低活跃型谵妄通常是因过度摄入苯二氮䓬类、麻醉类药物或者安眠药而引起。药物诱发谵妄的机制尚未阐明。年龄、多种药物共用、年龄相关的药物代谢动力学和药效学改变都会导致老年人药物相关的谵妄发生。

外科手术是谵妄发生的另一大诱因,尤其是对老年人来说。认知功能障碍患者术后发生谵妄的风险增加。最常见的导致谵妄的手术是胸外科手术，包括心脏手术和非心脏手术，手术中麻醉的深度与术后谵妄的发生有关，但目前尚无充分的证据。局部麻醉和全身麻醉相比，可以降低术后谵妄的发生率。然而，基本上没有证据可以证明这点。

其他的医源性诱发因素包括环境因素，通常在医院的环境下发生，如束缚、导尿、多次手术、睡眠不足或未经治疗的疼痛。

病理状态是老年人谵妄的重要诱发因素。尤其是脑损伤会导致谵妄发生。血管损害相对于代谢损伤或者炎症，更不易致谵妄发生，在这些当中肝性和尿毒症性脑病是最常见的谵妄的诱因。当然，由于中枢神经系统以外的任何疾病导致的病情恶化都可能会增加谵妄的患病率。常见的谵妄的诱发和促进因素在表 13.6 中都有所体现。

谵妄的诊断

整体注意力评级，记忆性谵妄评估表（Memorial Delirium Assessment Scale，MDAS），意识模糊评估法（Confusion Assessment Method，CAM），谵妄评定量表-98 修订版（Delirium Rating Scale Revised-98，DRS-R-98），临床意识模糊评估表（Clinical Assessment of Confusion，CAC）和谵妄观察筛选量表被用于谵妄的诊断。选择最恰当的方法依赖于可用的时间和评估者的训练程度。然而，最广泛应用和有足够证据支持的方法是 CAM。它是一种基于算法的工具。要诊断谵妄，需要在精神状态（特点 1）、注意力不集中（特点 2）、其他无序的思考（特点 3）或意识水平的改变（特点 4）的过程中出现急性变化和波动，任何受过最佳测量训练的人都可以使用 CAM，可查阅在线手册（http://www.hospitalelderlifeprogram.org/uploads/disclaimers/Short_CAM_Training_Manual_8-29-14.pdf），这些手册可以应用在不同的临床环境中，如在 ICU、急诊室和疗养院中有不同的适用版本。

表 13.6
常见的谵妄诱发因素和促进因素

诱发因素	促进因素
老龄	药物和药物戒断，毒品，苯二氮䓬类，酒精，甲基多巴，非甾体类抗炎药
性别	电解质失衡
痴呆	感染/发热
抑郁	睡眠缺乏
残疾	严重/急性疾病
外伤史	缺氧
多种药物服用史	需要重症监护的疾病
酗酒	情绪性压力和疼痛
营养不良	休克/脱水

在对谵妄原因进行评估之前，临床医师应确保疑似谵妄患者的气道、呼吸和循环。安全治疗后，应评估详细的病史，包括以前的认知、最近的疾病症状以及药物新增或剂量变化。然而，谵妄的患者往往是意识模糊的，因此，临床医生通常不能从患者那里得到足够和准确的信息。与照顾者、家属和护理人员进行详细的面谈尤为重要。体格检查和神经学检查是评估谵妄患者找出谵妄原因的重要步骤。实验室检查、胸部 X 线和心电图是鉴别其他系统性疾病，特别是感染所必需的。如果存在局灶性神经功能缺损，应进行包括脑成像（CT、MRI）和腰椎穿刺在内的检查方法。尤其是头部外伤患者、神经外科手术后或免疫综合征患者的腰椎穿刺，即使在没有大脑感染症状的情况下，也是必不可少的。如果在这次筛查后没有确定谵妄的原因，就应进行全面和广泛性检查。可能需要额外的

血清学检查,如氨、甲状腺功能、早晨皮质醇、维生素 B₁₂ 或自身免疫血清学检查以及更具体的磁共振成像序列,包括弥散加权的磁共振成像。应尽快对任何怀疑为非惊厥性癫痫持续状态的人进行脑电图检查,这有助于区分代谢性脑病。

谵妄的治疗

治疗谵妄最有效的方法是去除诱发因素。虽然年龄和先前存在的认知功能障碍是不可改变的,但许多诱发因素是可改变的医源性因素。停止或改变刺激药物、手术后自然恢复、移除导管和导管线等介入工具都可能有助于谵妄患者的病情改善。如果医院系统条件允许,最好为患者准备一些识别身份的信息提示,像:他们是谁、在哪里、你的角色是什么;提供容易看见的时钟、日历、良好的照明和标牌;方便朋友和家人的来访。鼓励患者在监护下进行早期活动和积极锻炼是另一种有效的非药理学治疗谵妄的方法。

目前的证据不支持使用抗精神病药物预防或治疗谵妄。当谵妄症状威胁到患者自身或他人的安全或可能导致基本治疗中断时,药物是主要保留的方法。由于 FDA 表明服用抗精神病药物的患者的死亡率增加,临床医生应在开始使用抗精神病药物之前和之后检查心电图是否存在延长的 QTc(Q 波开始到 T 波结束之间的时间>470 ms),在考虑药物干预时监测镇静患者的呼吸频率、脉搏血氧测定、血压、脉搏和体温。谵妄药物治疗中常见的问题包括过量使用抗精神病药物,给药晚或过量使用苯二氮䓬类药物。如果患者年龄大于 65 岁,氟哌啶醇的用量为每小时

0.5~1 mg,24 小时最多 5 mg 或氟哌啶醇每 2 小时 0.5~1 mg,每天最多 5 mg。有肌张力障碍病史的患者除氟哌啶醇外,可以口服奥氮平 2.5~5 mg,每日最多 20 mg(老年人 10 mg)。这些药物可以缓解谵妄症状,但是可能会延长谵妄的持续时间。胆碱酯酶抑制剂并不是治疗谵妄的选择。除非酒精戒断相关的谵妄外,不建议使用苯二氮䓬类药物控制谵妄。

谵妄的预防

已证明,在老年住院患者中多达 1/3 的谵妄可以被预防。美国老年病学会推荐了预防老年患者术后谵妄的临床实践指南。根据该指南,跨学科团队提供的多组分非药物干预和医学评估应该被应用于高危老年人中,以预防谵妄。应早期、有针对性地进行疼痛管理,包括局部麻醉的注射,避免高风险用药。尽管研究报告中有中等质量的证据表明,与没有脑电双频指数(bispectral index,BIS)引导的麻醉或临床判断相比,BIS 引导的麻醉可降低谵妄的发生率,使用处理过的脑电图仪监测麻醉深度等技术在静脉麻醉或全身麻醉中有效性的证据不足。

小结

抑郁症、痴呆和谵妄在老年人中极为普遍,其中一种疾病的存在可能会增加发展其他疾病的风险。这些疾病对功能和生活质量的影响可能超过对身体健康的影响。高度的怀疑和主动采取预防策略是降低这些疾病风险的关键。临床医师应了解这些认知状态的药理学和非药理学干预措施。

参考文献

1. Paykel ES, Priest RG. Recognition and management of depression in general practice: consensus statement. *BMJ*. 1992;305(6863): 1198-1202.

2. Eggermont LH, Penninx BW, Jones RN, Leveille SG. Depressive symptoms, chronic pain, and falls in older community-dwelling adults: the MOBILIZE boston

study. *J Am Geriatr Soc*. 2012；60(2)：230 – 237.

3. Erlangsen A，Conwell Y. Age-related response to redeemed antidepressants measured by completed suicide in older adults：a nationwide cohort study. *Am J Geriatr Psychiatry*. 2014；22(1)：25 – 33.

4. Zhao KX，Huang CQ，Xiao Q，et al. Age and risk for depression among the elderly：a meta-analysis of the published literature. *CNS Spectr*. 2012；17(3)：142 – 154.

5. Baldwin RC. Is vascular depression a distinct sub-type of depressive disorder? A review of causal evidence. *Int J Geriatr Psychiatry*. 2005；20(1)：1 – 11.

6. Ro J，Park J，Lee J，Jung H. Factors that affect suicidal attempt risk among Korean elderly adults：a path analysis. *J Prev Med Public Health*. 2015；48(1)：28 – 37.

7. Taylor WD. Clinical practice. Depression in the elderly. *N Engl J Med*. 2014；371(13)：1228 – 1236.

8. Cheng ST，Chan AC. A brief version of the geriatric depression scale for the Chinese. *Psychol Assess*. 2004；16(2)：182 – 186.

9. Roose SP，Sackeim HA，Krishnan KR，et al. Antidepressant pharmacotherapy in the treatment of depression in the very old：a randomized，placebo-controlled trial. *Am J Psychiatry*. 2004；161(11)：2050 – 2059.

10. Oslin DW，Ten Have TR，Streim JE，et al. Probing the safety of medications in the frail elderly：evidence from a randomized clinical trial of sertraline and venlafaxine in depressed nursing home residents. *J Clin Psychiatry*. 2003；64(8)：875 – 882.

11. WHO. W. ICD-10 Version：2016. http：//apps.who. int/classifications/icd10/browse/2016/en#/V.

12. Simpson JR. DSM-5 and neurocognitive disorders. *J Am Acad Psychiatry Law*. 2014；42(2)：159 – 164.

13. McKhann GM，Knopman DS，Chertkow H，et al. The diagnosis of dementia due to Alzheimer's disease：recommendations from the National Institute on Aging-Alzheimer's Association workgroups on diagnostic guidelines for Alzheimer's disease. *Alzheimers Dement*. 2011；7(3)：263 – 269.

14. Petersen RC，Smith GE，Waring SC，Ivnik RJ，Tangalos EG，Kokmen E. Mild cognitive impairment：clinical characterization and outcome. *Arch Neurol*. 1999；56(3)：303 – 308.

15. DeCarli C. Mild cognitive impairment：prevalence，prognosis，aetiology，and treatment. *Lancet Neurol*. 2003；2(1)：15 – 21.

16. Langa KM，Levine DA. The diagnosis and management of mild cognitive impairment：a clinical review. *JAMA*. 2014；312(23)：2551 – 2561.

17. Eshkoor SA，Hamid TA，Mun CY，Ng CK. Mild cognitive impairment and its management in older people. *Clin Interv Aging*. 2015；10：687 – 693.

18. Bosch J，Yusuf S，Pogue J，et al. Use of Ramipril in preventing stroke：double blind randomised trial. *BMJ*. 2002；324(7339)：699 – 702.

19. Querfurth HW，LaFerla FM. Alzheimer's disease. *N Engl J Med*. 2010；362(4)：329 – 344.

20. Hirtz D，Thurman DJ，Gwinn-Hardy K，Mohamed M，Chaudhuri AR，Zalutsky R. How common are the "common" neurologic disorders? *Neurology*. 2007；68(5)：326 – 337.

21. Selkoe DJ. Alzheimer's disease：genes，proteins，and therapy. *Physiol Rev*. 2001；81(2)：741 – 766.

22. Mallik A，Drzezga A，Minoshima S. Clinical amyloid imaging. *Semin Nucl Med*. 2017；47(1)：31 – 43.

23. Lee VM，Goedert M，Trojanowski JQ. Neurodegenerative tauopathies. *Annu Rev Neurosci*. 2001；24：1121 – 1159.

24. McKeith IG，Dickson DW，Lowe J，et al. Diagnosis and management of dementia with lewy bodies：third report of the DLB consortium. *Neurology*. 2005；65(12)：1863 – 1872.

25. Gorelick PB，Scuteri A，Black SE，et al. Vascular contributions to cognitive impairment and dementia：a statement for healthcare professionals from the American Heart Association/American Stroke Association. *Stroke*. 2011；42(9)：2672 – 2713.

26. Zhang Y，Xu Y，Nie H，et al. Prevalence of dementia and major dementia subtypes in the Chinese populations：a meta-analysis of dementia prevalence surveys，1980 – 2010. *J Clin Neurosci*. 2012；19(10)：1333 – 1337.

27. Pantoni L. Cerebral small vessel disease：from pathogenesis and clinical characteristics to therapeutic challenges. *Lancet Neurol*. 2010；9(7)：689 – 701.

28. Folstein MF，Folstein SE，McHugh PR. "Mini-mental state". A practical method for grading the cognitive state of patients for the clinician. *J Psychiatr Res*. 1975；12(3)：189 – 198.

29. Markwick A，Zamboni G，de Jager CA. Profiles of cognitive subtest impairment in the montreal cognitive assessment (MoCA) in a research cohort with normal mini-mental state examination (MMSE) scores. *J Clin Exp Neuropsychol*. 2012；34(7)：750 – 757.

30. Knopman DS，DeKosky ST，Cummings JL，et al. Practice parameter：diagnosis of dementia (an evidence-based review). Report of the quality standards subcommittee of the American Academy of Neurology. *Neurology*. 2001；56(9)：1143 – 1153.

31. Rogers SL，Friedhoff LT. The efficacy and safety of donepezil in patients with Alzheimer's disease：results of a US multicentre，randomized，double-blind，placebocontrolled trial. The donepezil study group. *Dementia*. 1996；7(6)：293 – 303.

32. Cacabelos R，Takeda M，Winblad B. The glutamatergic

system and neurodegeneration in dementia: preventive strategies in Alzheimer's disease. *Int J Geriatr Psychiatry*. 1999;14(1): 3 - 47.

33. Siddiqi N, Harrison JK, Clegg A, et al. Interventions for preventing delirium in hospitalised non-ICU patients. *Cochrane Database Syst Rev*. 2016;3: CD005563.

34. Douglas VC, Josephson SA. Delirium. *Continuum (Minneap Minn)*. 2010;16(2 Dementia): 120 - 134.

35. Wong CL, Holroyd-Leduc J, Simel DL, Straus SE. Does this patient have delirium?: Value of bedside instruments. *JAMA*. 2010;304(7): 779 - 786.

36. Alagiakrishnan K, Wiens CA. An approach to drug induced delirium in the elderly. *Postgrad Med J*. 2004;80(945): 388 - 393.

37. Han L, McCusker J, Cole M, Abrahamowicz M, Primeau F, Elie M. Use of medications with anticholinergic effect predicts clinical severity of delirium symptoms in older medical inpatients. *Arch Intern Med*. 2001;161(8): 1099 - 1105.

38. American Geriatrics Society Expert Panel on Postoperative Delirium in Older Adults. American geriatrics society abstracted clinical practice guideline for postoperative delirium in older adults. *J Am Geriatr Soc*. 2015;63(1): 142 - 150.

39. Neufeld KJ, Yue J, Robinson TN, Inouye SK, Needham DM. Antipsychotic medication for prevention and treatment of delirium in hospitalized adults: a systematic review and meta-analysis. *J Am Geriatr Soc*. 2016;64(4): 705 - 714.

40. O'Keeffe ST, Mulkerrin EC, Nayeem K, Varughese M, Pillay I. Use of serial mini-mental state examinations to diagnose and monitor delirium in elderly hospital patients. *J Am Geriatr Soc*. 2005;53(5): 867 - 870.

41. Tropea J, Slee JA, Brand CA, Gray L, Snell T. Clinical practice guidelines for the management of delirium in older people in Australia. *Australas J Ageing*. 2008;27(3): 150 - 156.

42. Lonergan E, Luxenberg J, Areosa Sastre A. Benzodiazepines for delirium. *Cochrane Database Syst Rev*. 2009; (4): CD006379. https://doi.org/10.1002/14651858.CD006379.

43. Inouye SK, Bogardus Jr ST, Charpentier PA, et al. A multicomponent intervention to prevent delirium in hospitalized older patients. *N Engl J Med*. 1999;340(9): 669 - 676.

第 14 章

老年人预防残疾的运动建议

CHAPTER 14　Exercise Recommendations for Older Adults for Prevention of Disability

DAVID Z. PRINCE, MD · MATTHEW N. BARTELS, MD, MPH

流行病学

随着全球人口年龄的持续增长,从实现个人目标到完成社会使命,维持身体功能都变得越来越重要。"美国老龄化"和亚洲的"银发海啸"都是有力的流行病学证据,证明了在家中和社区抚养老年人以降低医疗保健费用是至关重要的。更重要的是,这也能改善老年人及其家庭的生活质量。全球老年人的人数将稳步增加,到 2050 年,老年人人口占比约为 22%。维持老年人独立功能的最有效办法之一是实施专门为老年人设计的定期调理方案。老年人中积极性很高的成员已经对体育活动产生了兴趣。然而,这些参与者在锻炼时有着很高的受伤和发生并发症的风险。扩大老年人的身体活动项目将使更广泛的人群受益,也包括患病和残疾风险高的人群。

这方面的一个重要部分是处理心脑血管疾病,这些疾病的患病率在整个美国人口中持续增加。我们仅仅在目标人群中增加体育活动就可以减少这两种高患病率疾病的许多危险因素,因为体育活动是减少高血压、高胆固醇血症和高血糖状态的基石。

婴儿潮一代人口的老龄化正影响着美国生活的各个方面,无论是作为商业产品的消费者,还是信息的消费者,还是与运动相关的产品和活动的消费者。老年人参加体育活动或"大师赛"的人数继续增加到新的水平,支持这样一种说法,即随着年龄增长而对维持功能感兴趣的老年人,对最大限度地保持身体健康越来越感兴趣,也越来越愿意保持身体健康。在运动功能谱系的高端,超过 50 岁的人在耐力甚至超耐力项目上的参加人数继续增加。尽管媒体对百岁瑜伽教师、马拉松运动员和骑自行车者的兴趣吸引了普通人群的想象力,但这掩盖了一个事实,即只有 49% 的普通人口符合有氧体育锻炼的身体活动指南。在美国,65 岁及以上的老年人中有 1/3 以上是肥胖的。此外,与 75 岁以上的人相比,65～74 岁人群的肥胖率增加,跌倒的比率可能与健康水平低和普遍缺乏活动有关。肥胖症和久坐的流行导致失用症、跌倒和心脑血管疾病患病增加,需要医务人员的关注和干预,以便将当前的医学知识转化为对患者和健康的消费者而言可实行的计划。

虽然老年人从常规的锻炼计划中受益良多,但是在启动锻炼计划时需要考虑心血管和肌肉骨骼系统的潜在并发症。骨关节炎、结缔组织弹性降低和恢复储备减少可导致更高的损伤率,特别是在新的运动计划开始时或在长时间中断后恢复到以前的活动时。医疗专业人员,特别是物理治疗师,在提供教育、结构和责任方面具有独特的地位，并在需要时提供适当的康复服务，以保持这一人群的身体功能和安全的适应能力。

衰老生理学

为了给老年人提供适当的建议、指导和运动处方，必须牢记自然衰老的生理过程会导致肺、心脏、肌肉骨骼和血管系统等方面的变化。性激素水平的减低会导致运动时肌肉质量和能量产生的减少。如果患者想要达到自身条件的最高水平，可以通过测量患者最大需氧量 VO_2（测量最大摄氧量的方法）的特定值来评估患者的最大运动能力。80 多岁老人的峰值容量只有 20 多岁年轻人的一半，因为每 10 年 VO_2 最大值会生理性减少

10%。例如，一个长期久坐的个体在 25 岁时 VO_2 最大值为 35 ml O_2/(kg·m^2)，在 80 岁时 VO_2 最大值为 17.5 ml O_2/(kg·m^2)。以能量的代谢当量（metabolic equivalents，METs）为尺度，这等于峰值容量从 10 METs 减少到 5 METs。记住这些基本的数值是很重要的，尤其是当一个年老的患者开始一项锻炼计划并寻求关于期望和现实目标设定的建议时，参考 MET 表可以帮助指导患者相关的能量消耗的客观措施。杜克活动量表指数是一份由 12 个问题组成的问卷，用来评估个人的功能能力，当不能进行黄金标准的最大运动量测试时，可以用来建立一定程度的基线功能能力。表 14.1 更详细地比较了随年龄增长而发生的生理变化。

表 14.1
与运动处方相关的衰老生理变化

器官系统	随年龄变化	对运动表现的影响	每年减少
心脏	↓ 最大心率 ↓ 心搏量	↓ 心排血量峰值 ↑ 缺血风险	↓ 25 岁以后 1%～2%/年
肺	↓ 肺容量 ↓ 肺顺应性	↓ DL_{CO}	↓ 通气量：30 岁以后 1%/年 ↓ DL_{CO}：1%/年
肌肉	↑ 脂肪浸润 ↑ 纤维性浸润 ↓ 去脂体重	↓ 肌肉力量峰值 ↓ 2 型纤维 ↓ 最佳性能 ↓ 力量	↓ 25 岁以后肌肉力量 1%～2%/年
神经	↓ 协调性 ↓ 反应时间	↓ 平衡 ↓ 协调性 ↓ 最佳性能	↑ 老年痴呆症 ↑ 运动时的血液流动和认知

注：DL_{CO}，diffusion capacity of the lung for carbon monoxide，肺对一氧化碳的扩散能力。

失用和锻炼

失用是由缺乏身体活动引起的多个系统的生理和解剖学变化，这种变化可以通过身体活动保留。骨骼肌是人体运动和功能的效应器。年龄相关的肌肉质量下降或肌肉减少开始于 30 岁，在整个生命周期中持续。虽然失用会导致心脏、血管、肺和神经系统的损

伤，但在这里，我们关注的是在失用条件下由于缺乏活动导致的肌肉量减少，无论是急性的还是慢性的。长期缺乏运动、不动和不活跃的生活方式（久坐）都可能导致失用。与年龄相关的肌肉衰减综合征结合急性失能（例如，住院治疗）可导致老年人的功能和独立性的协同丧失。随着人口老龄化，就社会而言，

这成为一种更重要的现象。基于骨骼肌质量减少，10％～35％的美国人口被认为患身体残疾的风险增加，这一数字将随着时间的推移而持续增加。2004 年，由于肌肉衰减综合征导致的美国医疗保健系统的支出估计超过 180 亿美元。肌肉衰减综合征与残疾、虚弱和医疗保健成本增加有关。规律运动可以减少肌肉衰减综合征的发生及其相关的残疾和功能下降。本书第 8 章描述了其他器官系统中的失用细节。

运动医学是医疗保健的新范例。为此，必须考虑将运动按类似于医学类别进行分类，如不同类型、不同的作用机制以及对器官和整体功能的不同影响。有氧调节是一种运动类型，最常给老年人群带来治疗益处，部分原因是人们对心脏事件后心脏康复/有氧调节意识的日益提高。渐进式抗阻训练（progressive resistance training，PRT）或举重较少用于老年人群，但其已被证明对老年人有益，因为骨骼肌在整个生命周期中都对训练有反应。灵活性训练很重要，通常对基于慢速移动的系统有利。应尽可能在预期的失去平衡之前启动平衡训练。最后，姿势训练作为锻炼方式通常被忽视，但终身的姿势调整的好处是显著的，它可以使其他形式的锻炼达到最理想的效果。

预处理评估

由于常规建议"在开始任何锻炼计划之前咨询您的医生"，所以许多患者在开始锻炼计划之前会咨询他们的主治医师，尽管这通常也无法保证能进行全面的预处理评估，其中包括专门针对功能保护的目标设定。建议还暗示，对于中年人和老年人来说，锻炼是一种危险的活动，而实际情况则相反，久坐是一种比锻炼更重要的危险因素。也许建议应改为"在未开始锻炼计划之前，请咨询医生"。因为身体活动突然增加的最大风险是在急性

冠状动脉综合征的情况下引发隐匿性冠状动脉疾病，这通常是标准医学评估的唯一重点。有或没有心脏病学咨询的最大运动测试可以提供科学有效的风险分层，但应该记住，冠状动脉疾病的解决方案不是不活动，这是一种只要有可能就应该质疑的错误观点。发现心血管事件风险增加的患者应该先将其稳定下来，将心脏康复作为预防进一步终身残疾的第一步。在监测环境引入锻炼后，可以进行锻炼计划。

在心血管危险分层的同时，物理治疗师特别适合完成整体功能评估，以确定患者独立完成日常生活活动的能力，对该患者来说是具有功能优先级的更高级任务。有许多标准化测量工具可用于帮助繁忙的临床医生对患者疾病状态进行客观评估，包括从日常活动推断出的预测 MET 的近似值和许多平衡评估工具。肌肉力量生成和灵活性的评估最好通过医学体检来确定。应使用指导制定物理治疗的物理疗法处方的相同的评估和工具，来为老年人开运动活动处方（表 14.2）。

运动处方

所有开具的运动处方都应遵循 FITT 原则，其首字母缩写 FITT 代表：频率、强度、时间和运动类型。经过详细的医学检查和全面的功能史评估，可以确定功能水平和功能目标。将运动处方与功能性目标联系起来是很重要的，这对每个患者都有很高的个人价值。现在随着电子处方的出现，在处方笺上手写运动处方已经不那么常见了，已被证明在改变患者行为方面比口头指导更有效。运动处方应以病人的利益为基础，理想情况下，临床医生需要详细审查每项建议将如何直接使患者受益。

动机性访谈技巧可能是促进行为改变的有效工具，因为它们的易用性，可以被纳入到与患者的讨论中。就诊时对患者"变化阶段"

表 14.2
心脏和肌力的评估工具

评估领域	测量工具	干预的例子
运动能力	杜克大学活动量表指数	运动处方与推荐强度等级
最大预测心率	卡沃宁公式 目标 HR＝(最大 HR－静息 HR)× 目标训练强度＋静息 HR 最大 HR 可以在运动试验中测量或 通过公式最大 HR＝220－年龄估算	目标心率范围用于热身/放松和有氧训练 目标强度： ● 低：60%～70% ● 中：70%～85% ● 高：85%～95%
血压管理	患者血压记录	在运动期间为患者推荐最佳血压范围
平衡评估	Berg 平衡量表	平衡训练或改善平衡的活动的处方，例如太极拳
有氧训练	静息心率 最大心率	运动干预的频率和强度，以实现有氧训练
肌肉能量产生	手动肌肉测试或 1 次重复最大测试	推荐锻炼，起始重量和重复的渐进阻力训练计划，例如，重量训练
灵活性	关节活动范围测试	肌肉腱单位限制转诊至物理治疗。推荐低速家庭伸展计划/活动，例如瑜伽、太极拳

注：HR，心率。

```
0   1   2   3   4   5   6   7   8   9   10
```
未准备好改变   已经改变

图 14.1　准备标尺

的初步评估将防止患者和临床医生因为对动机状态的错误理解而感到沮丧。这包括评估患者做出改变的兴趣和动机，使用模拟量表或"准备标尺"进行评分。准备标尺是一个简单的 0～10 的模拟标度，从 0："未准备好改变"到 10："已经改变"（图 14.1）。患者在 1～10 的等级上标记他们的感觉。在下次就诊时再次接触动机为 3 或更低的患者，以确定他们是否准备在下次临床就诊时开始锻炼计划。对于有兴趣将健康指导技术和动机访谈纳入其实践的临床医生或其员工，美国各地都有大量资源可供使用。这些技术的功效是有前景的，在当前是一个积极研究的领域。

另一种可能用于评估接受运动的准备程度的工具详见框 14.1 所示的运动阶段变化问卷。

有氧运动的建议

有氧运动应该是每个旨在预防老年人残疾的锻炼计划的基石。有氧训练可有效降低高血压患者的血压，可显著降低未来患脑血管疾病的风险。目前有氧运动的建议是，所有成年人应每周大部分时间每天参加至少30 分钟的中等强度的有氧运动或每周 150分钟的总运动量。最有效的有氧运动是患者实际上会定期进行的运动。最常见的规范性锻炼概念是在跑步机上行走，但这应该受到质疑，因为可能存在障碍或妨碍跑步机行走的其他限制。更重要的是告诉患者，任何涉及提高心率的锻炼活动都可以被认为是满足运动建议的，包括步行、骑自行车、跳舞和其

框 14.1
运动阶段变化问卷

对于每个陈述,请标记是或否

1. 我目前经常运动(每　■是　　　　　■否
   周至少 30 分钟)
2. 我打算在接下来的 6　■是　　　　　■否
   个月里更多地运动
3. 我目前定期参加锻炼　■是　　　　　■否
4. 在过去的 6 个月里,　■是　　　　　■否
   我定期锻炼身体

运动阶段的变化-评分关键

1,2,3 和 4 否	预先考虑阶段
1,3 和 4 否,2 是	思考阶段
1,2 是,3,4 否	准备阶段
1,3 是,2 是或否,4 否	行动阶段
1,3,4 是,2 是或否	维持阶段

注:引自 American College of Sports Medicine. Exercise Is Medecin: Healthcare ProvidersActionGuide. Available at: http://www. exerciseismedicine. org/assets/page_documents/HCP_Action_Guide. pdf.

他活动。强度可以通过使用 Borg 感知运动量表来指导,已被证明其是与心率相关的有效量表并且适用于此情况。

　　在开始锻炼计划之前何时考虑进行心脏压力测试的指南由美国运动医学学院和美国心脏协会明确定义,可以将风险分层筛查分类定义为低、中、高风险组。这种分层基于心脏病的风险。无症状并且有一种或更少风险因素的患者的风险较低;没有症状且有 2 个或更少风险因素的患者是中等风险;有已知心脏,肺部或代谢疾病症状或 3 个或更多危险因素的患者是高风险的。对于低风险患者,中度或剧烈运动不需要进行筛查或测试。对于中度风险的患者,中度运动无需筛查,只有高水平的运动需要医学筛查。对于高风险患者,应在中、高水平运动之前进行体格检查和运动试验。

运动疗法和预防残疾的作用

　　已经证明有氧运动能够同时减少多种心血管和脑血管危险因素。控制和改善高血压患者的血压可降低心血管疾病的风险。血压控制可以降低心脏事件和脑卒中的风险。功能独立性受能量储备的影响,能量储备直接影响执行诸如步行和穿衣等功能性活动的能力。作为一个例子,我们来看看脑卒中的锻炼。脑卒中幸存者的最大摄氧量是与年龄匹配的健康对照组的峰值有氧能力的 50%。有氧能力降低的个体逐渐减少他们的预期活动,以匹配他们的心肺储备水平,已经证明虽然大多数脑卒中幸存者能够走动,但不到 10% 的患者可以达到正常的行走参数。改善卒中患者的有氧运动能力,将提供参与日常生活中功能性重要活动所需的能量储存,这需要更高的短期能量消耗和更长的耐力。目前,脑卒中幸存者训练方案的目标强度为最大摄氧量的 40%～70%。有氧训练已被证明可以将各种老年人的能量储备从 10% 提高到 15%,无论是肥胖、虚弱还是超过 75 岁。显然,有氧运动的优势在整个生命周期过程中都很显著。但是在 75 岁之前开始定期训练计划,无论是在达到训练的百分比还是从慢性疾病的总体风险降低中积累收益的时间来看,都会产生更大的益处。

　　老年人残疾的最常见原因是关节炎。任何改善关节炎患者功能结果的干预措施都可以被认为对于一般人群在预防残疾方面具有显著益处,因为关节炎影响了他们的一生。运动疗法已被证明有益于膝关节骨关节炎患者的疼痛减轻和身体功能增加。对随机对照试验的 meta 分析进行的综合回顾表明,与对照组相比,对 22 种不同慢性疾病进行的 85 项 meta 分析显示,146 项中有 126 项(88%)的功能能力结果有统计学意义上的显著改善。由此可以推断,运动治疗是保持身体机能和预防残疾的经济有效的方法。

特定锻炼方式的好处

渐进性抗阻训练

在生命的第三个十年,肌肉质量和力量

首先开始下降。然而,更快的下降速度—每年下降 2% 开始于 60 岁并持续到老年。肌肉生理学和整体肌肉质量的变化导致年龄相关的肌力下降,这可以通过阻力训练减弱。即使进入 90 岁,肌肉组织也会对训练作出反应。然而,合并症的存在可以降低 PRT 的有效性。因此,尽早开始训练更有利。与所有运动疗法一样,规律性是获得最大益处的关键,许多研究表明,每周至少进行两到三次 PRT 会带来益处。持续的 PRT 与多种功能改善相关,包括改进起立—行走计时测试、定时椅子起立和步态速度的改善。根据这些客观的测试来对日常生活活动进行推断是合理的。例如,由于膝骨关节炎引起的疼痛,对于老年人来说,爬楼梯通常是困难的。力量减低和疼痛的结合可能导致害怕跌倒及爬楼梯时间的增加。PRT 是一种解决方案,已经被众多研究证明可以减少爬楼梯的时间。重要的是要记住,阻力训练时,更大的强度不一定更好。可以假设,即使是暂时性的,更高强度的阻力训练更可能导致伤害和潜在的残疾。在一项为期 25 周的训练计划的小型研究中,老年人参与的强度改变的阻力训练和高强度训练之间在结果改善方面没有显著差异。这个研究挑战了阻力训练应该在被认为可行和安全的最高强度下进行的这一假设,这与有氧训练形成了对比,有氧训练已被证明在更高强度下具有更大的益处。

阻力训练可以潜在地降低由于骨质疏松性骨折而引起残疾的风险,尽管对于预防骨折相关残疾的最有效的阻力训练类型还没有明确的共识。骨质疏松症在全球范围内受到了极大关注,估计有超过 2 亿人受到这种疾病的影响。因此,人们对通过抗阻训练改善骨矿物质密度(bone mineral density, BMD)的非药物学方法研究的兴趣越来越大。已经提出了各种各样上、下身体的抗阻锻炼计划,但没有被明确证明对股骨颈和腰椎 BMD 评分有积极影响。由于缺乏统计学上的显著证据,最终的临床建议仍然难以获得。在最近的试验中已经研究了许多训练方案,包括仅有阻力训练和高强度或负重运动结合阻力训练的综合训练方案。由于训练方案的不同,样本量大小和不一致的结果,meta 分析可能会提出当前的建议和未来的研究方向。赵等人完成了对 1769 名健康的在入选研究之前不是常规运动的绝经后妇女的 24 项对照试验的 meta 分析,分析表明,包括高强度和负重运动在内的联合阻力训练比单独使用 PRT 更有效。一般而言,应鼓励所有年龄段的女性将阻力训练纳入其常规训练,对有骨质疏松性骨折风险的人进行个别调整。

太极

太极拳是一种温和的、传统的站立团体运动,它集成了呼吸和有节奏的动作,以达到训练效果。由于太极已经成为一种流行的医疗研究干预手段,整合太极的项目已经扩展到卒中后康复,慢性阻塞性肺病(chronic obstructive pulmonary disease, COPD),心力衰竭和其他多种医学疾病。太极已经有适应轮椅参与者的改编版本,包括行动受限和脊髓损伤的人。由于缺乏不良事件的报告和太极拳的整体安全性,正在开发新的太极形式,包括以提高下肢力量的负重背心太极和水中太极。这些项目说明了这种治疗形式的创造性应用正在蓬勃发展。例如,太极拳的特殊益处可见于脑卒中康复的多方面,包括改善平衡,降低跌倒率和改善生活质量。由于缺乏不良影响和良好的安全性,太极拳可以适应特殊人群的特殊健康需要。

此外,太极拳可能有助于老年人改善动态平衡和姿势控制,减少跌倒相关的残疾。已被证明,基于家庭和社区的太极与标准的物理治疗监督下的下肢强化训练相比更能减少跌倒。经过 6 个月的太极拳治疗,可以看到姿势控制的效率,特别是对压力中心的控制。太极拳不太可能产生任何不良的心理影响。然而,由于关于太极拳的医学研究的多样性,目前尚无法得出关于其对老年人心理影响的明确结论。尽管如此,可以合理地假设,老年人将从基于社区的团体锻炼活动中受益,该活动已被证明有许多其他好处。有理由建议有跌倒风险的患者开始定期进行太极拳练习,因为有证据表明参与这项活动会改善平衡并减少将来跌倒的可能性。

步行计划

步行可以说是所有训练模式中功能最强的一种。开始步行计划的障碍很少,不需要经济支出。即使对于不良心血管事件高风险的参与者,自主步行计划也被认为是安全的。Goodrich 等报道,在一项由 274 名心血管事件高风险患者参与的临床家庭步行计划中,几乎 90% 报道的不良事件与运动计划无关。步行计划是安全的,而且存在许多辅助技术可以支持正在进行步行计划的参与者。计步器,智能手机加速度计和支持 GPS 的设备都可用于帮助跟踪,测量和激励寻求开始步行计划的患者。自我步行计划是一种安全有效的方法,可以提高身体活动水平并降低不良事件的风险。

整个医学界的医务工作者都应该大力鼓励步行计划。美国预防服务工作组和美国心脏病学会/美国心脏协会总结道,只要参与者与其主治医生保持联系,他们想要开始中等强度的锻炼计划时不需要进行严格的检查和运动测试。与涉及行为改变的所有干预措施一样,重要的是在运动咨询方面不要使用"一刀切"的方法。应鼓励患者根据自己的喜好定制他们的步行计划。当患者可以选择他们更喜欢的行走类型时,他们更能坚持下来。

可穿戴电子设备在添加到自主步行计划时具有显著的益处。计步器的使用与身体活动增加,身体质量指数显著降低和血压控制改善有关。通过下载合适的应用程序,患者可以使用手机作为计步器来跟踪他们的步数,将手机当成计步器并允许患者使用他们可能不知道的加速度计是所有智能手机的一部分。由于目标设定和实现对于实现持久的行为改变至关重要,因此计步器可以发挥重要且经济的作用。使用计步器可以指定一个可测量的目标-步数/天。有一个步数目标是参与者成功实现更高水平的身体活动的能力的预测指标。参与者记录每日步行的总数时保留一个步行日记是很重要的。使用步行目标和步行日记的干预措施已被证明在增加参与者体育活动方面比不使用干预措施更有效。研究还证明,使用计步器可以改善 2 型糖尿病参与者的血糖控制。更好地血糖控制减少了未来因多种原因而造成残疾的风险。

老年人的伤害预防

老年人的跌倒仍然是发病和死亡的重要原因。通过锻炼增加老年人的活动能力,即使在将个体暴露于高风险环境时也能防止跌倒。每个临床医生必须确定个体患者的风险/受益比,建议的活动对患者的益处是否大于在该活动中跌倒的风险。一般来说,锻炼也可以在座位上进行,以降低跌倒风险。因为基于运动的防跌倒计划可以减少老年人跌倒及其造成的伤害,重要的是帮助患者保持安全的常规运动。预防跌倒最有效的方案包含多种改善下肢肌力、耐力和灵活性的方法。

跌倒并不是老年人受伤的唯一原因。在较高的功能水平范围内,越来越多的老年人参与有体力要求的竞技体育增加了运动相关损伤的比率。因此,康复医师必须认识到自身在预防伤害和重复伤害方面的重要性和独特性,尤其当他们在评估即将开始运动计划的久坐族时和为已经锻炼的老年运动员提供护理时。老年运动员已被证明有更高的下肢损伤率,无论是在娱乐性还是运动员级别的运动中。在瑞典,急性跟腱断裂的发生率在2001—2012年有所增加,特别是在老年人群中。老年人群中最常见的下肢残疾原因是膝关节骨关节炎。通过尽可能多地锻炼来稳定膝盖以改善平衡和四肢力量,可以实现预防老年人残疾的目的。早期转诊至物理治疗可以治疗现有的疼痛,改善步态、防止受伤。应教导患者如何将物理治疗衍生出的家庭锻炼计划纳入到体育活动的常规中。物理治疗维持练习通常是理想的热身练习,因为它们使用稳定肌肉并在长时间运动的机械应力之前提供关节活动范围。

老年运动员的受伤不仅限于下肢。老年运动员肩袖全层撕裂的患病率超过20%,疼痛严重程度与撕裂程度之间无显著相关性。这与之前的研究结果一致,60岁以上人群全层肩袖撕裂的患病率大约为25%。因此,对于以往存在的肩袖撕裂的可能性或者随着身体活动突然增加而产生新撕裂的可能性,必须始终保持高度临床警惕。进行详细的病史采集和全面的体格检查,重点关注肩部的活动范围,应该确定肩部功能障碍的患者,他们有肩袖撞击或撕裂的风险。这些患者应该在进行任何涉及肩带或肩袖压力的运动之前接受物理治疗。4~6周的肩胛骨稳定并将适当的运动纳入运动前的热身活动,可以防止肩部并发症的发生。

常规训练方案的总体益处是明确的:改善平衡,血糖控制,高血压控制,改善整体耐力和减少跌倒,这使之成为一个令人信服的案例,即预防老年人残疾的最有效方法是进行定期训练计划,包括有氧和PRT方法。太极拳和散步带来的额外好处是值得的和免费的。通过康复专业人员和康复小组的早期参与,可以在进行新的锻炼计划或恢复到已建立的计划时,预防上肢和下肢的伤害(表14.3)。

表 14.3
运动训练模式以预防残疾

形式	好处	风险	建议
有氧训练	VO_2 最大值的改善 心血管/脑血管危险因素的减少 改善能量储备	急性冠状动脉综合征	每周150分钟的中到高强度运动 目标心率:预测最大心率的60%~80% 在开始筛查MSK情况之前进行物理评估
渐进式抗阻训练	改善LE强度 减少跌倒 改善骨骼健康	MSK受伤	每周≥2次训练课程 缓慢进展以防止受伤 高强度提示有益(1RM的70%~85%) 综合训练计划对骨质疏松症更有益
太极	平衡,健康,减少跌倒,改善肩部ROM,降低收缩压	没有报告不良反应	每周两次—每次课程最少1小时
步行	没有成本,非常安全	罕见的心脏事件 潜在的低血糖症 跌倒风险	在舒适程度内增加步行距离和进度强度(RPE10~15在6~20Borg量表)

注:1RM, 1 repetition maximum, 1次重复最大值;LE, lower extremity, 下肢;MSK, musculoskeletal, 肌肉骨骼;ROM, range of motion, 关节活动范围;RPE, rate of perceived exertion, 感知劳累率。

未来发展方向

尽管有关运动的益处和运动在预防和治疗残疾方面的作用的文献已经成熟，但一些令人兴奋的新颖的研究，是未来的发展机会和兴趣领域。精心设计的高速 PRT 或"力量训练"应该在老年人中进行。随着年龄的增长，产生下肢肌肉力量的能力比肌肉力量更容易失去。已证实下肢力量产生在老年人群中有所改善。如果通过专业训练可以可靠地提高下肢肌肉快速产能的能力，那么假设的跌倒风险可能会比传统训练方案所证明的更低。因为正常行走可被视为"受控制的下降"，通过平衡过程中一系列小扰动的累积效应导致成功和安全的前进运动，力量训练通过提高快速生成正确的力量的能力可以对跌倒预防方案有影响。值得注意的是，力量训练使软组织损伤的可能性增加，应该在医学监督下的对照试验环境中进行研究。

智能手机和可穿戴设备仍然是一个热门的领域，可以增强身体调节。随着老年人继续使用智能手机和社交媒体，可穿戴设备是电子健身的下一个合乎逻辑的迭代。技术改善身体功能和训练的潜力仅受选择探索该区域的研究者的创造力的限制。在功能谱的底部，在家庭治疗中，基于家庭的训练方案和可穿戴设备可用于收集和分类生理信息。这些有价值的信息也可以帮助医疗人员评估所提供治疗的效果，进展和医疗必要性。在医院和门诊环境中，智能手机被用于将患者通信，满意度和活动水平传达给医务工作者。最初用于将患者信息返回给医疗人员的技术现在也正在促进从医疗人员到患者的信息流。最后，患者宣教是应用程序和交互式程序开发的沃土，这些程序允许医疗人员实时查询，回应和实时向患者发送临床相关信息。

帮助老年人更积极的另一个有潜力的领域是电脑游戏行业中常见的动作感应技术。这些技术可以用作物理治疗指导计划开发，以监测和通过远程或间接监督来提供形式校正。可穿戴设备可以监测心血管对治疗的反应，使参与者的心率保持在安全范围内。最后，患者可以通过智能手机接受指导，接收运动课程反馈和家庭锻炼计划，以加强对家庭锻炼和医疗随访的依从性。

总之，关于运动的益处的知识基础是成熟的，普通人群正在接受运动是在整个生命周期中保持独立性和防止残疾的重要方式。随着人口老龄化，从所有体能水平的运动员到残疾人，将不断增加对康复医师主导的教育计划以及训练老年人的专业知识的需求。技术对已经存在的价值数十亿美元的健身产业的影响将继续存在，以产生新的方法，使老年人积极安全的参与终身健身。机会在等待着那些提出"如何使用新兴技术来预防残疾并恢复伤害"问题的研究人员。这个问题的答案最终将为患者、研究人员和整个社会带来最大的回报，会帮助所有老年人预防残疾和保持功能。

小结

有氧运动是预防疾病进展和残疾的基本方式。

中等强度的有氧运动（预测最大心率值的 40%～60%）几乎在所有情况下都可以被安全使用。一旦确定安全可行，也可以对一些患者进行高强度训练。

训练频率应至少每周两次，最好每周三次或更多次。

不同强度的阻力训练可能与高强度训练同样有益，同时可能降低受伤风险。

PRT 的不良事件未得到充分报告，建议对正在开始锻炼计划的老年人进行健康宣教，"预康复"和密切随访。

即使在有电子病历的情况下，也应继续向患者提供书面的运动处方。

建议在进行任何类型的训练之前进行肌肉骨骼优化。

对于除有氧运动之外的运动方式的益处,需要更长时间的关于功能结果的随访研究。

参考文献

1. United Nations. *World Population Aging 2013*. Department of Economic and Social Affairs PD; 2013.

2. UN. World Population Ageing 2007. In: DoEaS, ed. *Affairs*. New York: United Nations; 2007.

3. Gill TM, Beavers DP, Guralnik JM, et al. The effect of intervening hospitalizations on the benefit of structured physical activity in promoting independent mobility among community-living older persons: secondary analysis of a randomized controlled trial. *BMC Med*. 2017;15(1): 65.

4. Alexander KP. Walking as a window to risk and resiliency. *Circulation*. 2017;136(7).

5. Kallinen M, Markku A. Aging, physical activity and sports injuries. An overview of common sports injuries in the elderly. *Sports Med*. 1995;20(1): 41 – 52.

6. Chen AL, Mears SC, Hawkins RJ. Orthopaedic care of the aging athlete. *J Am Acad Orthop Surg*. 2005; 13(6): 407 – 416.

7. American College of Sports Medicine Position Stand. Exercise and physical activity for older adults. *Med Sci Sports Exerc*. 1998;30(6): 992 – 1008.

8. Benjamin EJ, Blaha MJ, Chiuve SE, et al. Heart disease and stroke statistics-2017 update: a report from the American Heart Association. *Circulation*. 2017;135(10): e146 – e603.

9. Myers J. Exercise and cardiovascular health. *Circulation*. 2003;107(1): e2 – e5.

10. Stone NJ, Robinson JG, Lichtenstein AH, et al. 2013 ACC/AHA guideline on the treatment of blood cholesterol to reduce atherosclerotic cardiovascular risk in adults: a report of the American College of Cardiology/American Heart Association task force on practice guidelines. *J Am Coll Cardiol*. 2014;63(25, Part B): 2889 – 2934.

11. Hu FB. Globalization of diabetes: the role of diet, lifestyle, and genes. *Diabetes Care*. 2011; 34 (6): 1249 – 1257.

12. Rice NE, Lang IA, Henley W, Melzer D. Baby boomers nearing retirement: the healthiest generation? *Rejuvenation Res*. 2010;13(1): 105 – 114.

13. Twigg J, Majima S. Consumption and the constitution of age: expenditure patterns on clothing, hair and cosmetics among post-war 'baby boomers'. *J Aging Stud*. 2014;30: 23 – 32.

14. Tayrose GA, Beutel BG, Cardone DA, Sherman OH. The masters athlete: a review of current exercise and treatment recommendations. *Sports Health*. 2015;7 (3): 270 – 276.

15. Jokl P, Sethi PM, Cooper AJ. Master's performance in the New York City Marathon 1983 – 1999. *Br J Sports Med*. 2004;38(4): 408 – 412.

16. Hoffman MD, Ong JC, Wang G. Historical analysis of participation in 161km ultramarathons in North America. *Int J Hist Sport*. 2010;27(11): 1877 – 1891.

17. Ward BW, Clarke TC, Nugent CN, Schiller JS. Early release of selected estimates based on data from the 2015 National Health Interview Survey. In: *Statistics USDoHaHSCfDCaPNCfH* 2015.

18. Fakhouri THI, Ogden CL, Carroll MD, Kit BK, Flegal KM. National Health and Nutrition Examination Survey, 2007 – 2010. In: *Services USDoHH*. Atlanta, GA: National Center for Health Statistics; 2012.

19. Mertz KJ, Lee D, Sui X, Powell KE, Blair SN. Falls among adults: the association of cardiorespiratory fitness and physical activity with walking-related falls. *Am J Prev Med*. 2010;39(1): 15 – 24.

20. Zhang Y, Jordan JM. Epidemiology of osteoarthritis. *Clin Geriatr Med*. 2010;26(3): 355 – 369.

21. Sherratt MJ. Tissue elasticity and the ageing elastic fibre. *Age*. 2009;31(4): 305 – 325.

22. Burtscher M. Exercise limitations by the oxygen delivery and utilization systems in aging and disease: coordinated adaptation and deadaptation of the lung-heart muscle axis — a mini-review. *Gerontology*. 2013;59(4): 289 – 296.

23. Jette M, Sidney K, Blumchen G. Metabolic equivalents (METS) in exercise testing, exercise prescription, and evaluation of functional capacity. *Clin Cardiol*. 1990;13(8): 555 – 565.

24. Hlatky MA, Boineau RE, Higginbotham MB, et al. A brief self-administered questionnaire to determine functional capacity (the Duke activity status index). *Am J Cardiol*. 1989;64(10): 651 – 654.

25. van Empel VP, Kaye DM, Borlaug BA. Effects of healthy aging on the cardiopulmonary hemodynamic response to exercise. *Am J Cardiol*. 2014;114(1): 131 – 135.

26. Sharma G, Goodwin J. Effect of aging on respiratory system physiology and immunology. *Clin Interv Aging*. 2006;1(3): 253 – 260.

27. Ali S, Garcia JM. Sarcopenia, cachexia and aging:

diagnosis, mechanisms and therapeutic options — a minireview. *Gerontology*. 2014;60(4): 294 – 305.

28. Tarumi T, Gonzales MM, Fallow B, et al. Central artery stiffness, neuropsychological function, and cerebral perfusion in sedentary and endurance-trained middle-aged adults. *J Hypertens*. 2013;31(12): 2400 – 2409.

29. Guiney H, Machado L. Benefits of regular aerobic exercise for executive functioning in healthy populations. *Psychon Bull Rev*. 2013;20(1): 73 – 86.

30. Janssen I, Heymsfield SB, Wang ZM, Ross R. Skeletal muscle mass and distribution in 468 men and women aged 18 – 88yr. *J Appl Physiol*. 2000;89(1): 81 – 88.

31. Dos Santos L, Cyrino ES, Antunes M, Santos DA, Sardinha LB. Sarcopenia and physical independence in older adults: the independent and synergic role of muscle mass and muscle function. *J Cachexia Sarcopenia Muscle*. 2017;8(2): 245 – 250.

32. Marques EA, Baptista F, Santos DA, Silva AM, Mota J, Sardinha LB. Risk for losing physical independence in older adults: the role of sedentary time, light, and moderate to vigorous physical activity. *Maturitas*. 2014;79(1): 91 – 95.

33. Janssen I, Baumgartner RN, Ross R, Rosenberg IH, Roubenoff R. Skeletal muscle cutpoints associated with elevated physical disability risk in older men and women. *Am J Epidemiol*. 2004;159(4): 413 – 421.

34. Steffl M, Bohannon RW, Sontakova L, Tufano JJ, Shiells K, Holmerova I. Relationship between sarcopenia and physical activity in older people: a systematic review and meta-analysis. *Clin Interv Aging*. 2017;12: 835 – 845.

35. Katz PP, Pate R. Exercise as medicine. *Ann Int Med*. 2016;165(12): 880 – 881.

36. Golwala H, Pandey A, Ju C, et al. Temporal trends and factors associated with cardiac rehabilitation referral among patients hospitalized with heart failure: findings from get with the guidelines-heart failure registry. *J Am Coll Cardiol*. 2015;66(8): 917 – 926.

37. Bechshoft RL, Malmgaard-Clausen NM, Gliese B, et al. Improved skeletal muscle mass and strength after heavy strength training in very old individuals. *Exp Gerontol*. 2017;92: 96 – 105.

38. Churchward-Venne TA, Tieland M, Verdijk LB, et al. There are no nonresponders to resistance-type exercise training in older men and women. *J Am Med Dir Assoc*. 2015;16(5): 400 – 411.

39. Karvonen MJ, Kentala E, Mustala O. The effects of training on heart rate; a longitudinal study. *Ann Med Exp Biol Fenniae*. 1957;35(3): 307 – 315.

40. Berg KO, Wood-Dauphinee SL, Williams JI, Maki B. Measuring balance in the elderly: validation of an instrument. *Can J Public Health*. 1992;83(suppl 2): S7 – S11.

41. Karvonen J, Vuorimaa T. Heart rate and exercise intensity during sports activities. Practical application. *Sports Med*. 1988;5(5): 303 – 311.

42. Pescatello LS, American College of Sports M. *ACSM's Guidelines for Exercise Testing and Prescription*. Philadelphia: Wolters Kluwer/Lippincott Williams & Wilkins Health; 2014.

43. Swinburn BA, Walter LG, Arroll B, Tilyard MW, Russell DG. The green prescription study: a randomized controlled trial of written exercise advice provided by general practitioners. *Am J Public Health*. 1998;88(2): 288 – 291.

44. Rubak S, Sandbaek A, Lauritzen T, Christensen B. Motivational interviewing: a systematic review and meta-analysis. *Br J Gen Pract*. 2005;55(513): 305 – 312.

45. Britt E, Hudson SM, Blampied NM. Motivational interviewing in health settings: a review. *Patient Educ Couns*. 2004;53(2): 147 – 155.

46. Enhancing motivation for change in substance abuse treatment. In: Treatment CfSA, ed. *Treatment Improvement Protocols*. *TIP Series Treatment Improvement Protocols*. Rockville MD: Substance Abuse and Mental Health Services Administration; 1999.

47. Huang B, Willard-Grace R, De Vore D, et al. Health coaching to improve self-management and quality of life for low income patients with chronic obstructive pulmonary disease (COPD): protocol for a randomized controlled trial. *BMC Pulm Med*. 2017;17(1): 90.

48. Willard-Grace R, Chen EH, Hessler D, et al. Health coaching by medical assistants to improve control of diabetes, hypertension, and hyperlipidemia in low-income patients: a randomized controlled trial. *Ann Fam Med*. 2015;13(2): 130 – 138.

49. http://www.exerciseismedicine.org/assets/page_documents/HCP_Action_Guide.pdf.

50. Johnson BT, MacDonald HV, Bruneau Jr ML, et al. Methodological quality of meta-analyses on the blood pressure response to exercise: a review. *J Hypertens*. 2014;32(4): 706 – 723.

51. Pescatello LS, MacDonald HV, Ash GI, et al. Assessing the existing professional exercise recommendations for hypertension: a review and recommendations for future research priorities. *Mayo Clin Proc*. 2015;90(6): 801 – 812.

52. Whelton SP, Chin A, Xin X, He J. Effect of aerobic exercise on blood pressure: a meta-analysis of randomized, controlled trials. *Ann Intern Med*. 2002;136(7): 493 – 503.

53. James PA, Oparil S, Carter BL, et al. 2014 evidence-based guideline for the management of high blood pressure in adults: report from the panel members

appointed to the Eighth Joint National Committee (JNC 8). *JAMA*. 2014;311(5): 507-520.

54. Eckel RH, Jakicic JM, Ard JD, et al. 2013 AHA/ACC guideline on lifestyle management to reduce cardiovascular risk: a report of the American College of Cardiology/American Heart Association task force on practice guidelines. *J Am Coll Cardiol*. 2014;63 (25 Pt B): 2960-2984.

55. Chobanian AV, Bakris GL, Black HR, et al. The seventh report of the Joint National Committee on prevention, detection, evaluation, and treatment of high blood pressure: the JNC 7 report. *JAMA*. 2003; 289(19): 2560-2572.

56. Brook RD, Appel LJ, Rubenfire M, et al. Beyond medications and diet: alternative approaches to lowering blood pressure: a scientific statement from the American Heart Association. *Hypertension* (*Dallas*, *Tex*: *1979*). 2013;61(6): 1360-1383.

57. Pescatello LS, Franklin BA, Fagard R, Farquhar WB, Kelley GA, Ray CA. American College of sports medicine position stand. Exercise and hypertension. *Med Sci Sports Exercise*. 2004;36(3): 533-553.

58. Mancia G, Fagard R, Narkiewicz K, et al. 2013 ESH/ESC practice guidelines for the management of arterial hypertension. *Blood Press*. 2014;23(1): 3-16.

59. Borg GA. Psychophysical bases of perceived exertion. *Med Sci Sports Exerc*. 1982;14(5): 377-381.

60. Nelson ME, Rejeski WJ, Blair SN, et al. Physical activity and public health in older adults: recommendation from the American College of Sports Medicine and the American Heart Association. *Med Sci Sports Exerc*. 2007;39(8): 1435-1445.

61. Fletcher GF, Balady G, Blair SN, et al. Statement on exercise: benefits and recommendations for physical activity programs for all Americans. A statement for health professionals by the Committee on Exercise and Cardiac Rehabilitation of the Council on Clinical Cardiology, American Heart Association. *Circulation*. 1996;94(4): 857-862.

62. Kelly JO, Kilbreath SL, Davis GM, Zeman B, Raymond J. Cardiorespiratory fitness and walking ability in subacute stroke patients. *Arch Phys Med Rehabil*. 2003;84(12): 1780-1785.

63. Hill K, Ellis P, Bernhardt J, Maggs P, Hull S. Balance and mobility outcomes for stroke patients: a comprehensive audit. *Aust J Physiother*. 1997;43(3): 173-180.

64. Ehsani AA, Spina RJ, Peterson LR, et al. Attenuation of cardiovascular adaptations to exercise in frail octogenarians. *J Appl Physiol*. 2003;95(5): 1781-1788.

65. Villareal DT, Chode S, Parimi N, et al. Weight loss, exercise, or both and physical function in obese older adults. *N Engl J Med*. 2011;364(13): 1218-1229.

66. Kohrt WM, Malley MT, Coggan AR, et al. Effects of gender, age, and fitness level on response of VO2max to training in 60-71 yr olds. *J Appl Physiol*. 1991;71(5): 2004-2011.

67. Prevalence of disabilities and associated health conditions among adults-United States, 1999. *MMWR Morb Mortal Wkly Rep*. 2001;50(7): 120-125.

68. Nguyen C, Lefevre-Colau MM, Poiraudeau S, Rannou F. Rehabilitation (exercise and strength training) and osteoarthritis: a critical narrative review. *Ann Phys Rehabil Med*. 2016;59(3): 190-195.

69. Pasanen T, Tolvanen S, Heinonen A, Kujala UM. Exercise therapy for functional capacity in chronic diseases: an overview of meta-analyses of randomised controlled trials. *Br J Sports Med*. 2017;51(20): 1459-1465.

70. Hughes VA, Frontera WR, Roubenoff R, Evans WJ, Singh MA. Longitudinal changes in body composition in older men and women: role of body weight change and physical activity. *Am J Clin Nutr*. 2002;76(2): 473-481.

71. Aguirre LE, Villareal DT. Physical exercise as therapy for frailty. *Nestle Nutr Inst Workshop Ser*. 2015;83: 83-92.

72. Fiatarone MA, O'Neill EF, Ryan ND, et al. Exercise training and nutritional supplementation for physical frailty in very elderly people. *N Engl J Med*. 1994; 330(25): 1769-1775.

73. de Vreede PL, van Meeteren NL, Samson MM, Wittink HM, Duursma SA, Verhaar HJ. The effect of functional tasks exercise and resistance exercise on health-related quality of life and physical activity. A randomised controlled trial. *Gerontology*. 2007; 53 (1): 12-20.

74. Kalapotharakos VI, Michalopoulos M, Tokmakidis SP, Godolias G, Gourgoulis V. Effects of a heavy and a moderate resistance training on functional performance in older adults. *J Strength Cond Res*. 2005;19(3): 652-657.

75. Suetta C, Magnusson SP, Rosted A, et al. Resistance training in the early postoperative phase reduces hospitalization and leads to muscle hypertrophy in elderly hip surgery patients — a controlled, randomized study. *J Am Geriatr Soc*. 2004;52(12): 2016-2022.

76. Ouellette MM, LeBrasseur NK, Bean JF, et al. High-intensity resistance training improves muscle strength, self-reported function, and disability in long-term stroke survivors. *Stroke*. 2004;35(6): 1404-1409.

77. Kongsgaard M, Backer V, Jorgensen K, Kjaer M, Beyer N. Heavy resistance training increases muscle size, strength and physical function in elderly male COPD-patients — a pilot study. *Respir Med*. 2004;98 (10): 1000-1007.

78. Hunter GR, Wetzstein CJ, McLafferty Jr CL, Zuckerman PA, Landers KA, Bamman MM. High-resistance versus variable-resistance training in older adults. *Med Sci Sports Exerc*. 2001;33(10): 1759 – 1764.

79. Reginster JY, Burlet N. Osteoporosis: a still increasing prevalence. *Bone*. 2006;38(2 suppl 1): S4 – S9.

80. Bocalini DS, Serra AJ, dos Santos L, Murad N, Levy RF. Strength training preserves the bone mineral density of postmenopausal women without hormone replacement therapy. *J Aging Health*. 2009;21(3): 519 – 527.

81. Kerr D, Ackland T, Maslen B, Morton A, Prince R. Resistance training over 2 years increases bone mass in calcium-replete postmenopausal women. *J Bone Miner Res*. 2001;16(1): 175 – 181.

82. Maddalozzo GF, Widrick JJ, Cardinal BJ, Winters-Stone KM, Hoffman MA, Snow CM. The effects of hormone replacement therapy and resistance training on spine bone mineral density in early postmenopausal women. *Bone*. 2007;40(5): 1244 – 1251.

83. Nelson ME, Fiatarone MA, Morganti CM, Trice I, Greenberg RA, Evans WJ. Effects of high-intensity strength training on multiple risk factors for osteoporotic fractures. A randomized controlled trial. *JAMA*. 1994;272(24): 1909 – 1914.

84. Pruitt LA, Taaffe DR, Marcus R. Effects of a one-year high-intensity versus low-intensity resistance training program on bone mineral density in older women. *J Bone Miner Res*. 1995;10(11): 1788 – 1795.

85. Caminiti G, Volterrani M, Marazzi G, et al. Tai Chi enhances the effects of endurance training in the rehabilitation of elderly patients with chronic heart failure. *Rehabil Res Pract*. 2011;2011: 761958.

86. Ngai SP, Jones AY, Tam WW. Tai Chi for chronic obstructive pulmonary disease (COPD). *Cochrane Database Syst Rev*. 2016;(6): Cd009953.

87. Hwang HF, Chen SJ, Lee-Hsieh J, Chien DK, Chen CY, Lin MR. Effects of home-based Tai Chi and lower extremity training and self-practice on falls and functional outcomes in older fallers from the emergency department-a randomized controlled trial. *J Am Geriatr Soc*. 2016;64(3): 518 – 525.

88. Wang YT, Li Z, Yang Y, et al. Effects of wheelchair Tai Chi on physical and mental health among elderly with disability. *Res Sports Med*(*Print*). 2016;24(3): 157 – 170.

89. Su Z, Zhao J, Wang N, Chen Y, Guo Y, Tian Y. Effects of weighted Tai Chi on leg strength of older adults. *J Am Geriatr Soc*. 2015;63(10): 2208 – 2210.

90. Macias-Hernandez SI, Vazquez-Torres L, Morones-Alba JD, et al. Water-based Tai Chi: theoretical benefits in musculoskeletal diseases. Current evidence. *J Exerc Rehabil*. 2015;11(3): 120 – 124.

91. Kim H, Kim YL, Lee SM. Effects of therapeutic Tai Chi on balance, gait, and quality of life in chronic stroke patients. *Int J Rehabil Res*. 2015;38 (2): 156 – 161.

92. Au-Yeung SS, Hui-Chan CW, Tang JC. Short-form Tai Chi improves standing balance of people with chronic stroke. *Neurorehabil Neural Repair*. 2009; 23(5): 515 – 522.

93. Taylor-Piliae RE, Hoke TM, Hepworth JT, Latt LD, Najafi B, Coull BM. Effect of Tai Chi on physical function, fall rates and quality of life among older stroke survivors. *Arch Phys Med Rehabil*. 2014; 95(5): 816 – 824.

94. Zhou J, Chang S, Cong Y, et al. Effects of 24 weeks of Tai Chi exercise on postural control among elderly women. *Res Sports Med*(*Print*). 2015;23 (3): 302 – 314.

95. Goodrich DE, Larkin AR, Lowery JC, Holleman RG, Richardson CR. Adverse events among high-risk participants in a home-based walking study: a descriptive study. *Int J Behav Nutr Phys Act*. 2007; 4: 20.

96. Gibbons RJ, Balady GJ, Bricker JT, et al. ACC/AHA 2002 guideline update for exercise testing: summary article. A report of the American College of Cardiology/American Heart Association task force on practice guidelines (Committee to update the 1997 exercise testing guidelines). *J Am Coll Cardiol*. 2002;40(8): 1531 – 1540.

97. Fowler-Brown A, Pignone M, Pletcher M, Tice JA, Sutton SF, Lohr KN. Exercise tolerance testing to screen for coronary heart disease: a systematic review for the technical support for the U. S. Preventive Services Task Force. *Ann Intern Med*. 2004;140(7): W9 – W24.

98. Loew L, Brosseau L, Kenny GP, et al. An evidence-based walking program among older people with knee osteoarthritis: the PEP (participant exercise preference) pilot randomized controlled trial. *Clin Rheumatol*. 2017;36(7): 1607 – 1616.

99. Bravata DM, Smith-Spangler C, Sundaram V, et al. Using pedometers to increase physical activity and improve health: a systematic review. *JAMA*. 2007; 298(19): 2296 – 2304.

100. Izawa KP, Watanabe S, Omiya K, et al. Effect of the selfmonitoring approach on exercise maintenance during cardiac rehabilitation: a randomized, controlled trial. *Am J Phys Med Rehabil*. 2005;84(5): 313 – 321.

101. Ransdell LB, Robertson L, Ornes L, Moyer-Mileur L. Generations exercising together to improve fitness (GET FIT): a pilot study designed to increase physical activity and improve health-related fitness in three

generations of women. *Women Health*. 2004; 40 (3): 77 – 94.

102. Shenoy S, Guglani R, Sandhu JS. Effectiveness of an aerobic walking program using heart rate monitor and pedometer on the parameters of diabetes control in Asian Indians with type 2 diabetes. *Prim Care Diabetes*. 2010;4(1): 41 – 45.

103. El-Khoury F, Cassou B, Charles MA, Dargent-Molina P. The effect of fall prevention exercise programmes on fall induced injuries in community dwelling older adults: systematic review and meta-analysis of randomised controlled trials. *BMJ*. 2013; 347: f6234.

104. Lord SR, Ward JA, Williams P, Strudwick M. The effect of a 12-month exercise trial on balance, strength, and falls in older women: a randomized controlled trial. *J Am Geriatr Soc*. 1995;43(11): 1198 – 1206.

105. Kannus P, Niemi S, Sievanen H, Parkkari J. Fall-induced wounds and lacerations in older Finns between 1970 and 2014. *Aging Clin Exp Res*. 2017. https://doi-org. elibrary. einstein. yu. edu/10. 1007/ s40520-017-0753-4.

106. Ng N, Soderman K, Norberg M, Ohman A. Increasing physical activity, but persisting social gaps among middle-aged people: trends in Northern Sweden from 1990 to 2007. *Glob Health Action*. 2011;4: 6347.

107. Svensson K, Alricsson M, Karneback G, Magounakis T, Werner S. Muscle injuries of the lower extremity: a comparison between young and old male elite soccer players. *Knee Surg Sports Traumatol Arthrosc*. 2016; 24(7): 2293 – 2299.

108. Ostermann RC, Hofbauer M, Tiefenbock TM, et al. Injury severity in ice skating: an epidemiologic analysis using a standardised injury classification system. *Int Orthop*. 2015;39(1): 119 – 124.

109. McMahon PJ, Prasad A, Francis KA. What is the prevalence of senior-athlete rotator cuff injuries and are they associated with pain and dysfunction? *Clin Orthop Relat Res*. 2014;472(8): 2427 – 2432.

110. Bean JF, Kiely DK, Herman S, et al. The relationship between leg power and physical performance in mobility-limited older people. *J Am Geriatr Soc*. 2002;50(3): 461 – 467.

111. Caserotti P, Aagaard P, Larsen JB, Puggaard L.

Explosive heavy-resistance training in old and very old adults: changes in rapid muscle force, strength and power. *Scand J Med Sci Sports*. 2008;18(6): 773 – 782.

112. Garabelli P, Stavrakis S, Po S. Smartphone-based arrhythmia monitoring. *Curr Opin Cardiol*. 2017;32 (1): 53 – 57.

113. Lin F, Wang AS, Zhuang Y, Tomita MR, Xu WY. Smart insole: a wearable sensor device for unobtrusive gait monitoring in daily life. *IEEE Trans Ind Inf*. 2016;12(6): 2281 – 2291.

114. Ongvisatepaiboon K, Vanijja V, Chignell M, Mekhora K, Chan JH. Smartphone-based audio-biofeedback system for shoulder joint tele-rehabilitation. *J Med Imaging Health Inf*. 2016;6(4): 1127 – 1134.

115. Perry TT, Marshall A, Berlinski A, et al. Smartphone-based vs paper-based asthma action plans for adolescents. *Ann Allergy Asthma Immunol*. 2017; 118(3): 298 – 303.

116. Strickler JC, Lopiano KK. Satisfaction data collected by e-mail and smartphone for emergency department patients how do responders compare with nonresponders? *J Nurs Adm*. 2016;46(11): 592 – 598.

117. Lee W, Evans A, Williams DR. Validation of a smartphone application measuring motor function in Parkinson's disease. *J Parkinsons Dis*. 2016;6(2): 371 – 382.

118. Skobel E, Knackstedt C, Martinez-Romero A, et al. Internet-based training of coronary artery patients: the heart cycle trial. *Heart Vessels*. 2017;32(4): 408 – 418.

119. Matera G, Boonyasirikool C, Saggini R, Pozzi A, Pegoli L. The new smartphone application for wrist rehabilitation. *J Hand Surg Asian Pac Vol*. 2016;21 (1): 2 – 7.

120. Liu CJ, Latham NK. Progressive resistance strength training for improving physical function in older adults. *Cochrane Database Syst Rev*. 2009;(3): CD002759.

拓展阅读

1. Chiang CE, Wang TD, Ueng KC, et al. 2015 guidelines of the taiwan society of cardiology and the taiwan hypertension society for the management of hypertension. *J Chin Med Assoc*. 2015;78(1): 1 – 47.

第 15 章

老年人脊柱疾病

CHAPTER 15　Spine Disorders in Older Adults

ADELEMERON, MD. VENUAKUTHOTE, MD

前言

腰背部疼痛是患者就诊的常见原因之一,也是所有年龄段患者致残的主要原因。脊柱疾病给受影响患者的生活质量和医疗经济都带来相当大的负担。尽管之前有研究表明,腰背部疼痛是一种与工龄相关的职业病,但最近的研究表明,严重的腰背部疼痛的患病率会随着年龄的增长而增加。脊柱疾病对住院和门诊患者均有影响,似乎在更大程度上影响老年人群。据估计,全球症状性腰痛的点患病率达到 10%,随着年龄的增长,腰痛的患病率和疾病影响都在增加。腰痛被认为是全球残疾的最高负担。2010 年,65 岁以上的患者占美国人口的 17%,而 65 岁以上因腰痛住院的患者的人数估计为 35 万人,其中 48% 的患者因腰背部疾病而出院。在住院和门诊疼痛管理方面,人口老龄化将显著加重脊柱疾病给医疗经济带来的负担。对 Medicare 数据库的分析估计,2011 年医疗保险受益人进行了 480 万例介入性脊柱手术,自 2000 年以来增加了 228%。康复医生遍布在从住院患者急性和亚急性康复设施、住院患者咨询服务和熟练的护理设施到门诊康复诊所和脊柱中心等各种环境中,所有这些机构都有责任照顾患有脊柱疾病的老年人。康复团队的多学科性质为治疗脊柱疾病提供了理想的模型。治疗应该是纵向的,重点是优化功能和现实的目标设定。了解影响老年人群的脊柱疾病对康复团队的所有成员都至关重要。

脊柱的结构与功能

脊柱是一个复杂的模块结构,由邻近的椎骨和纤维软骨组成,可以保护神经结构和支撑躯干,同时允许在多个平面上运动。脊柱总共由 33 块椎骨组成,包括 7 块颈椎、12 块胸椎、5 块腰椎、5 块骶骨和 4 块尾骨。在每个水平,不包括特殊结构的寰椎和枢椎,圆柱形骨质椎体形成脊柱的前部承重部分。成对的椎弓根和椎板形成弓形并向后渐愈以形成棘突。从椎弓发出的上关节突和下关节突,形成关节突关节,连接相邻的椎骨,防止椎体的前后移位和扭转。椎体通过椎弓根与后方骨块的连接形成环形椎孔,其容纳脊髓和周围的脑脊髓液。椎体包括骨皮质壳,其包绕着横向小梁和纵向小梁,在最大程度减少质量的同时提高动态承载的能力。椎间盘是一种由纤维软骨构成的坚固但可变形的环,环绕在胶状的中央髓核周围,其作用是在椎体之间传递力,同时允许脊柱的摇摆运动,从而使脊柱屈曲、伸展和侧弯。由于关节和棘突的形状以及胸腔肋骨夹板作用,每个水平面的节段运动都受到限制。虽然骨与椎间盘的组合为神经结构提供了稳定性和保护，同时允许节段性运动，但是强大的屈肌和伸肌群的活动增强了脊柱从枢椎到骶骨的运动、稳定性和位置控制。随着这些结构的老化，它们失去了执行这些基本功能的能力（图15.1A～C）。

老化

在出生时，整个脊柱都是后凸的并且一直保持这种状态，直到开始直立坐姿和直立行走。此时，颈椎和腰椎会出现前凸的弯曲。在生命的第一年，骶骨和尾椎融合形成一个单一的楔形基底。随着时间的推移，脊柱的每个部分都会经历退行性改变，从而形成一个改变脊柱生物力学特性的周期，进而形成一个新的环境，导致进一步的退行性改变。个体组织的退化过程各不相同，但都具有导致微观结构和宏观结构破坏的初始生化变化的基本原理。

退行性椎间盘疾病是一种疾病吗？

尽管脊柱在老化过程受到各种遗传和外部因素的影响，但整个过程比较统一。因此，正常脊柱结构的定义因年龄而异。在没有疼痛过程或功能受限的情况下，将这些变化描述为疾病过程而不仅是典型的老化过程可能会造成误导。

椎间盘

椎间盘的基本结构包括外周纤维环和中央髓核（图15.1D）。虽然椎间盘的中心和外围有明显的不同，但两个部分合并的区域并不是一条离散的线，而是两个结构的逐渐合并，它们共享相同的组件，但由于它们的相对浓度不同而有所区别。在年轻的成年人中，髓核是由70%～90%的水组成的半流质状的黏液物质（尽管这随年龄而变化）。细胞核

的干重约为65%的蛋白多糖和15%～20%的胶原蛋白，在基质中散在稀有的软骨细胞。生物力学性质类似于充满流体的球囊，其通过压缩而伸展和变形。相反，纤维环的成分为60%～70%的水，干重为50%～60%的胶原蛋白和20%的蛋白多糖，主要是聚集形态。在从外环向内核过渡的过程中，蛋白多糖含量随着胶原蛋白含量的减少而增加。环由排列成同心圆的高度有序的片层组成。细胞核中的静水压力被周围的纤维环包含，使力分布于相邻椎体的整个表面。代谢活跃的软骨细胞和成纤维细胞被用于维持蛋白聚糖和胶原蛋白的含量，其需要氧气、葡萄糖和其他基质。由于椎间盘缺乏充足的血液供应来提供这些营养物质，它们通常通过扩散的方式来递送。细胞的合成代谢和分解代谢活动的平衡对于维持椎间盘的正常和结构至关重要。

椎间盘内的生化变化是随年龄增长而发生的变化。基质的合成和降解之间的平衡被破坏，导致水、蛋白多糖和胶原蛋白的相对比例发生改变。椎间盘内的生化过程在出生时就开始变化，因为椎间盘的血液供应减少，细胞在生命的最初十年内适应了无氧代谢。细胞含量也随年龄的变化而变化，因为坏死细胞的比例从婴儿期的2%增加到成年期的50%和老年期的80%。蛋白多糖含量和大小随着年龄的增长而降低。在髓核内，蛋白多糖含量从成年早期的65%降低到60岁时的30%。相反，细胞核和纤维环中的胶原蛋白含量随着年龄增长而增加，而弹性蛋白则减少。椎间盘中的水含量也从出生时的88%降至75岁时的65%～72%。总之，椎间盘变得更干燥，纤维更多，弹性更小，使它们更不容易变形，而且变形后更不易恢复形状。较低的静水压力使干燥的髓核无法传递和分散重量，因此，随着年龄的增长，纤维环承受更大比例的重量。随着纤维环的长期承重和时间的推移，微裂纹发展并为持续承载

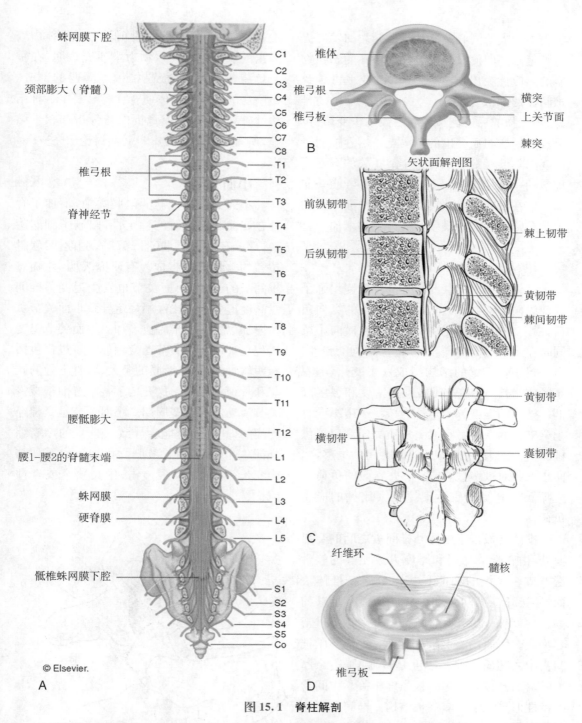

蛛网膜下腔
颈部膨大（脊髓）
椎弓根
脊神经节
腰骶膨大
腰1-腰2的脊髓末端
蛛网膜
硬脊膜
骶椎蛛网膜下腔

C1
C2
C3
C4
C5
C6
C7
C8
T1
T2
T3
T4
T5
T6
T7
T8
T9
T10
T11
T12
L1
L2
L3
L4
L5
S1
S2
S3
S4
S5
Co

© Elsevier.

A

椎体
椎弓根
椎弓板

横突
上关节面
棘突

B

矢状面解剖图

前纵韧带
后纵韧带

棘上韧带
黄韧带
棘间韧带

横韧带

黄韧带
囊韧带

C

纤维环
髓核
椎弓板

D

图 15.1 脊柱解剖

A 引自 Elsevier. Drake，et al. Gray's Anatomy for Students，www. studentconsult. com. B 引自 Lawry GV，Hall H，Ammendolia C，et al. The spine. In：Lawry GV，Kreder HJ，Hawker GA，et al. ，eds. Fam's Musculoskeletal Examination and Joint Injection Techniques. 2nd ed. Philadelphia：Mosby，Inc. ；2010. C 引自 Moulton AW. Clinically relevant spinal anatomy. In：Errico TJ，Lonner BS，Moulton AW，eds. Surgical Management of Spinal Deformities. 1st ed. Philadelphia：Saunders；2009. D 引自 Arakal RG，Mani M，Ramachandran R. Applied anatomy of the normal and aging spine. In：Yue JJ，Guyer RD，Johnson JP，et al. ，eds. The Comprehensive Treatment of the Aging Spine. Philadelphia：Saunders；2011

过程中较大的同心裂缝和径向撕裂的发展提供了基础。即使没有通过环形环孔的髓核物质的离散性突出，这些力学的改变也可导致椎间盘的弥散性突出。另外，由于片层的排列，环状物的后外侧节段和后面易于变薄，可以成为髓核明显突出的薄弱点。尽管椎间盘高度的降低经常被认为是年龄相关的脊柱病理学的一个标志，但研究表明情况可能并非如此。在没有交替病变的情况下，椎间盘的大小实际上在前后维度和高度上都增加了。

椎体和终板

椎体用于纵向载荷。外部皮质壳增强了内部纵向小梁结构，能够承受巨大的纵向负荷，横向小梁防止纵向小梁弯曲。横向小梁同时在水平方向传递张力，增加结构的弹性。由于封闭骨小梁的结构组成发生变化，随着年龄的增长，椎体表现出骨的密度和强度降低。椎体的强度和承重能力依赖于由纵向骨小梁支撑的横向骨小梁。皮质壳通常仅提供椎体负荷能力的15%。随着时间的推移，横向小梁相对被吸收，椎体中央表面的负荷能力降低并迫使皮质骨支撑更大比例的应用负荷。

椎体终板位于椎体和椎间盘之间的交界面处，由软骨下骨层和厚度大致相等的软骨层形成。终板的功能是将力分布在椎体表面，连接纤维椎间盘和椎骨。终板有足够的渗透性，允许水和溶质通过，为椎间盘提供营养物质。然而，它的结构致密以防止挤压椎间盘中的物质。终板厚度是可变的，边缘厚度的增加已被证明与终板强度相关。椎间盘的特性似乎也会影响终板结构。椎间盘蛋白多糖含量与底层终板厚度之间存在联系，这表明先前描述的椎间盘蛋白多糖含量随年龄增长而减少可能导致终板的改变。考虑到负荷分布对于维持脊柱结构完整性的重要性，随着终板的退化，椎体结构将发生进一步的变化。同时，椎体骨密度降低，导致椎体内外因素的双重破坏。生物力学研究表明，在重复负荷条件下，终板是椎体最薄弱的部分。被削弱的终板和椎体使脊柱容易发生各种结构性破坏，包括终板骨折椎体骨折和软骨结节，所有这些都将在本章后面讨论。

小面关节

小面关节是可动的滑膜关节，增加了脊柱在屈曲和伸展时的稳定性，限制了轴向旋转，部分有助于承重（图15.2）。由透明软骨覆盖的软骨下骨组成。有研究表明，伴随着椎间盘的退变，小面关节也发生退变。椎间盘高度退变和节段性不稳定导致小面关节负荷增加以及关节半脱位增加。小面关节退变过程与其他可动关节退变相似。该过程包括透明软骨的侵蚀、滑膜的肥大、软骨下骨的硬化和骨赘的形成。这开始了一个有助于减少关节活动性的重塑周期。小面关节是受神经支配的，其退化可能会导致其自身的疼痛综合征。此外，小面关节肥大可导致一系列结构变化，包括神经根撞击、中央狭窄或脊柱前移。

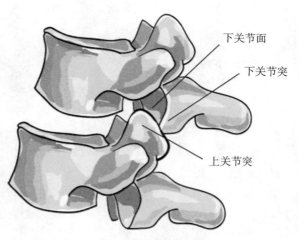

下关节面

下关节突

上关节突

图15.2　胸椎和腰椎的应用解剖

Waldman SD. Functional anatomy of the lumbar spine. In: Waldman SD, ed. Physical Diagnosis of Pain. 3rd ed. St. Louis: Elsevier, Inc.；2016

肌肉和韧带

除了对脊柱的活动性和稳定性有显著作用外,肌肉和韧带还具有本体感受作用。这些结构中的受体刺激整个脊柱和核心部位的肌肉收缩,以提供稳定性和平衡,支持复杂的运动,防止可能给脊柱造成过度压力的运动。韧带由高浓度的胶原蛋白组成,对脊柱稳定的作用相对较小,而它们的弹性成分允许脊柱有一些运动和灵活性。例如,连接相邻椎板的黄韧带比大多数脊柱韧带具有更高的弹性蛋白浓度(80％弹性蛋白和 20％胶原蛋白),以允许在屈曲期间进行伸展并在中立和伸展期间恢复休息。纵向韧带具有较高的胶原蛋白浓度并且拮抗屈曲(后纵韧带)和伸展(前纵韧带)。随着韧带老化,它们表现出生化和结构的变化。弹性蛋白浓度增加,其稳定性降低。黄韧带可发生肥大,这会导致中央狭窄。

核心肌肉稳定并调动脊柱。随着时间的推移,肌纤维退化并被脂肪代替。肌腱附着物退化的机制类似于韧带退化的机制,骨赘在附着部位形成,降低了它们的收缩力。

影响老年人的脊柱疾病

骨质疏松症和椎骨骨折
正常的骨代谢

简单来说,骨质疏松症是骨稳态的失衡,骨吸收超过骨沉积。骨质疏松症发生的主要危险因素是年龄。骨的内稳态受影响成骨细胞(骨形成细胞)和破骨细胞(骨再吸收细胞)相对浓度和活性的内外在因素的控制。如前所述,椎体主要是骨小梁,是一个由纵横交错相互连接支撑组成的多孔网架结构。骨松质中央核周围有一层薄薄的骨皮质。骨皮质和骨松质均由不同程度矿化的细胞外基质组成。类骨质是骨的非矿化成分,由胶原蛋白和非胶原蛋白组成,由成骨细胞分泌。骨的矿化部分由羟基磷灰石钙组成,矿化程度取决于钙离子和磷酸盐离子的含量。矿化骨的强度随着钙浓度的增加而增加。类骨质的形成和矿化是由成骨细胞在甲状旁腺激素(parathyroid hormone,PTH)和 1,25 -二羟基维生素 D 的刺激下启动的。破骨细胞分化活性也由 PTH 和 1,25 -二羟维生素 D 介导,尽管不是通过直接结合,而是通过与成骨细胞的相互作用。核因子 kappa-B(nuclear factor kappa-B,RANK)配体的受体激动剂是破骨细胞分化的重要介质。

骨的结构具有代谢作用,从而影响骨质疏松症的易感性。骨松质(骨小梁)比骨皮质更具多孔性,因此比骨皮质具有更多血管,使骨松质更容易受到导致骨质疏松症的代谢变化的影响。

危险因素

临床上,骨质疏松症通过双能 X 射线骨密度仪(dual-energy X-ray absorptionmetry,DEXA)扫描来诊断,其腰椎测量值比性别匹配的 30 岁个体的平均值低 2.5 个标准差(t 值<2.5)。当骨密度达到日常活动施加的负荷超过椎体强度的水平时,易发生骨质疏松性压缩性骨折。椎体压缩性骨折是骨质疏松症的特征,在骨质疏松症的早期的发生率高于其他类型的骨折。

椎体压缩性骨折(图 15.3)是预测发病率、死亡率、社会隔离度和总体生活质量的指标。因此,确定骨折的危险因素至关重要。低骨量是骨质疏松性椎体骨折的一个明确预测因子,因此能够识别所有相关的危险因素是非常重要的。骨量峰值出现在 20 岁或 30 岁,之后逐渐缓慢地减少。虽然骨量流失是导致骨质疏松症的常见原因,但不是唯一的原因。如果未能达到骨量峰值则可能导致骨质疏松症的发展,但在以后的生活中不会加速骨质的流失。因此,儿童期和青春期的慢性疾病是以后生活中骨量低的一个可识别危

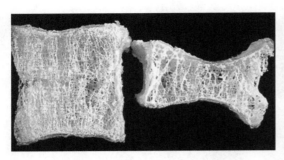

图 15.3 因压缩性骨折导致骨质疏松性椎体(右)较正常椎体(左)缩短

*注意骨质疏松性椎体具有横向小梁丧失和纵向小梁增厚的特征

引自 Kumar V, Abbas AK, Aster JC. Bones, joints, and soft tissue tumors. In: Kumar V, Abbas AK, Aster JC, eds. Robbins Basic Pathology. 10th ed. Philadelphia: Elsevier; 2018

险因素。女性也是骨质流失的危险因素。男性每年的骨质流失率为 0.3%,女性每年的骨质流失率为 0.5%;然而,随着女性更年期的到来,这一比例明显加快,在更年期的前五年,每年骨质流失率高达 5%~6%。低骨量的其他危险因素包括雌激素缺乏、低身体质量指数(BMI)、吸烟、家族骨质疏松症史和既往骨折史。钙摄入不足也是其发生的一个危险因素。老年患者可能因总体食物摄入量减少或经济拮据而导致钙摄入量不足。此外,骨质疏松症一旦出现,椎体前部压缩性骨折可导致胸椎后凸,可促进早期饱腹感,造成骨质状况不佳的自我延续周期。随着年龄的增长,身体活动的减少也会导致骨量减少。同样,自我延续周期开始于活动水平降低,导致骨量减少,从而使椎骨压缩性骨折,进一步限制了身体活动。

虽然低骨量是骨折的重要预测指标。但研究表明,跌倒倾向是骨折的另一个重要危险因素。骨折风险与跌倒史、视力低下、环境危害、认知缺陷、步速缓慢和股四头肌肌力降低有关。预防跌倒对于预防椎骨骨折而言至关重要。

继发性骨质疏松症是由原发性疾病或药物治疗导致的骨量减少和骨折风险增加的结果。在女性中,继发性骨质疏松症最常见的原因是低雌激素血症、糖皮质激素的使用、甲状腺激素过量使用和抗惊厥药物的使用。在男性中,最常见的原因是性腺功能减退,糖皮质激素的使用和酗酒。

诊断

无症状性骨折和有症状性骨折都是发病率和死亡率增加的预测因素。研究表明,椎骨骨折的临床诊断率只有 25%。这在一定程度上是由于缺乏临床症状的表现,而且腰背痛的发生很少和骨折相关。不到 1% 的腰背疼痛与骨折相关,因此在没有外伤的情况下,骨折通常不会被评估。一旦怀疑或者根据风险因素确定筛查椎体骨折是有必要的,就应该获取脊柱的侧位 X 线片来评估骨折的情况。椎体骨折的诊断和分级缺乏标准,因为椎体畸形并不一定代表骨折。骨折通常呈楔形伴前向压迫力或双凹形伴中央压迫力。目前已提出用于评估骨折的定量和半定量方法。由于仍然缺乏共识,美国国家骨质疏松症基金会椎体骨折工作组建议,应由具有骨质疏松症放射学专门知识的放射科医生或受过培训的临床医生进行影像学评估。

预防

钙的摄入对于维持骨量至关重要,但建议的摄入量并不能经常被达到。青春期的推荐摄入量为 1300mg/天,据估计,仅有 25% 的男孩和 10% 的女孩的摄入量达到了推荐量。对于老年人,推荐的钙摄入量为 1000~1500mg/d,仅有 50%~60% 的成年人的摄入量能达到推荐量。维生素 D 对于钙的吸收至关重要,建议成人摄入量为 400~600IU/天。

终生体育锻炼对于增加骨量和避免椎体压缩性骨折是至关重要的。研究表明,儿童期和青春期的体育活动有助于提高骨量的峰值。有关体育活动对晚年骨量的影响的数据较少。然而,对于老年人,尤其是骨质疏松性椎骨骨折患者,强烈建议进行包括平衡和阻力训练在内的多成分锻炼计划,以预防骨折和维持功能。脊柱后凸与椎体骨折相关,可导致平衡障碍并且增加跌倒的风险。因此,建议在物理治疗师的指导监督下进行锻炼。

美国国家骨质疏松症基金会(National Osteoporosis Foundation)已建议将筛查列为预防骨折的一种手段。建议包括筛查所有 65 岁以上的女性和 70 岁以上的男性。可通过髋、腰椎 DRXA 或骨定量超声成像进行筛查。低于筛查年龄的成年人也可能基于上述危险因素而需要进行筛查。绝对骨折风险模型(absolute fracture risk model,FRAX)工具(骨折风险评估工具,世界卫生组织代谢骨病合作中心,英国谢菲尔德;www. shef. ac. uk/FRAX)已开发出根据获得的临床基本信息来确定未来 10 年的骨折风险的方法,如年龄、BMI、家族骨折史、吸烟和饮酒。

此外,还有专门针对椎体骨折进行筛查的建议。尽管其中部分人群是无症状的,但椎体骨折可以被诊断为骨质疏松症,其增加了后续骨折的风险,是开始治疗骨质疏松症的指征。用于评估椎体骨折的影像学筛查适应证包括 70 岁以上的女性和 80 岁以上的男性,T 评分<-1.0;女性年龄在 65~69 岁,男性年龄在 70~79 岁,T 评分<-1.5;绝经后女性和 50 岁以上男性,成年期低创伤性骨折,身高下降超过 4 cm,预期身高下降超过 2 cm,近期或正在进行的糖皮质激素治疗。

管理

美国国家骨质疏松症基金会建议对以下类型患者进行药物治疗,包括患有髋部或椎体骨折的患者、由 DRXA 诊断为骨质疏松症的患者(T 评分<-2.5)、绝经后妇女和 50 岁以上并通过 DEXA 诊断为骨质减少(T 评分在-1.0 到-2.5 之间)的患者以及根据 FRAX,10 年髋骨骨折概率>3%或 10 年主要骨质疏松相关骨折概率>20%的患者。目前

美国食品和药物管理局批准的药物包括双磷酸盐、降钙素、雌激素激动剂/拮抗剂、PTH-134 和 RANK 配体抑制剂。骨质疏松症合适的药物选择取决于疗效、耐受性和安全性,应该是患者和临床医生的共同决定。

小面关节病

虽然有明确的证据表明小面关节有退行性改变,但小面关节在腰痛的病因学中的作用仍存在争议。关于影像学和临床试验在诊断和治疗可疑的小面关节介导的疼痛方面的普遍性、有效性方面仍存在争议。据报道,小面关节导致的腰背痛的患病率在 15%~52%,一些研究显示老年人的患病率更高(图 15.4)。

发病机制

如前所述,小面关节是形成相邻两节椎体之间的后关节的滑膜关节。随着年龄增长和椎间盘的退化,负荷转移到小面关节。在健康的结构中,小面关节承受 3%~25%的负荷,而退行性关节可承受高达 47%的负荷。基于影像学研究,小面关节内的退行性变化从 30 岁开始,到了 60 岁时几乎影响所有关节。

尽管有明确证据表明椎间盘退变会引起小面关节的退行性改变,反之亦然。小面关节的运动异常可导致椎间盘的进一步退变。关节的方向决定了它们对脊柱运动的哪些动作有拮抗。L4-L5 小面关节多为冠状面朝向(距矢状平面约 70°),这使得它们更能防止屈曲和剪切。相反,L2-L3 和 L3-L4 关节更加倾向矢状面朝向(与矢状平面相差小于 40°),这使得它们更能抵抗轴向旋转。小面关节的方向也随年龄的变化而变化。随着年龄的增长,各个平面的小面关节变得更加向矢状位倾向。方位的改变会对同一水平面上的小面关节产生不同的影响,这种现象称为向性。

可发生的退行性改变包括骨侵蚀、软骨

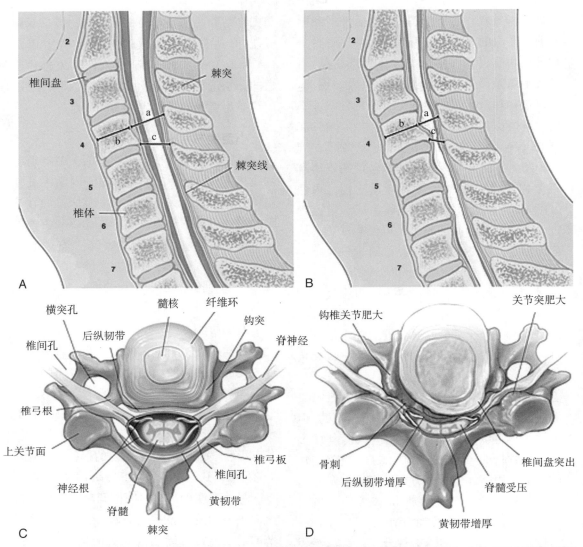

图 15.4 A、C. 正常颈椎正中矢状面和轴向图。B、D. 颈椎狭窄的正中矢状面和轴向视图,由先天性狭窄的颈椎椎管和叠加性颈椎病共同造成。a. 椎管前后直径;b. 椎体直径;c. 最狭窄的椎管开口,由椎体最后部(包括骨赘骨刺)与椎板和棘突交界处形成的椎板基线上最近的点之间的距离来测量

引自 Tracy JA, Bartleson JD. Cervical spondylotic myelopathy. Neurologist. 2010;16:176-187

下硬化、骨赘形成、骨质肥大和滑膜囊肿。尽管这些变化已被很好地记录并且很容易通过标准成像来识别,但视觉退行性变化与疼痛之间的相关性仍不太清楚。结构必须具有神经供应,才能产生疼痛。每个小面关节由小面关节处的水平的后主要支和上一级的后主要支双重支配。例如,C5 - C6 小面关节由 C5 和 C6 内侧分支支配,L4 - L5 小面关节受

L3 和 L4 内侧分支神经支配。这与有 C8 神经但没有 C8 椎骨的事实相关。内侧分支也支配多裂肌、棘间肌、神经弓韧带和骨膜。

临床表现

小面关节介导的疼痛的诊断可能是这种疾病中最具争议的方面。已提出多种体征和症状作为小面关节介导的疼痛的预测指标或诊断标准;但是,这些想法的验证以失败告

终。建议的临床症状包括年龄超过 65 岁、单侧或双侧腰痛（无神经根特征）、与咳嗽或打喷嚏无关的疼痛、伴有腹股沟或大腿疼痛的腰痛。被认为与小面关节介导的疼痛相关的症状包括伸展性疼痛，旋转性疼痛和侧屈性疼痛，其通过屈曲和触诊横突或小面关节的压痛来缓解。然而，这些特征中没有一个能够预测对内侧分支的局部麻醉阻滞的反应。同样，放射学研究也未能显示与临床症状的一致相关性。

将疼痛定位到特定关节同样具有挑战性。患者报告的疼痛图谱无法鉴别出固定的牵涉痛模式。与通过电刺激内侧分支而激发的疼痛更加一致。然而，这些与小面关节关节内注射引起的模式不匹配。

诊断

由于小面关节介导的疼痛的临床症状和体征缺乏特异性，因此推荐的诊断标准非常有限。应通过放射学引导、对照或安慰剂控制的关节面内注射或内侧分支阻滞来诊断小面关节的疼痛。比较阻滞对于诊断很重要，因为使用利多卡因的单个诊断阻滞的假阳性率高，据报道高达 40%。由于诊断需要多次介入治疗并且轴向腰背痛的自然病史通常是正常的，因此在开始治疗之前可能不需要为疑似小面关节介导的急性和亚急性轴向腰背痛进行诊断。只有在保守措施难以治愈疼痛的情况下才需要介入诊断和治疗。

管理

小面关节介导的疼痛的治疗应该包括多模式方法，包括药物治疗、物理治疗、程序性干预以及在某些情况下包括心理治疗。药物可包括非甾体类抗炎药和对乙酰氨基酚。没有特定的物理治疗方案可以专门针对小面关节介导的疼痛。然而，瑜伽和量身定制的运动项目都被证明对轴向腰痛普遍有疗效。关节内注射类固醇激素的效果还存在争议。多项研究评估了关节内注射类固醇的作用，但

效果还存在争议。总体而言，小部分患有小面关节介导的疼痛的患者，特别是那些有炎症改变的患者，可以通过关节内注射缓解中期疼痛。这是基于使用成像来检测炎症变化的研究，包括单光子发射计算机断层扫描和放射性核素骨显像。脊柱诊断中并不经常使用影像学方法。

射频去神经支配术是一种广泛研究应用的小面关节介导疼痛的治疗方法，但也存在相互矛盾的证据。在该技术中，将针通过荧光镜引导至受影响关节的内侧分支（或者在 L5 的病例中，背侧分支是目标位置）。射频能量直接传导到神经上，通过可控灼烧来消融神经对关节的供应。一些研究表明，持续缓解的成功率高达 80%，而其他研究显示的成功率则低得多。不一致的原因是选择患者的方法不同。例如，并非所有研究都使用对照组或安慰剂控制组来选择患者。Dreyfuss 采用了最严格的纳入标准，他们只招募了使用 0.5 ml 2% 利多卡因进行内侧支传导阻滞后疼痛缓解率为 80% 的患者，使用 0.5 ml 0.5% 布比卡因进行内侧支传导阻滞后疼痛缓解率为 80% 并且持续时间超过 2 小时的患者。在符合这些标准的患者中，87% 的患者在 12 个月内至少 60% 的疼痛得以缓解，60% 的患者至少 90% 的疼痛得以缓解。除了这些严格的标准外，Dreyfuss 还进一步优化了这些程序，包括使用 16 号电极和使用肌电图评估多裂肌的去神经支配，以评估程序的有效性。综上所述，这些结果表明，如果优化患者选择，射频去神经支配是非常有效的。

颈椎病

退行性颈椎病是一种非创伤性脊髓损伤，由年龄相关的颈椎轴向改变导致脊髓受压而引起。临床症状的特点是步态失衡、手功能障碍和括约肌功能丧失。这种疾病对功能和生活质量有显著影响，是老年人最常见

的手术指征之一。退行性颈椎病是全球成人脊柱功能障碍的主要原因，在北美每年的发病率估计为4100万。退行性颈椎病的发病机制涉及各种脊柱结构与年龄相关的进行性改变，包括小面关节、椎间盘或椎体、黄韧带或后纵韧带肥大或骨化、进行性颈椎后凸畸形或这些过程的任何组合。

发病机制

这一过程被认为是由一系列以椎间盘退变为开始的事件引起的。由于解剖学差异，颈椎的退行性过程与腰椎略有不同。椎间盘退化类似于蛋白多糖和胶原蛋白含量的变化，导致椎间盘高度降低和关节上应力增加。在颈椎中，钩椎关节（Luschka关节）位于椎体的外侧，其中上位椎体的椎下切迹与下位椎体的椎上切迹连接（图15.5）。随着椎间盘高度的降低，负重转移到钩椎关节，然后钩椎关节逐渐变平，这将负荷转移到椎骨终板。骨赘的形成是为提高椎体终板承载负荷的能力，稳定退化引起的异常运动。骨赘侵入中央管，造成前中央狭窄。其次，颈椎前凸曲度消失加上椎间盘高度降低导致黄韧带变硬和屈曲，最后侵入中央管。其他可导致中央狭窄的退行性改变包括腰椎滑脱、椎间盘突出和后纵韧带骨化（图15.6）。

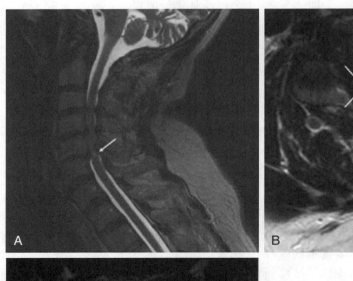

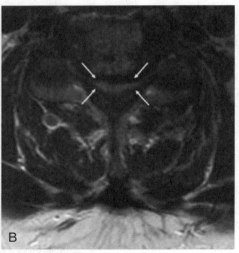

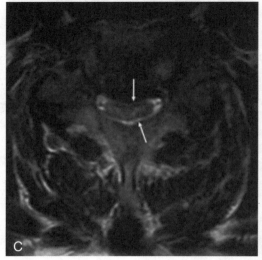

图15.5　颈椎磁共振成像

A. 74岁女性颈椎多节段狭窄，患者矢状位T_2加权成像，与C4-C5、C3-C4相比，C5-C6较差。在这个水平上脊髓前部或后部的脊髓液非常少。在C5-C6间隙水平以下脊髓内的T_2信号强度增加（箭头所示）；B. 最大狭窄和脊髓畸形水平（C5-C6间隙）的轴向T_2加权成像。通过凸出的椎间盘使脊髓变形并变薄（香蕉状）并且向前有骨赘以及向后有椎板和黄韧带（箭头所示）；C. 在最大狭窄区域下方的间隙之间的水平处的轴向T_2加权成像，其显示T_2高强度信号（箭头所示）。

引自 Toledano M, Bartleson JD. Cervical spondylotic myelopathy. Neurol Clin. 2013;31(1)：293

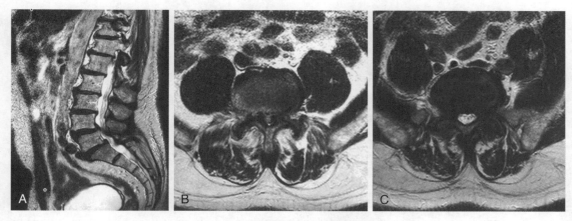

图 15.6　腰椎管狭窄，磁共振成像

A. 矢状图；B. L4 – L5 的轴向成像；C. L5 – S1 的轴向成像，显示 L4 – L5 处的椎管狭窄

引自 Perkin GD, Miller DC, Lane RJM, et al. Spinal disorders. In: Perkin GD, Miller DC, Lane RJM, et al. Atlas of Clinical Neurology. 3rd ed. Fisher: Saunders; 2011

除了之前列出的静态因素外，动态因素也会导致中央狭窄，进而导致脊髓压迫。颈部屈曲可导致前部骨赘进一步侵入中央管。颈部延伸允许黄韧带增加松弛度，脊髓可夹在椎体与后屈韧带或椎板之间。

脊髓内的生化变化会破坏正常的神经系统信号。血管和神经炎性病变在体内外研究中都已得到证实。脊髓的长期压迫会导致由微血管和大血管变化引起的局部缺血，从而导致脊髓灌注总体减少。其结果是缺氧状态，血管数量减少，包括皮质脊髓束在内的轴突通路的血流量减少。细胞环境中的缺氧状态导致神经元离子失衡和兴奋性谷氨酸释放，增加局部损伤的边界。C5 – C7 水平已被证明是最易受到血管损伤的部位，因此是最常见的脊髓病变水平。

此外，研究表明，长期压迫导致血－脊髓屏障的通透性增加，导致脊髓内水肿、神经炎性改变和神经元破坏。神经炎症和缺氧状态的结合导致皮质脊髓束细胞凋亡。缺血、神经炎症、脱髓鞘和神经细胞凋亡导致脊髓信号传导异常和与退行性颈椎病相关的临床病症的出现。

临床表现

退行性颈椎病的症状与各种脊髓束的受压程度有关。临床症状的范围从轻微的手功能障碍和平衡障碍到大小便失禁和完全瘫痪。有几项研究表明，无症状人群颈椎影像学检查结果异常的现象普遍。在一项对 60～65 岁无症状患者进行的研究中，90% 的男性和 75% 的女性在颈椎 X 线侧位片上有颈椎退行性改变。另一项针对 20～79 岁无症状患者的研究发现，87% 的患者出现明显的椎间盘突出，5.3% 的患者的脊髓受压，2.3% 的患者有高强度信号病变和 3.1% 的患者有脊髓扁平。这凸显了将影像学表现与临床症状相关联的难度。

由于症状的进展通常缓慢，患者可能无法在没有特定刺激的情况下识别症状。因此，完整的病史和体格检查对早期诊断至关重要。疾病史应包括完成精细运动有困难，包括扣扣子，使用智能手机或键盘或手写笔迹的改变。还包括上肢感觉异常和 Lhermitte 征。退行性颈椎病的早期常见表现是在爬楼梯时必须使用扶手，除非临床医生要求，否则患者不太可能自愿使用扶手。膀胱功能障碍是颈椎病晚期常见的一种危险信号,提示病情加重,但不作为早期筛查的因素。

应该对颈椎进行包括颈椎活动度在内的体格检查。上肢功能检查应包括内在肌肌萎缩情况和肌力;感觉检查应包括所有的肌节和皮节。脊髓病患者的上肢和下肢的张力检查可能会发现痉挛状态。应在上下肢进行反射性检查,因为反射亢进是一种常见的临床表现。Hoffman 征通常与脊髓型颈椎病相关,尽管在临床研究中它已被证明具有相对较低的敏感度(58%)。有证据表明,施加背屈力可使远端指间的敏感度增加到 77%。这是以特异性为代价,当比较背屈力与掌侧屈曲力时,特异性从 97% 降低到了 77%。可能存在阵挛以及上行的足底反应。步态检查应包括串联步态、踵趾步态,评估平衡障碍和宽底式、不稳定的步态模式。

尽管多次尝试确定疾病进展的危险因素,但颈椎病的疾病发展史是多变且难以预测的。如果能够预测临床病情恶化,将使临床医生能够更早地对可能恶化的患者进行手术干预。Clarke 和 Robinson 在 1956 年进行的一项经典回顾性研究评估了颈椎病患者,描述了不同的疾病进展模式。他们发现,5% 的患者症状发作迅速,之后需长期缓解,20% 患者的功能缓慢且逐渐下降,75% 患者的功能逐步下降。然而,最近的研究显示,疾病的进程更为多变。个别研究建议或显示的预测临床恶化的因素包括:颈部活动范围增加、女性、症状持续时间较长、在颈椎病出现时患者的功能状况较差和磁共振成像(MRI)上显示环状脊髓受压。然而,后续研究未能持续一致性地重现这些危险因素。

影像学评估

影像学评估通常从 X 线片开始,以评估椎间盘间隙狭窄、小面关节病、骨赘形成、颈椎后凸度以及后纵韧带骨化的情况。应包括屈伸片,以评估任何椎体滑脱的动态不稳定

性或任何节段的过度活动性。MRI 提供了更详细的软组织和脊髓图像,可以评估椎间盘突出、小面关节肥大、黄韧带的厚度和位置以及椎管和脊髓的直径和形状。它还可以识别出以水肿或髓鞘软化为代表的脊髓内的高强度 T_2 信号。绝对狭窄定义为矢状面管直径小于 10 mm,相对狭窄定义为小于 13 mm。因为受遗传变异和体型大小的影响,这些绝对数字应该被谨慎地解释。

如前所述,MRI 能够检测与不同临床表现相对应的细微的脊髓压迫和信号强度异常。脊髓病性和非脊髓病性脊髓压迫的 MRI 表现有重叠,导致"临床-放射学不匹配"。随着年龄的增长,非脊髓病性颈髓受压的患病率高达 59%,从 50 岁的 32% 上升到 80 岁的 67%。

管理

关于退行性颈椎病手术治疗的效果和时机存在争议。曾尝试将手术减压与非手术治疗进行比较,然而,仍然缺乏评估该类受试者的随机对照试验(randomized controlled trials,RCTs)。这些研究通常使用日本骨科协会(Japanese Orthopedic Association,JOA)评分,这是一项以患者为导向的结果衡量方法,用于评估颈椎病的严重程度。规模最大的 RCT 试验对轻度颈椎病患者的手术治疗和非手术治疗的疗效进行了比较,发现两组在 10 年间的平均 JOA 变化评分和 10 分钟步行评分方面无显著性差异。3 年后,非手术组的结果存在显著差异。在这项研究中保守治疗并没有被标准化,但治疗包括间歇性使用颈托、消炎药、避免高危活动和间歇性卧床休息。其他比较手术和非手术治疗的研究以及多个手术治疗的研究表明,手术干预后患者的神经系统症状有所改善。

大量文献评估了颈椎病的手术干预结果。多项大规模研究表明,接受颈椎病减压手术的患者的功能有所改善。这些研究表

明,在严重程度较高的患者中有较大的改善,这表明手术对于中度至重度颈椎病患者的作用更显著。有证据表明,在不同人群和手术方式中,所有患有症状性颈椎病的患者,从轻度到重度,都在临床上展现出显著的功能和生活质量的改善。所有方法中最常见的手术并发症是术后颈部疼痛或不适。

非手术治疗的疗效研究显示,临床改善极小。那些在非手术治疗中确实显示出临床显著改善的研究,包括患有软性椎间盘突出症和动态脊髓病的患者,这表明保守治疗可能对该亚群更有效。保守治疗试验后转化为手术治疗的比率为 23%~54%。

关于如何处理非脊髓型颈髓压迫或后纵韧带骨化的患者仍存在争议。研究试图确定症状性颈椎病的发展速度和进展的危险因素。无症状脊髓压迫或椎管狭窄的患者在 12 个月和 44 个月分别以 8% 和 23% 的比率发展为症状性颈椎病。基于在这组患者中缺乏预防性手术的证据以及不同的疾病进展率,建议立即对所有这些患者进行手术干预并不明智,而是建议患者了解疾病进展的风险、体征和症状,提供一系列神经系统检查的密切随访。

腰椎椎管狭窄

腰椎管狭窄在老年人中非常普遍,也是 65 岁以上老年人最常见的手术指征。据估计,到 2025 年,腰椎管狭窄的患病率将增加 60%。北美脊柱学会将退行性腰椎管狭窄定义为"继发于退行性病变的椎管内腰椎神经和血管的空间缩小"。如果神经结构没有受到压迫,则称为神经管狭窄,但不是实际意义上的狭窄。狭窄通常可归因于三种结构病变:椎间盘突出、黄韧带增厚和小面关节肥大。这些退行性改变是非常常见的,但不一定有症状,这将再次导致临床-放射学上的不匹配。

发病机制

与颈椎病一样,退行性腰椎管狭窄从椎间盘退化开始(图 15.7)。随着椎间盘老化、胶原蛋白和蛋白聚糖含量的变化,椎间盘失去了原来承受负荷的能力。椎间盘本身由于缩短和变宽而侵入中央管。因此,重量转移到小面关节,最终超过其自身的负荷能力,导致关节肥大和骨赘的形成。这导致对中央管的进一步损害。随着椎间盘高度的降低,黄韧带进一步侵犯中央管。此外,机械应力引起黄韧带组织结构改变,导致纤维化和肥大。

侧位或神经孔狭窄定义为神经根、背根神经节或存在于脊柱的脊神经从脊柱离开时的卡压。退行性侧向狭窄可由小面关节肥大或椎间盘突出导致。椎间孔上、下缘由上、下椎弓根组成,椎间盘高度的损失可使椎间隙缩小。椎体滑脱的发生可使椎间孔向外侧变窄。在外侧面狭窄的情况下,症状通常是单侧神经根疼痛,呈皮节状放射,在特定肌肉分布区减轻。

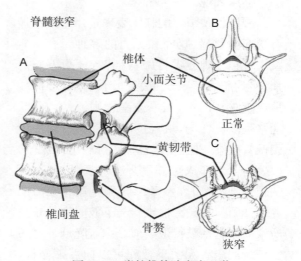

图 15.7 脊柱椎管狭窄病理学

引自 Goodman CC, Kelly Snyder TE. Screening the head, neck, and back. In: Goodman CC, Kelly Snyder TE, eds. Differential Diagnosis for Physical Therapists: Screening for Referral. 5th ed. St. Louis: Saunders; 2013

上述机制的综合作用导致椎管狭窄,从而导致影像学上的腰椎管狭窄,有时还会导致临床腰椎管狭窄症状出现。然而,并不是所有有椎管狭窄影像学证据的个体都有狭窄症状。研究发现,尸检时年龄超过 64 岁的患者中有 90%～100% 的患者患有椎间盘退变,小面关节炎或骨赘,在 70 岁以上的患者中有 80% 的患者被发现有狭窄。如前对颈椎椎管狭窄的描述,脊柱成像和症状表现之间的相关性很差。研究表明,多达 21% 的 60 岁以上的无症状成年人有腰椎狭窄的放射学证据。因此,除了神经受压外,还有导致管狭窄症状发展的其他因素。压迫硬膜囊可改变毛细管流和电生理平衡。神经压力也会导致神经内静脉充血和溶质转运减少。这些神经环境的微观和宏观变化会导致炎症反应的发生,这种反应可能会导致神经元信号传递和症状的发展。虽然这种机械论解释并没有区分症状性人群和无症状性人群,但它确实为基因变异在机械压迫反应中发挥作用开辟了另一条途径。

临床表现

腰椎管狭窄症的临床表现是伴有或不伴有腰痛的臀痛、腿痛和无力的多种组合。典型表现包括神经源性跛行,其特征为下肢疼痛、烧灼感、痉挛、沉重、无力和麻木,腰部伸展或直立时加重,前屈或坐位则缓解。症状通常是渐进性的,从轻度腰椎管狭窄到中度腰椎管狭窄,神经功能迅速下降较为少见。

由于老年人可并发多种疾病,因此在评估腰椎管狭窄时,要考虑腿部疼痛和无力的鉴别诊断。神经源性跛行与下肢间歇性缺血所致的血管性跛行最类似。患有晚期神经源性跛行的患者无法下楼或可以向后下楼梯,以避免必要的腰椎伸展,而血管性跛行患者由于心血管需求增加而上楼梯难度增大。评估老年人腰椎管狭窄症时,体格检查应从观察开始。观察坐姿和走路姿势可观察到向前

屈曲并且避免后伸的动作。下肢运动和感觉评估对评估肌节和皮节症状分布至关重要。此外,应进行血管检查以区分神经源性和血管性跛行。在老年人群中,这两个疾病可能同时发生。特别是在考虑手术的时候,需要尝试辨别是血管还是神经源性原因导致的症状。

影像学评估

影像学检查从 X 线平片开始,以评估脊柱的骨质成分及其与椎管大小的关系。如果怀疑有动态椎体滑脱,应获得屈伸位图像。MRI 提供更详细的软组织和神经结构成像。轴向图像显示中央管狭窄程度和侧隐窝狭窄。神经元的受压和受侵的压缩结构可被识别。在 MRI 无法获得或不清楚的情况下,计算机断层扫描(CT)脊髓造影可用于显示狭窄的原因、定位和影响。

管理

腰椎管狭窄症患者的治疗目标应该是改善功能并减少不适(图 15.8)。对于患有多种

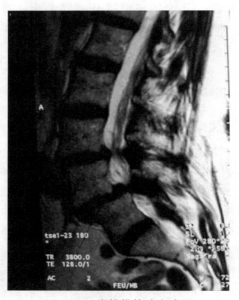

图 15.8　脊椎椎管狭窄减压

引自 von Strempel A. Cosmic: dynamic stabilization of the degenerated lumbar spine. In: Yue JJ, Bertagnoli R, McAfee PC, et al., eds. Motion Preservation Surgery of the Spine Advanced Techniques and Controversies. Philadelphia: Saunders; 2008

合并症的老年患者,可能不适合或不愿意进行手术治疗,应考虑非手术治疗。但绝对年龄不应该成为手术的禁忌。在制定治疗计划之前,应与患者讨论治疗目标。保守治疗包括药物治疗、物理治疗、注射和功能支持。非甾体类抗炎药在短期内有效,但由于出血、胃肠道、肾脏和心血管风险,在老年人群中需谨慎使用。物理治疗作为一种独立的疗法尚未被证明是有效的,但可以补充其他疗法以改善患者的疼痛和功能。物理治疗计划应侧重于腹部屈曲运动和核心力量的练习,以保持力量和关节活动范围,提高整体功能。物理治疗师还能够提供移动和平衡训练,评估何时需要添加辅助设备。

硬膜外类固醇注射在腰椎管狭窄中的作用尚不清楚。然而,随机对照试验结果显示,单独使用利多卡因和利多卡因联合糖皮质激素进行硬膜外类固醇注射,均可在 6 周后显著改善患者的疼痛和功能,但两组间无显著性差异。这表明硬膜外激素注射对老年腰椎管狭窄患者的短期疗效有一定作用,他们可能更倾向于保守治疗方法。

建议对中至重度腰椎管狭窄患者和保守治疗失败的患者进行手术治疗。研究表明,在 3~6 个月的保守治疗失败后,手术干预比持续保守治疗更有效。有一种观点认为,在腰椎管狭窄的情况下,早期手术治疗更好。然而,这种情况下病情很少出现快速进展,研究表明,在轻至中度的患者中,建议进行保守治疗试验,那些因保守治疗失败而继续接受手术的患者依然有良好的结果。总之,腰椎管狭窄手术在改善疼痛、残疾和生活质量方面表现出良好的结果。即使在老年人群中,死亡率也很低。一项对 3 万多名 65 岁以上接受过腰椎管狭窄减压术患者的研究显示,单纯减压术和减压融合术的死亡率分别为 0.3% 和 0.6%。重要的是,老年患者的并发症与年轻人群没有显著差异。尽管如此,仍

有必要确定手术对哪类患者的效果最好,对哪类患者的伤害风险较低。预测手术结果不佳的因素包括放射学表现与患者症状不一致、糖尿病、肥胖、女性、既往腰椎手术史以及伴有腰椎滑脱或脊柱侧凸。虽然这些因素不是手术的绝对禁忌证,但总的来讲手术仍然是相对安全的选择。在做出治疗决定时,应仔细考虑这些风险并与患者讨论。

肌肉衰减综合征

肌肉衰减综合征的特点为全球性的、渐进性的肌肉量、质量和力量的丧失,与残疾和生活质量差有关。30 岁后,肌肉量每年下降 1%,70 岁后则加速至每十年下降 10%~15%,50 岁开始,腿部力量每十年下降 10%~15%,直到 70 岁后加速至每十年下降 25%~40%。肌肉纤维数量和纤维长度均减少。如果肌肉衰减综合征与年龄有关,则认为是原发性;如果与活动、疾病或营养有关,则认为是继发性。由于对肌肉衰减综合征的定义不同,社区老年人的患病率在 3%~36%。在门诊和住院康复机构中,肌肉衰减综合征的患病率分别上升到 40% 和 50%。在居住在社区的髋部骨折患者中,其患病率高达 71%。无可厚非,肌肉量和力量的丧失与残疾、跌倒、骨折、功能下降、生活质量下降和死亡率增加有关。尽管肌肉衰减综合征对功能有明显的影响,但目前还没有标准化的筛查方法,甚至在康复诊所或住院期间也没有被定期评估。一些用于评估肌肉衰减综合征的方法包括握力,小腿周长和相关肢体骨骼肌质量的测量。DEXA 和生物阻抗电分析仪均可用于评估肌肉量。

发病机制

肌肉衰减综合征的发病机制尚不完全清楚。在日常生活活动(ADLs)期间,Ⅰ型肌纤维最活跃,Ⅱ型肌纤维被用于更高强度的活动。随着老化,Ⅱ型肌纤维的相对损耗更大,

部分可能是由于高强度活动的减少所致。肌纤维活性也随着肌动蛋白-肌球蛋白桥接和单纤维力的减少而降低。在细胞水平上,骨骼肌蛋白质合成的减少和蛋白质分解的增加不成比例。

管理

肌肉衰减综合征的治疗干预应注重营养和身体康复目标的结合。蛋白质状态与肌肉量和功能直接相关,应在康复患者中进行优化。建议进行有氧运动以改善代谢控制,减少氧化应激,增强运动能力。抗阻训练(进行2~3 s肌肉群的向心和离心收缩)是一种安全,有效和可行的技术,可以增加老年人的肌肉力量。研究表明,系统化的抗阻训练(22周,每周 3 天)能够克服与年龄相关的肌肉量和肢体力量的变化。然而,尽管抗阻训练增加了肌肉力量,但多项研究显示,对步行速度和计时-起立步行测试等功能测试的影响较小。无论如何,应尽早开始抗阻训练,逐步增加负荷以优化结果。肌肉爆发力是力量和速度的产物,已经证明爆发力下降的速度比单独肌力下降的速度更快。许多 ADLs 和工具性 ADLs 都需要肌肉爆发力,包括搬运杂物和洗衣、爬楼梯以及从坐位到站位。快速阻力训练(超过 2 s 进行肌肉收缩的离心阶段)已被证明可以增加肌肉爆发力。这种类型的训练对于对抗肌肉衰减综合征的效果显著,因为它募集的Ⅱ肌型纤维会随着年龄的增长而不成比例地减少。与典型的抗阻训练一样,肌肉衰减综合征患者应尽早开始快速抗阻训练并增加负荷,以使效果最大化(表15.1)。

小结

康复医生在为老年人提供综合性跨学科脊柱管理方面处于独特的地位。鉴于物理治疗师的执业环境多种多样,所有康复医生都必须了解可能影响老年人的脊柱疾病的全貌,与普通人群相比老年人的独特特征和治疗考虑因素。

表 15.1
老年肌肉衰减综合征患者的体育锻炼建议

类型	频率	强度	时间
有氧训练 • 高强度 • 中等强度	 3 天/周 5 天/周	 最大力度的 70%~80% 最大力度的 50%~60%	 20 分钟/天 30 分钟/天
抗阻训练	2 天/周	缓慢至中等速度提升,最大提升速度为 60%~80%	练习 8~10 分钟 1~3 组 重复 8~12 次
力量训练	2 天/周	最大提升速度为 30%~60%	练习 8~10 分钟 1~3 组 重复 6~10 次

注:引自 lolascon G, Di Pietro G, Gimigliano F, et al. Physical exercise and sarcopenia in older people: position paper of the Italian Society of Orthopaedics and Medicine(OrtoMed). Clin Cases Miner Bone Metab. 2014;11(3): 220。

参考文献

1. Hoy D, et al. The global burden of low back pain: estimates from the Global Burden of Disease 2010 study. *Ann Rheum Dis*. 2014;73(6): 968-974.

2. Waldrop R, et al. The burden of spinal disorders in

the elderly. *Neurosurgery*. 2015;77(suppl 4): S46 –
S50.

3. Manchikanti L, et al. Utilization of interventional
techniques in managing chronic pain in the Medicare
population: analysis of growth patterns from 2000 to
2011. *Pain Physician*. 2012;15(6): E969 – E982.

4. Bogduk N. *Clinical and Radiological Anatomy of the
Lumbar Spine*. 5th ed. Churchill Livingstone; 2012:
272.

5. Hansson TH, Keller TS, Spengler DM. Mechanical
behavior of the human lumbar spine. II. Fatigue strength
during dynamic compressive loading. *J Orthop Res*.
1987;5(4): 479 – 487.

6. Fujiwara A, et al. The relationship between disc
degeneration, facet joint osteoarthritis, and stability
of the degenerative lumbar spine. *J Spinal Disord*.
2000;13(5): 444 – 450.

7. Yahia H, Drouin G, Newman N. Structure-function
relationship of human spinal ligaments. *Z Mikrosk
Anat Forsch*. 1990;104(1): 33 – 45.

8. Nih Consensus Development Panel on Osteoporosis
Prevention, Diagnosis and Therapy. Osteoporosis preven-
tion, diagnosis, and therapy. *JAMA*. 2001;285(6):
785 – 795.

9. van der Jagt-Willems HC, et al. Mortality and incident
vertebral fractures after 3 years of follow-up among
geriatric patients. *Osteoporos Int*. 2013;24(5): 1713 –
1719.

10. Riggs BL, Melton 3rd LJ. The prevention and treatment
of osteoporosis. *N Engl J Med*. 1992;327(9): 620 –
627.

11. Leidig-Bruckner G, et al. Clinical grading of spinal
osteoporosis: quality of life components and spinal
deformity in women with chronic low back pain and
women with vertebral osteoporosis. *J Bone Miner
Res*. 1997;12(4): 663 – 675.

12. Grigoryan M, et al. Recognizing and reporting osteo-
porotic vertebral fractures. *Eur Spine J*. 2003; 12
(suppl 2): S104 – S112.

13. Kiel D. Assessing vertebral fractures. National
Osteoporosis Foundation Working Group on vertebral
fractures. *J Bone Miner Res*. 1995;10(4): 518 – 523.

14. Giangregorio LM, et al. Too fit to fracture: exercise
recommendations for individuals with osteoporosis or
osteoporotic vertebral fracture. *Osteoporos Int*. 2014;25
(3): 821 – 835.

15. Force USPST. Screening for osteoporosis: U. S.
preventive services task force recommendation statement.
Ann Intern Med. 2011;154(5): 356 – 364.

16. Cosman F, et al. Clinician's guide to prevention and
treatment of osteoporosis. *Osteoporos Int*. 2014; 25
(10): 2359 – 2381.

17. Manchikanti L, et al. Role of facet joints in chronic

low back pain in the elderly: a controlled comparative
prevalence study. *Pain Pract*. 2001;1(4): 332 – 337.

18. Saravanakumar K, Harvey A. Lumbar zygapophyseal
(facet) joint pain. *Rev Pain*. 2008;2(1): 8 – 13.

19. Laslett M, et al. Zygapophysial joint blocks in chronic
low back pain: a test of Revel's model as a screening
test. *BMC Musculoskelet Disord*. 2004;5: 43.

20. Windsor RE, et al. Electrical stimulation induced
lumbar medial branch referral patterns. *Pain Physician*.
2002;5(4): 347 – 353.

21. Cohen SP, Raja SN. Pathogenesis, diagnosis, and
treatment of lumbar zygapophysial (facet) joint pain.
Anesthesiology. 2007;106(3): 591 – 614.

22. Dreyfuss P, et al. Efficacy and validity of radiofrequency
neurotomy for chronic lumbar zygapophysial joint
pain. *Spine (Phila Pa 1976)*. 2000; 25(10): 1270 –
1277.

23. Tetreault L, et al. Degenerative cervical myelopathy:
a spectrum of related disorders affecting the aging
spine. *Neurosurgery*. 2015;77(suppl 1): S51 – S67.

24. Wilson JR, et al. State of the art in degenerative
cervical myelopathy: an update on current clinical
evidence. *Neurosurgery*. 2017;80(3S): S33 – S45.

25. Boden SD, et al. Abnormal magnetic-resonance scans
of the cervical spine in asymptomatic subjects. A
prospective investigation. *J Bone Joint Surg Am*.
1990;72(8): 1178 – 1184.

26. Nakashima H, et al. Abnormal findings on magnetic
resonance images of the cervical spines in 1211 asymp-
tomatic subjects. *Spine (Phila Pa 1976)*. 2015; 40
(6): 392 – 398.

27. Lebl DR, et al. Cervical spondylotic myelopathy:
pathophysiology, clinical presentation, and treatment.
HSS J. 2011;7(2): 170 – 178.

28. Clarke E, Robinson PK. Cervical myelopathy: a
complication of cervical spondylosis. *Brain*. 1956;79
(3): 483 – 510.

29. Kovalova I, et al. Prevalence and imaging characteristics
of nonmyelopathic and myelopathic spondylotic cervical
cord compression. *Spine (Phila Pa 1976)*. 2016;41
(24): 1908 – 1916.

30. Kadanka Z, et al. Approaches to spondylotic cervical
myelopathy: conservative versus surgical results in a
3-year follow-up study. *Spine (Phila Pa 1976)*. 2002;
27(20): 2205 – 2210. Discussion 2210 – 1.

31. Fehlings MG, et al. Efficacy and safety of surgical
decompression in patients with cervical spondylotic
myelopathy: results of the AOSpine North America
prospective multi-center study. *J Bone Joint Surg Am*.
2013;95(18): 1651 – 1658.

32. Fehlings MG, et al. A global perspective on the
outcomes of surgical decompression in patients with
cervical spondylotic myelopathy: results from the

prospective multicenter AOSpine international study on 479 patients. *Spine*（*Phila Pa 1976*）. 2015；40 (17)：1322 – 1328.

33. Matsumoto M，et al. Relationships between outcomes of conservative treatment and magnetic resonance imaging findings in patients with mild cervical myelopathy caused by soft disc herniations. *Spine*（*Phila Pa 1976*）. 2001；26(14)：1592 – 1598.

34. Kreiner DS，et al. An evidence-based clinical guideline for the diagnosis and treatment of degenerative lumbar spinal stenosis (update). *Spine J*. 2013；13(7)：734 – 743.

35. Miller JA，Schmatz C，Schultz AB. Lumbar disc degeneration：correlation with age，sex，and spine level in 600 autopsy specimens. *Spine*（*Phila Pa 1976*）. 1988；13(2)：173 – 178.

36. Lee JY，et al. Lumbar spinal stenosis. *Instr Course Lect*. 2013；62：383 – 396.

37. Watters 3rd WC，et al. Degenerative lumbar spinal stenosis：an evidence-based clinical guideline for the diagnosis and treatment of degenerative lumbar spinal stenosis. *Spine J*. 2008；8(2)：305 – 310.

38. Issack PS，et al. Degenerative lumbar spinal stenosis：evaluation and management. *J Am Acad Orthop Surg*. 2012；20(8)：527 – 535.

39. Friedly JL，et al. A randomized trial of epidural glucocorticoid injections for spinal stenosis. *N Engl J Med*. 2014；371(1)：11 – 21.

40. Kovacs FM，Urrutia G，Alarcon JD. Surgery versus conservative treatment for symptomatic lumbar spinal stenosis：a systematic review of randomized controlled trials. *Spine*（*Phila Pa 1976*）. 2011；36(20)：E1335 – E1351.

41. Amundsen T，et al. Lumbar spinal stenosis：conservative or surgical management? A prospective 10-year study. *Spine*（*Phila Pa 1976*）. 2000；25(11)：1424 – 1435. Discussion 1435 – 6.

42. Shamji MF，et al. Management of degenerative lumbar spinal stenosis in the elderly. *Neurosurgery*. 2015；77 (suppl 1)：S68 – S74.

43. Aalto TJ，et al. Preoperative predictors for postoperative clinical outcome in lumbar spinal stenosis：systematic review. *Spine*（*Phila Pa 1976*）. 2006；31(18)：E648 – E663.

44. Iolascon G，et al. Physical exercise and sarcopenia in older people：position paper of the Italian Society of Orthopaedics and Medicine（OrtoMed）. *Clin Cases Miner Bone Metab*. 2014；11(3)：215 – 221.

45. Sanchez-Rodriguez D，et al. Prevalence of malnutrition and sarcopenia in a post-acute care geriatric unit：applying the new ESPEN definition and EWGSOP criteria. *Clin Nutr*. 2017；36(5)：1339 – 1344.

46. Latham NK，et al. Systematic review of progressive resistance strength training in older adults. *J Gerontol A Biol Sci Med Sci*. 2004；59(1)：48 – 61.

第 16 章

老年人群的辅助技术

CHAPTER 16　Assistive Technologies for Geriatric Population

MOOYEONOH-PARK, MD · JEANH. OH, PHD

前言

所有老年人都希望能够保持独立,享受高质量且有意义的生活。自 20 世纪 80 年代以来,许多辅助技术(assistive technologies, AT)的出现,在帮助老年人独立和减轻照顾者的负担方面,提供了新颖和有效的方法。这些技术的作用往往是对传统保健服务的补充,以加强老年人的活动能力,减少住院,提高他们的社会参与度。医务人员应该了解AT 对于老年人的特殊需求的作用,包括 AT 的利弊,服务的目标人群,实施 AT 存在的障碍以及如何克服这些障碍。本章将回顾老年护理对 AT 的需求,现存不同类别的 AT 及其有效性和未来的发展和研究。

老年人护理中辅助技术的类别和目标领域

AT 的定义:"任何物品,设备,产品系统,无论是商业上现成的,还是经过改良的,或者是定制的,能够增加、维持或改善那些存在认知,躯体或交流障碍的人的功能能力。"该定义首先在 1988 的与残疾人技术有关的援助法中得到了描述,在 2004 年修订的《残疾人教育法》中将外科手术的植入设备排除在外。

AT 的类别如下:

- 信息和通信技术(information and communication technology, ICT)(例如,使用计算机和互联网)。
- 机器人(研究领域的例子如图 16.1 所示)。
- 远程医疗。
- 传感器技术。
- 药物管理应用程序。
- 视频游戏(例如,运动类游戏)。

在 AT 的种类中,近年来机器人技术已经吸引了越来越多的公众和研究者的关注。面向 AT 的机器人研究领域包括机械假体设计和认知水平的人工智能(artificial intelligence, AI)。虽然机械工程方法寻求开发物理设备或平台的解决方案,但认知水平的 AI 的工作核心还是软件解决方案,以帮助提升认知能力,如感知和语言理解。如图 16.1 给出了可以使用自然语言与人交流和通信的会话机器人的示例。为了开发能够与人一起工作并协助人类工作的机器人,研究者们专注于开发软机器人技术,旨在帮助人类与机器人安全共处,在迪斯尼电影中有一个叫做 Baymax(大白)的充气机器人,它的人类照顾者的角色就由此而来。遵循类似的原则,软传感器技术专注于开发轻巧、透气和灵活的新型传感器。共享自治的概念是为了促进一种新的机器人控制范式而被开发,其

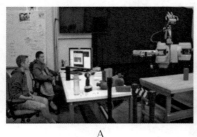 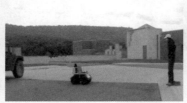 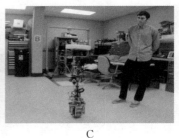

A B C

图 16.1　正在开发的用于照顾老年人的机器人应用程序

A. 可以按照指令拾取绿色块的机器人;B. 能够遵循指令进行户外导航的机器人;C. 可以按照指令对环境进行检查并向人报告的机器人

中人类用户仍然感觉他们具有完全的控制权,而机器人的自主性以微妙的方式协助这种控制。在终端用户界面中,由于高端麦克风和语音处理系统(如 Amazon Echo)的可用性以及最近机器学习和自然语言处理的成功,基于语音的人机界面正在成为可行的解决方案。

AT 有几个目标领域,旨在最大限度地提高老年人的独立性和生活质量。已经研究过的 AT 的主要目标领域是通过远程医疗和药物管理进行慢性疾病管理,因为它们与老年人的健康直接相关。用于这两个领域的 AT 已经显示出明显的益处和老年人的高度可接受性的证据。然而,AT 在其他领域的作用也越来越多地被研究,包括跌倒、社会孤立、孤独、幸福感和照顾者的负担。各种形式 AT 的应用可以满足老年人的特定需求。

AT 在老年人护理方面的目标领域如下:

- 获取一般健康信息。
- 慢性病管理。
- 药物优化。
- 跌倒预防和管理。
- 社交孤立,孤独和幸福感。
- 可移动性(身体依赖)。
- 照顾者的负担。
- 其他(如痴呆,抑郁症)。

访问和检索健康信息

用于检索健康信息的 ICT(例如,因特网)是 AT 最便宜的形式。在美国,65 岁以上的互联网用户数量已从 2002 年的 420 万增加到 2012 年的 1900 万,年增长率为 16%,而 30~49 岁的用户增长率为 3%。英国也出现了类似的趋势,65~74 岁的互联网用户每年增长 9%,相比较而言,35~44 岁的用户增长率为 1%。网页设计师和工程师已经付出了巨大努力来增强互联网在老年人中的可用性(例如,可读性和点击能力)。据报告,获取健康信息是老年人使用互联网的主要原因之一(例如,搜索有关药物的信息,除了爱好、新闻、金融、购物和社会化之外)。

绝大多数老年人使用 Google 和 Yahoo 等搜索引擎来访问和检索健康信息,而此组用户中只有 17% 的人访问了医疗保健专业人士推荐的网站。在这项研究中,70%~82% 的参与者认为这些信息在帮助他们提高自我护理技能或为锻炼,饮食或支持计划找到新的资源等方面的作用为"一点点"或"没有帮助"。就来自网络的信息的可靠性而言,只有 7% 的人认为非常可靠。这些研究结果突出了卫生专业人员在老年人浏览互联网和就健康问题寻求准确和有用信息时进行指导的必要性。

在老年人中,使用互联网存在一些障碍和潜在风险。对于那些不熟悉 ICT 的老年人,需要专门进行针对性的教育。有一些可供老年人使用的组织和网站,它们为老年人提供计算机和互联网使用的培训（例如，skillful senior，Senior Net or Microsoft accessibility）。这些网站通常不仅教导如何使用计算机，还教导正确的人体工程学，以避免造成疼痛和疲劳。互联网的使用可能非常耗时，事实上可能将成为某些人的习惯，可能会促使久坐的生活方式。医疗服务提供者需要向老年人提供有关互联网使用方面的建议。

通过远程医疗和"电子健康"进行慢性病管理

随着全世界老年人口的急剧增加，慢性病、身体和（或）认知障碍的患病率也相应增加。根据 Milken 研究所的报告，美国 78% 的医疗保健费用可归因于慢性病。老年人往往更喜欢住在自己的家中，然而，管理慢性病或行动不便的困难可能会威胁到他们的独立生活。慢性病的最佳管理方式要求频繁地监测患者的状况，以防止这些病症恶化以及相关的住院或急诊就诊。"电子健康"这一术语描述了用于提供医疗保健服务的一系列的 ICT。这一术语包括（但不限于）互联网或基于计算机的技术，远程医疗（监测和管理）以及电子健康记录。远程医疗监测在家中的患者的状况，已经对各种疾病的管理产生了积极影响（表 16.1），帮助患者避免不必要的住院治疗和急诊救治。与标准医疗相比，使用远程医疗是否可以节省成本，这是值得商榷的，因为远程医疗的硬件和软件的实施成本很高。

表 16.1
远程医疗管理慢性病的例子

疾病	干预	结果
慢性心功能衰竭	基于家庭的远程管理，通过单引线跟踪到接收站，提供 7 天 24 小时医疗服务提供者访问	因心力衰竭导致的再入院率下降 19% 与对照组相比，再入院的平均费用降低了 35%
糖尿病	具有调制解调器连接到现有电话线的支持联网的电脑。家庭远程医疗单位有摄像头，家用血糖仪，血压袖带，可以获取患者自己的临床数据以及与护士沟通	糖尿病（糖化血红蛋白），收缩压和血脂控制良好 远程医疗组与对照组之间的死亡率无差异
肌萎缩侧索硬化症	通过连接到呼吸机的调制解调器设备监测呼吸机参数	再入院率和急诊就诊率显著降低，成本降低 50%
慢性阻塞性肺病	带触摸屏显示器的网络电话。患者每日输入数据；系统自动与患者交互并提供适合其病情变化的建议	提高了患者和家属的满意度，但没有降低成本

慢性病管理的关键是自我管理和行为的改变，以趋向于更健康的习惯。有许多基于互联网的教育和自我管理干预措施，以支持患者改变与健康相关的行为。基于互联网的健康行为干预的四个核心交互设计特征如下：

- 社会背景和支持：促进感知类似人类的互动和社会支持。

- 与干预联系：提供与干预直接或间接的联系或负责干预的个人。

- 定制和定位：提供与个人用户（定制）和用户组（定位）匹配的最佳相关信息。

- 自我管理：目标设定和行动计划并监测健康行为。

包含这些功能的程序在改变用户行为方

面表现出卓越的效果(表 16.1)。一份包含 21 名老年人的简短报告显示,与对照组相比,这种媒介是可接受的,干预组老年人的体力活动显著增加。

药物优化

药物优化是指旨在帮助管理药物重整,依从性和监测的各种技术。药物优化技术特别适用于老年人,因为 87% 的老年人服用处方药。平均而言,一个老年人服用四到五种药物。除了处方药外,37.9% 的老年人服用非处方药,63.7% 的人服用膳食补充剂。从急症医院出院到专业的护理机构,药物数量急剧增加,老年人平均使用 14 种药物。据报道,药物的依从性差是一个惊人的全球性问题。例如,在美国,只有 51% 的被诊断患有高血压的患者遵守他们规定的药物治疗方案。在美国退休人员协会(American Association of Retired Persons,AARP)进行的一项调查中,超过四分之三的照顾者表示他们对可以帮助药物续取,传送和依从性的技术感兴趣。最近的一项系统评价显示,改善依从性的干预措施不是很有效,需要创新方案来帮助患者按规定服用药物。

有各种 AT 可用于解决此类问题,从非常简单到高度复杂的形式都有。技术可以潜在地提供药物使用过程的五个步骤中的一个或多个功能:①评估,②处方,③分配,④管理以及⑤监督。评估和处方由医务人员提供,药物可以在这段时间内被调整。提供个人健康记录和药物清单的软件经常在这期间被应用。分配和管理是包含患者依从性的过程,可能是最难以解决的问题。这个过程可以被理解为一系列步骤,在表 16.2 中有描述。

AT 可适用于的步骤,即填满/教育、提醒、分发、报告和调整。一些技术正在开发中,用于检测药物的摄取和代谢,包括 MagneTrace

表 16.2 技术在药物依从性中的作用	
药物依从性的步骤	技术的功能
教育	一个药品信息客户端,提供有关药物的信息,如何服用药物的说明,潜在的药物相互作用等
提醒	提醒患者按时服药的设备或客户端
分配	一种可以在白天自动配药的设备,带有锁定机制,以避免双重剂量
摄取	一种检测患者是否服用药物的装置
代谢	一种检测患者是否代谢他/她的药物的装置
汇报	可以将记录功能添加到分配装置,其记录服药的日期和时间并自动将数据发送给医疗保健提供者
调整	基于依从性的自动药物调整协助医疗保健提供者

注: 引自 Center for Technology and Aging. Technologies to Help Older Adults Maintain Independence. Advancing TechnologyAdoption. Available at: http://www. techandaging. org/briefingpaper. pdf.

和 Xhale's SMART。当磁化药丸通过患者的食道时,MagneTrace 项链可以准确记录并将信息发送给患者的智能手机或电脑。Xhale's SMART 系统旨在监测患者是否已服用正确剂量的基于呼吸的药物。最近一项关于药物分配装置的调查显示,超过 90% 的老年人报告说它们易于使用且可靠性高。研究中几乎所有老年人都报告说,药物分配器帮助他们管理药物,尽管最初许多人不喜欢这种机器。

改善社会孤立,孤独和幸福感

据估计,老年人的社会孤立率高达

24%，相比较而言，一般人口的这一比例为7%，而且其患病率随年龄的增长而增加。由于财政和社会资源的减少，功能限制，家庭成员的死亡，家庭结构的变化以及技术进步的现代社会，老年人口的这一问题越来越受到关注。社会孤立和孤独是老年人身心恶化的已知危险因素，包括心血管疾病（如冠状动脉疾病），抑郁症，药物滥用，自我忽视行为以及死亡率和自杀率增加。据报道，与孤立和孤独相关的健康风险等同于吸烟和肥胖的不利影响。

为了克服老年人的社会孤立和孤独感，有两种技术干预措施：ICT 和机器人技术。ICT 旨在为老年人提供简单且价格合理的通信和活动，包括文本，音频和（或）视觉的形式。在试点研究中，通信程序（例如智能手机，iPad，电子邮件，通过 Skype 进行视频会议和在线聊天室）和娱乐技术应用程序（例如，Wii，电视游戏系统，虚拟宠物伴侣）对缓解孤独有积极作用。

使用 ICT 的潜在优势如下：

• 代际沟通：ICT 使老年人能够适应年轻的家庭成员，包括他们的孙辈，加强了代际沟通的数量和质量。

• 获得社会包容和支持。

• 从事感兴趣的活动（与外部世界联系，例如通过视频博客）。

• 提升自信心（"感觉年轻""成为赶上时代的人""克服挑战""为他人提供在线帮助"）。

然而，信息通信技术在减少孤独感方面的作用仍需要进一步调查，以更好地界定社会孤立/孤独感以及 ICT 干预的类型，持续时间和强度。最近的一个系统评价显示，在信息通信技术研究中，老年人的失访率很高，尽管一些老年人可以从信息通信技术中受益，将在培训后持续使用 ICT。许多因素包括生活环境，文化障碍，对 ICT 的兴趣和动机，自身的认知和教育水平，视力健康状况以及使用计算机的能力（例如，使用鼠标的能力）都应被考虑在内，以确定 ICT 在老年人中的适用性。

机器人技术已被用于减少老年人的孤独感和提高他们的幸福感。这种社交机器人旨在给老年人提供帮助，指导，教育和娱乐。例如，已被使用的机器人治疗方案——使用机器动物替代动物在动物辅助治疗中的位置。一个名为 Paro 的海豹造型的机器人是在几个国家的长期护理机构开发的。这个类型的机器人具有特定的功能，能刺激人们的动物相关体验，当他们与动物互动时可以带他们走出阴影。据报道，在护理机构中使用互动式机器人可以改善老年人的情绪，压力水平和孤独感，同时也减少了护理人员的职业倦怠。这些机器人的价格以及有关使用机器人的伦理辩论仍有待进一步讨论。

最近，随着机器学习和人工智能领域的进步，机器人助手/同伴的想法变得比以往任何时候都更加可信。经济实惠的语音对接系统如 Amazon Echo/Alexa 或 Google Home 使老年人有可能拥有一个互动，对话，照顾老人的机器人。已经针对室内和室外导航问题开发了语言理解和对话技术，但是为了将这些技术转移到同伴/护理领域，有许多新的挑战需要解决，包括安全和信任问题以及物理机器人平台的移动性和感知挑战。

跌倒和身体功能

急症护理医院的跌倒率可高达每 1 000 个住院日有 9.1 次的跌倒，而长期护理机构的跌倒率可能是这个数字的两倍。传统上一直使用床边护栏和束缚来减少跌倒，尽管近年来因为它们的效果不佳，甚至可能对患者造成潜在伤害，它们的使用频率在降低。作为替代，基于传感器技术的报警系统（例如，在床出口）可以提醒护理人员和照顾者患者正试图独立离开床,促使他们立即满足患者的需要。因为在床单,床垫或椅子座位下嵌入了压力传感器,令人讨厌的假警报并不罕见。最近的一项系统评价显示,虚假(滋扰)警报占约所有警报中的 16%,这个比例太高,可能导致工作人员对警报脱敏,也可能打扰患者及其家人。使用压力传感器和红外光束探测器结合的双传感器警报似乎可以检测到患者真正想离开病床,与单一基于压力传感器的警报相比,它具有更高的准确性。即使采用双传感器报警系统,大量的误报仍然是一个问题。虽然有报告发现,使用基于传感器的技术能使与跌倒相关的伤害减少高达77%,但总体而言,证据表明,对于这些技术能否防止跌倒仍然存在分歧。

监测患者在病床、轮椅上活动的报警系统已被广泛应用于长期护理机构,得到医疗机构认证联合委员会的认可。在开发和引入报警系统时,采纳用户意见是成功实施这些技术的重要方面。护理人员对警报系统的作用有积极看法。但是,必须接受足够的警报技术使用培训,才能使工作人员体会到全部的优势。Bressler 报告了使用报警系统的不利方面,系统地有计划地拆除报警系统可以减少跌倒次数,使者和员工所处的环境更加平静。该报告强调,一旦他们不再依赖警报,工作人员就开始更加关注患者的需求。警报不能替代工作人员,因此,当患者想离开病床时,需要足够的工作人员。

对于社区生活环境,开发了一种不引人注目的家庭内传感器系统,该系统可持续监测老年人,以评估跌倒风险并检测跌倒。这个传感器系统由一个脉冲多普勒雷达,微软Kinect 和两个联网摄像头组成,作为更完整的传感器网络的一部分。试点研究结果显示,跌倒检测率为 98%,家庭步态速度与黄金标准跌倒风险指标之间存在很强的相关性。测量家庭步态速度可以提供更准确和精确的老年人身体功能的图像,但是,这些设备的安装和相关费用仍然是限制因素。

基于运动的视频游戏,也称为运动类游戏技术,已被用于改善身体功能和防止跌倒。传统的运动干预显示出降低跌倒风险的益处。然而,坚持锻炼计划对许多老年人来说仍是一个巨大的挑战。运动类游戏的开发是为了通过参与娱乐活动、反馈表现以及通过竞争的方式建立社会联系,以提高对锻炼的坚持。在受干扰的情况下,摔倒的老人往往是因为出现步伐错误。他们经常是朝错误的方向迈出一步,或者走得太短,或者步伐太慢。Schoene 等人调查了步态类运动类游戏在改善老年人步态方面的有效性。这项研究表明步态类运动类游戏改善了迈步反应时间和身体功能评分,降低了老年人跌倒的风险。然而,根据最近对虚拟现实(例如,Wii 平衡板,Mario & Sonic 参加奥运会,Nintendo 视频体育游戏)使用的系统评价,仍然没有实质证据表明使用运动类游戏可以促进老年人身体功能的改善,无论是作为其他类型干预措施的补充还是替代。

移动性辅助

AT 中移动性研究的主要兴趣在于通过改进 AT 机制,用户技术物理接口以及用户和技术之间的控制共享来整合用户和 AT 的能力。

电动轮椅

除了传统的操纵杆操作的电动轮椅外,协作式轮椅助手是为那些不能使用标准电动轮椅但具有足够的感官能力来检测何时需要停止的人而开发的。协作式轮椅助手在已知路径上引导用户,用户只需关注避障和速度控制,无需考虑路径规划或导航。

可穿戴设备

可穿戴外骨骼式机器人已被用于脊髓损伤或脑卒中人群的步态训练。对于患有下运动神经元疾病的患者(例如脊髓灰质炎),新发明的膝踝足矫形器可以帮助腿部无力的人在行走期间实现正常的关节运动学。可穿戴移动设备的一个有趣之处在于使用 AT 是否会产生治疗效果。这种针对 AT 的联合辅助治疗模型已经被证实适用于垂足刺激器,其中长期使用垂足刺激器改善了个体行走的能力并且可能加强皮质脊髓连接。

辅助照顾

数百万人通过提供情感支持、帮助日常活动、帮助做家务和医疗管理的方式照顾亲人。据估计,美国有 435 万成年人担任过无偿的家庭照顾者。平均而言,照顾者每周花费 20.4 小时提供照顾。超过 50% 的照顾者年龄在 50 岁或以上,10% 的照顾者年龄≥75 岁。尽管照顾老人对于让老年人住在家中并避免被送入福利机构有重要的价值,但它可能会带来压力和负担。已经有行为和心理干预措施来减少照顾者的压力。虽然这些干预可能有助于缓解照顾者的压力,但它们并没有减少实际的照顾工作。然而,基于技术的干预可以通过协助护理活动来减轻照顾者的负担(例如,监测受照顾的人,药物依从性),

如图 16.2 所示。

AT 可以实现的优点之一是提供持续护理(即,全天候监测)和关注,这是患有晚期认知障碍的患者所需要的。在轻度认知障碍患者中,会话伴侣系统可以帮助患者参与社会参与活动,这些活动是预防认知能力下降的核心所在。智能对话系统的技术仍处于早期阶段,因此需要进一步研究以弄清楚该系统的影响。

根据美国退休人员协会的报告,57% 的照顾者每周至少使用一次技术,以至少一种方式协助他们的照顾工作。AT 的常见用途是电子日程管理,组织和药物续取和递送。超过四分之三的照顾者表示,他们对能帮助他们检查或监测亲人的技术感兴趣,尽管目前只有 10% 的照顾者使用监测技术。采用 AT 的障碍包括缺乏意识,成本,认为它可能没有帮助以及缺乏学习新技术的时间。以下是照顾者对 AT 可能发挥的作用的最感兴趣方面:

- 处方续取和取药。
- 制定和监督医疗预约。
- 评估健康需求和状况。
- 确保家居安全。

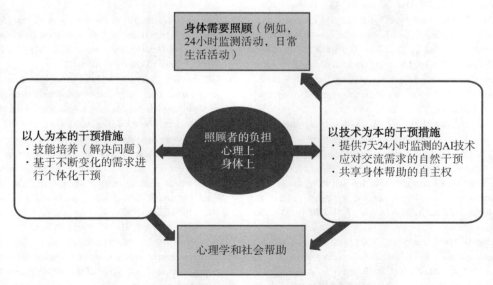

图 16.2　未来使用技术减少照顾者的负担的方法

- 监测药物依从性。
- 检查和监测照顾对象。
- 管理照顾者的压力和情绪挑战。

在老年人照顾中发展和应用辅助技术的未来方向

在医疗机构和患者家中，技术的使用将随着时间的推移而增加。许多老年人有兴趣使用技术来管理他们的健康状况并最大限度地提高他们的独立性。在照顾者中，缺乏意识是最常报告的使用 AT 的障碍。老年患者及其家人需要接受"技术-健康"教练的教育，他们不仅了解各种 AT 的质量及其在健康状况方面的应用，而且还了解患者的社会状况。

照顾老年人的医疗保健提供者需要熟悉目前可供患者使用的 AT，以提出适当的建议来满足个体患者的特定需求。AT 的成本仍然是推广使用 AT 的另一个主要障碍。三分之二的患者及其家属报告说他们不得不支付 AT 费用，应该努力让保险支付者报销 AT 的费用。

还有一些技术上的挑战。AT 中使用的组件需要耐用，轻便且小巧。控制界面必需直观且便于使用。对于机器人设备而言，软件算法还没有成熟到可以产生自然运动。在整个开发过程中，最终用户的参与对于开发出可以改善老年人生活的真正具有变革性的 AT 至关重要。

参考文献

1. Individuals with Disability Education Act（IDEA）. https://legcounsel. house. gov/Comps/Individuals%20 With%20Disabilities%20Education%20Act. pdf.

2. Thatte L，Geryer H. Towards local reflexive control of a powered transfemoral prosthesis for robust amputee push and trip recovery. In：*IEEE/RSJ International Conference on Intelligent Robots and Systems*. 2014：2069–2074.

3. Oh J，Suppe A，Duvallet F，et al. Toward mobile robots reasoning like humans. In：*Proc. of AAAI Conference on Artificial Intelligence（AAAI）*. 2015.

4. Sanan S，Moidel JB，Atkeson CG. Robots with inflatable links. In：*Proc. of IEEE/RSJ International Conference on Intelligent Robots and Systems（IROS）*.

5. Chossat JB，Yiwei T，Duchaine V，Park YL. Wearable soft artificial skin for hand motion detection with embedded microfluidic strain sensing. In：*2015 IEEE International Conference on Robotics and Automation（ICRA）*. 2015：2568–2573.

6. Mulling K，Venkatraman A，Valois J-S，et al. Autonomy infused teleoperation with application to BCI manipulation. In：*Proc. of Robotics：Science and Systems（R：SS）*. 2015.

7. Khosravi P，Ghapanchi AH. Investigating the effectiveness of technologies applied to assist seniors：a systematic literature review. *Int J Med Inf*. 2016；85（1）：17–26.

8. Nielsen J. *Seniors as Web Users*；2013. http://www. nngroup. com/articles/usability-for-senior-citizens/.

9. Morrell RW，Mayhorn CB，Bennett J. A survey of World Wide Web use in middle-aged and older adults. *Hum Factors*. 2000；42（2）：175–182.

10. Gatto SL，Tak SH. Computer，internet，and e-mail use among older adults：benefits and barriers. *Educ Gerontol*. 2008；34：800–811.

11. DeVol R，Bedroussian A. *An Unhealthy America：The Economic Burden of Chronic Disease*. Milken Institute；2007.

12. Morrison LG，Yardley L，Powell J，Michie S. What design features are used in effective e-healthy interventions? A review using techniques from critical interpretive synthesis. *Telemed e-Health*. 2012；18（2）：137–144.

13. Eng TR. *The Ehealth Landscape：A Terrain Map of Emerging Information and Communication Technologies in Health and Health Care*. Princieton，NJ：The Robert Wood Johnson Foundation；2001.

14. Giordano A，Scalvini S，Zanelli E，et al. Multicenter randomised trial on home-based telemanagement to prevent hospital readmission of patients with chronic heart failure. *Int J Cardiol*. 2009；131（2）：192–199.

15. Shea S，Weinstock RS，Teresi JA，et al. A randomized trial comparing telemedicine case management with usual care in older，ethnically diverse，medically underserved patients with diabetes mellitus：5 year results of the IDEATel study. *J Am Med Inf Assoc*. 2009；16（4）：446–456.

16. Pinto A，Almeida JP，Pinto S，Pereira J，Oliveira AG，de Carvalho M. Home telemonitoring of non-invasive ventilation decreases healthcare utilisation in a prospective controlled trial of patients with amyotrophic lateral sclerosis. *J Neurol Neurosurg Psychiatry*. 2010；81

(11)：1238 - 1242.

17. Sicotte C，Pare G，Morin S，Potvin J，Moreault MP. Effects of home telemonitoring to support improved care for chronic obstructive pulmonary diseases. *Telemed J ehealth*. 2011；17(2)：95 - 103.

18. Palmas W，Shea S，Starren J，et al. Medicare payments，healthcare service use，and telemedicine implementation costs in a randomized trial comparing telemedicine case management with usual care in medically underserved participants with diabetes mellitus (IDEATel). *J Am Med Inf Assoc*. 2010；17(2)：196 - 202.

19. Webb TL，Joseph J，Yardley L，Michie S. Using the internet to promote health behavior change：a systematic review and meta-analysis of the impact of theoretical basis，use of behavior change techniques，and mode of delivery on efficacy. *J Med Internet Res*. 2010；12 (1)：e4.

20. Bickmore T. 'It's just like you talk to a friend' relational agents for older adults. *Interact Comput*. 2005；17(6)：711 - 735.

21. *Technologies for Optimizing Medication Use in Older Adults*. Position paper. Center for Technology and Aging；2011. http://www. techandaging. org/MedOp PositionPaper. pdf.

22. Qato DM，Wilder J，Schumm LP，Gillet V，Alexander GC. Changes in prescription and over-the-counter medication and dietary supplement use among older adults in the United States，2005 vs 2011. *JAMA Intern Med*. 2016；176(4)：473 - 482.

23. Saraf AA，Petersen AW，Simmons SF，et al. Medications associated with geriatric syndromes and their prevalence in older hospitalized adults discharged to skilled nursing facilities. *J Hosp Med*. 2016；11(10)：694 - 700.

24. Sabaté E. *Adherence to Long-Term Therapies：Policies for Action*；2001. http://www. who. int/chp/knowledge/publications/adherencerep. pdf.

25. Critical overview of antihypertensive therapies：what is preventing us from getting there? Based on a presentation by Mark A. Munger，PharmD. *Am J Manag Care*. 2000；6(4 suppl)：S211 - S221.

26. *Caregivers & Technology：What They Want and Need*. AARP；2016. http://www. aarp. org/content/dam/aarp/home-and-family/personal-technology/2016/04/Caregivers-and-Technology-AARP. pdf.

27. Haynes RB，McDonald H，Garg AX，Montague P. Interventions for helping patients to follow prescriptions for medications. *Cochrane Database Syst Rev*. 2002；(2)：Cd000011.

28. *Technologies to Help Older Adults Maintain Independence. Adavancing Technology Adoption*. Center for Technology and Aging；2009. http://www. techandaging. org/briefingpaper. pdf.

29. Reeder B，Demiris G，Marek KD. Older adults' satisfaction with a medication dispensing device in home care. *Inf Health Soc Care*. 2013；38(3)：211 - 222.

30. Chen YR，Schulz PJ. The effect of information communication technology interventions on reducing social isolation in the elderly：a systematic review. *J Med Internet Res*. 2016；18(1)：e18.

31. Courtin E，Knapp M. Social isolation, loneliness and health in old age：a scoping review. *Health Soc Care Community*. 2017；25(3)：799 - 812.

32. Holt-Lunstad J，Smith TB，Layton JB. Social relationships and mortality risk：a meta-analytic review. *PLoS Med*. 2010；7(7)：e1000316.

33. Shibata T，Wada K. Robot therapy：a new approach for mental healthcare of the elderly — a mini-review. *Gerontology*. 2011；57(4)：378 - 386.

34. Kanamori M，Suzuki M，Tanaka M. Maintenance and improvement of quality of life among elderly patients using a pet-type robot. *Jpn J Geriatr*. 2002；39：214 - 218.

35. Tergesen A，Inada M. It's not a stuffed animal，it's a $6,000 medical device. Paro the Robo-seam aims to comfort elderly，but is it ethical? *Wall Str J*. 2010. https://www. wsj. com/articles/SB1000142405274870 4463504575301051844937276.

36. Bressler K，Redfern RE，Brown M. Elimination of position-change alarms in an Alzheimer's and dementia long-term care facility. *Am J Alzheimers Dis Other Demen*. 2011；26(8)：599 - 605.

37. Capezuti E，Brush BL，Lane S，Rabinowitz HU，Secic M. Bed-exit alarm effectiveness. *Arch Gerontol Geriatr*. 2009；49(1)：27 - 31.

38. Kosse NM，Brands K，Bauer JM，Hortobagyi T，Lamoth CJ. Sensor technologies aiming at fall prevention in institutionalized old adults：a synthesis of current knowledge. *Int J Med Inf*. 2013；82(9)：743 - 752.

39. JCAHO (Joint Commission on the Accreditation of Healthcare Organizations). *Sentinel Event Alert Issue 14：Fatal Falls：Lessons for the Future*；2000. Available at：https://www. jointcommission. org/sentinel_event. aspx.

40. Rantz M，Skubic M，Abbott C，et al. Automated in-home fall risk assessment and detection sensor system for elders. *Gerontologist*. 2015；55(suppl 1)：S78 - S87.

41. Stone E，Skubic M，Rantz M，Abbott C，Miller S. Average in-home gait speed：investigation of a new metric for mobility and fall risk assessment of elders. *Gait Posture*. 2015；41(1)：57 - 62.

42. Schoene D，Lord SR，Delbaere K，Severino C，Davies TA，Smith ST. A randomized controlled pilot study of homebased step training in older people using

videogame technology. *PLoS One*. 2013；8（3）：e57734.

43. Donath L，Rossler R，Faude O. Effects of virtual reality training（exergaming）compared to alternative exercise training and passive control on standing balance and functional mobility in healthy community-dwelling seniors：a meta-analytical review. *Sports Med*. 2016；46（9）：1293 - 1309.

44. Laufer Y，Dar G，Kodesh E. Does a Wii-based exercise program enhance balance control of independently functioning older adults? A systematic review. *Clin Interv Aging*. 2014；9：1803 - 1813.

45. Molina KI，Ricci NA，de Moraes SA，Perracini MR. Virtual reality using games for improving physical functioning in older adults：a systematic review. *J Neuroeng Rehabil*. 2014；11：156.

46. Maki BE，McIlroy WE. Control of rapid limb movements for balance recovery：age-related changes and implications for fall prevention. *Age Ageing*. 2006；35（suppl 2）：ii12 - ii18.

47. Cowan RE，Fregly BJ，Boninger ML，Chan L，Rodgers MM，Reinkensmeyer DJ. Recent trends in assistive technology for mobility. *J Neuroeng Rehabil*. 2012；9：20.

48. Zeng Q，Burdet E，Teo CL. Evaluation of a collaborative wheelchair system in cerebral palsy and traumatic brain injury users. *Neurorehabil Neural Repair*. 2009；23（5）：494 - 504.

49. Everaert DG，Thompson AK，Chong SL，Stein RB. Does functional electrical stimulation for foot drop strengthen corticospinal connections? *Neurorehabil Neural Repair*. 2010；24（2）：168 - 177.

50. *Caregiving in the U. S. National Alliance for Caregiving AARP*. http：//www. aarp. org/content/dam/aarp/ppi/2015/caregiving-in-the-united-states-2015-report-revised. pdf.

51. *e-Connected Family Caregiver：Bringing Caregiving into the 21st Century*. National Alliance for Caregiving；2011.